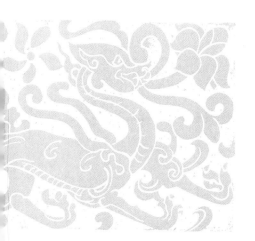

侯丽萍医学丛书

侯丽萍　石岳明　著

风湿三焦新论

全国百佳图书出版单位
中国中医药出版社
·北京·

图书在版编目（CIP）数据

风湿三焦新论 / 侯丽萍，石岳明著 . —北京：中国中医药出版社，2022.4

（侯丽萍医学丛书）

ISBN 978 – 7 – 5132 – 7382 – 4

Ⅰ.①风… Ⅱ.①侯… ②石… Ⅲ.①风湿性疾病—中医治疗法—研究 Ⅳ.① R259.932.1

中国版本图书馆 CIP 数据核字（2022）第 017822 号

中国中医药出版社出版

北京经济技术开发区科创十三街 31 号院二区 8 号楼

邮政编码 100176

传真 010-64405721

三河市同力彩印有限公司印刷

各地新华书店经销

开本 880×1230 1/32 印张 13.25 彩插 0.5 字数 270 千字

2022 年 4 月第 1 版 2022 年 4 月第 1 次印刷

书号 ISBN 978 – 7 – 5132 – 7382 – 4

定价 78.00 元

网址 www.cptcm.com

服 务 热 线 010-64405510

购 书 热 线 010-89535836

维 权 打 假 010-64405753

微信服务号 zgzyycbs

微商城网址 https://kdt.im/LIdUGr

官 方 微 博 http://e.weibo.com/cptcm

天猫旗舰店网址 https://zgzyycbs.tmall.com

如有印装质量问题请与本社出版部联系（010-64405510）

一、传承脉络

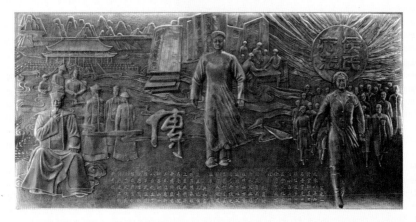

（铜雕文字：公元 1908 年秋，清宫御医名石普，字光益，卸任返乡沈阳小西关，设医堂，施仁术，诊疗贫病百姓。民国时期，其子石广济承父业携祖传秘方，重返北京，开设光益医馆，主医痹病，人颂风湿王。共和国建立，儿媳侯丽萍传承祖上医术精华，在晋设专院，开药所，医药并举临床科研，历时三十二载，创立了"侯氏风湿三焦气化流派"，创造了风湿病治疗史上的新奇迹。）

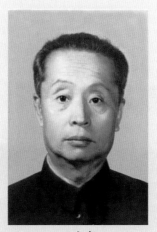

石广济

　　石广济，满族正黄旗，御医传人（1911—1991年）。其祖上为皇家御医，于顺治元年随龙入关。先生佛法、医道高深，曾两次东渡日本传授佛法、医道。早年还俗在京设光益医馆。1952年卫生部为先生颁发首批中医师证书。先生治学严谨，对古医著《活人方》补缺善章，完善中医外科学说。20世纪80年代，先生与弟子侯丽萍开展研究"中医秘方治疗牛皮癣、荨麻疹"及"中医秘方治疗类风湿关节炎的临床观察和电脑软件研究"的科研课题，达国内领先水平。先生的著作有《中医秘方治疗胃溃疡》等。石广济先生晚年提出不治已病治未病，并将皇家养生秘书传授于今。时人惠称"广施仁术，济渡众生"。

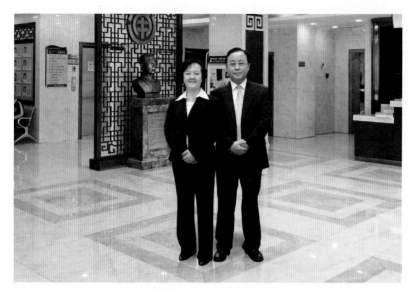

第三代传人侯丽萍（左）与丈夫石岳明（右）

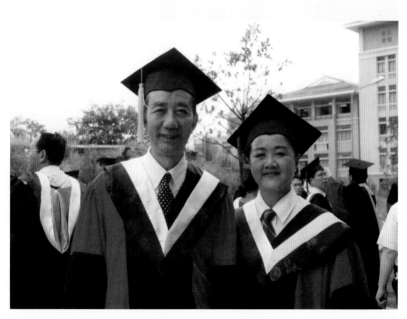

侯丽萍博士（右）与恩师邱幸凡教授（左）

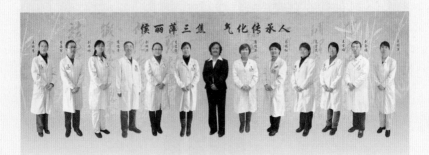

第四代传人（侯丽萍和她的弟子们）

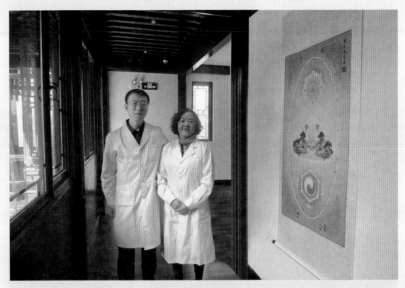

第四代九宫腹部推拿传承人刘金福（左）与老师侯丽萍（右）

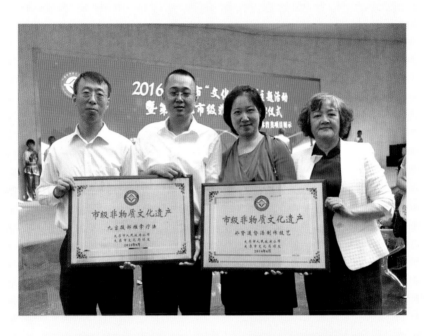

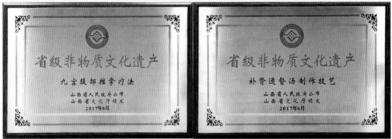

　　"九宫腹部推拿疗法""补肾通督汤制作技艺"列入山西省、太原市非物质文化遗产代表性项目名录

二、研发团队（中药学研发团队成果：2个国药准字、5个保健药品准字、34个中药制剂准字产品；国家中医药管理局"炮制传承基地""曾繁婷中药传承工作室"）

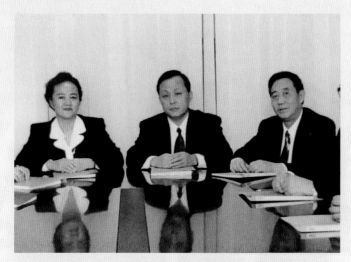

侯丽萍（左一）、石岳明（左二）与中药学名家罗建祥（右一）

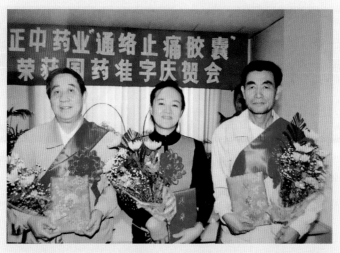

侯丽萍（左二）与中药学名家罗建祥（左一）、邸铁锁（右一）
在研发的"通络止痛胶囊"荣获国药准字号庆祝获奖会上

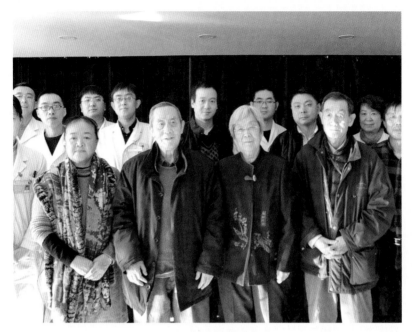

国家级中药大师高天爱（前右二）与罗建祥（前左二）、侯丽萍（前左一）、邸铁锁（前右一）及侯丽萍弟子们参加国家中医药管理局重点项目"曾繁婷中药传承工作室"启动仪式

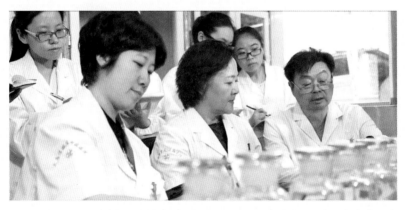

四代中药炮制学大师方兆义（前右一）与侯丽萍（前右二）、中药博士后魏晓露（前左一）及侯丽萍弟子们共同研讨中药饮片的古法炮制

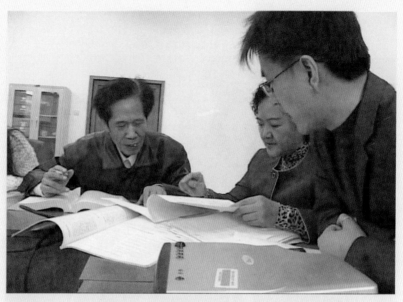

已故山西大学梁嘉华教授博士生团队与侯丽萍医院开展中医与数理研究长达 28 年（1983~2011 年先后发表论文 45 篇）

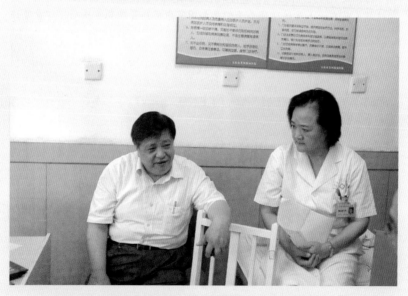

已故中国科学院刘忠齐教授（左）（热断层扫描中西医功能影像发明人）与侯丽萍教授（右）探讨"热断层扫描仪器在中医领域的研究使用"

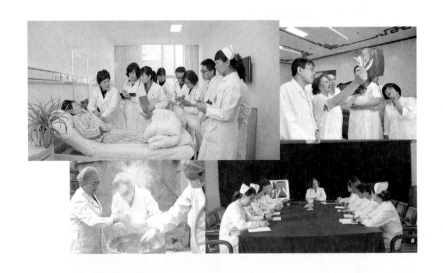

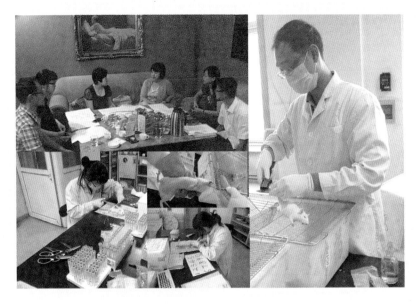

　　临床、中医基础及数理医药研究团队针对"风湿三焦气化"深入研究，建立了侯丽萍风湿三焦气化基础理论、诊、疗、康复体系。发表文章42篇，出版专著7本，承担省部级、市级重大课题12项

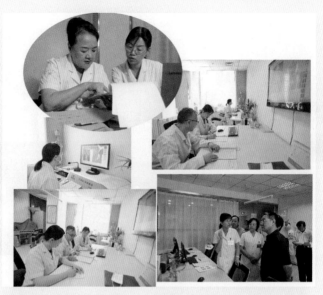

热断层扫描研究室首席评估师刘丹冰、侯俊清主任及其团队

（通过 11 年的大数据研究，制定出尪痹、大偻、痛痹及养生康复标准六套；为痹证三焦气化理论提供了数据、影像的有力支撑；为痹证"精准医疗""开发新药"提供了平台）

三、专家指导

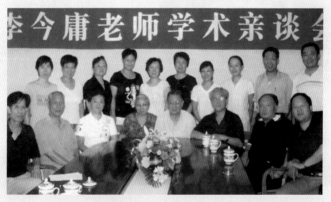

国医大师李今庸教授莅临我院与省城名流座谈

（左前五：国医大师李今庸；左前一：山西大学博士生导师梁嘉华教授；左前二：山西职工医学院曹培林教授；左前三：侯丽萍教授；右前一：山西科技出版社现总编赵志春；右前二：山西科技出版社原总编郭博兴；右前三：山西中医药大学郝印卿教授）

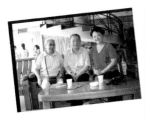
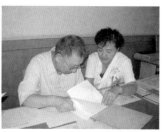

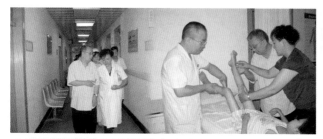

国医大师李今庸莅临我院查房指导

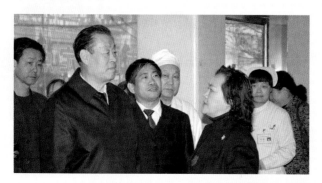

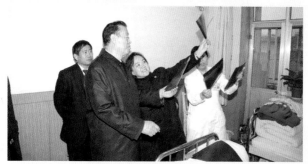

中国工程院院士石学敏教授（左二）莅临我院指导工作

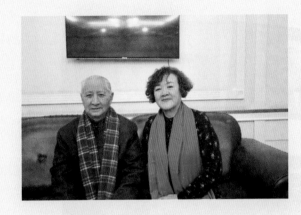

国医大师吕景山
（左）与侯丽萍（右）

国医大师吕景山（左三）、
山西名老中医侯振民（右
二）莅临我院

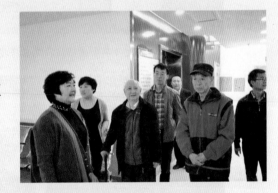

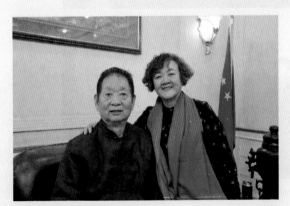

山西省名老中医刘智
（左）与侯丽萍（右）

中国工程院院士李连达（左二）、国医大师王世民（左一）与山西省名中医侯丽萍（右一）

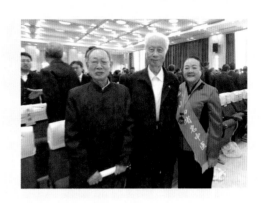

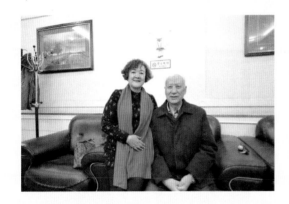

国家级名老中医贾六金（右）与侯丽萍（左）

已故中国中医科学院广安门医院国家级名老中医谢海洲教授（左二）与侯丽萍（右一）、石岳明（左一）

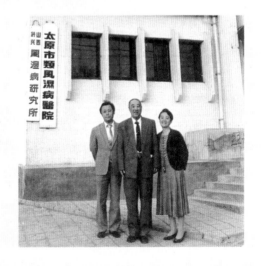

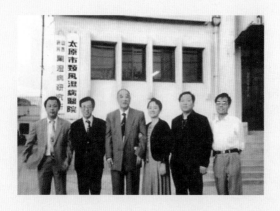

已故中国中医科学院广安门医院国家级名老中医谢海洲教授（右三）、北京中医药大学宋天彬教授（右二）来我院指导工作

已故国医大师焦树德（右二）、中医风湿病大家阎小萍（左二）莅临我院指导

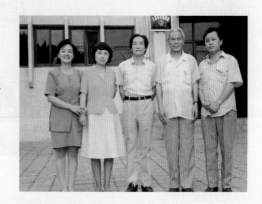

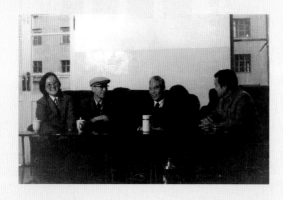

已故国医大师焦树德（右二）、太原市卫生局原科长张益民（右一）、已故山西科学技术出版社主编范其云（左二）、侯丽萍（左一）探讨中医专科的发展

《侯丽萍医学丛书》编委会

总主编 侯丽萍

编　委（按姓氏笔画排序）

王雅萍　　石岳明　　刘丹冰　　刘明华

刘金福　　齐晓红　　李蓉芳　　侯丽萍

侯俊清　　高雪灵　　魏晓露

秘　书 石洪涛

前　言

　　"痹证"一词在两千多年前的《黄帝内经》中就已经提出。痹证有广义与狭义之分。广义痹证泛指痹阻不通而导致的证候，通称为痹证。其中包括与风湿免疫性疾病相关的，如肺纤维化、肠纤维化、心包膜炎等内脏系统痹阻不通的病变；也有与风湿痹证没有关系的，如"胸痹"（冠心病）、"肝痹"（肝硬化）、"脾痹"（脾大）等证候。狭义的痹证主要是指风寒湿痹阻于关节、肌肉、肌肤、筋骨导致的痹阻不通的病变。这与现代风湿免疫性疾病，代谢性疾病，血管、血液性风湿疾病的论述是一致的。古代先贤在那个时代就已经明确了痹证的传变规律，为痹证的预防、疾病的提前阻断奠定了理论基础。

　　侯丽萍，1955年出生，主任医师，中医学博士。现任太原侯丽萍风湿骨病中医医院（原太原市类风湿病医院）院长，国家中医药管理局重点专科风湿病协作组皮痹（系统性硬化病）组组长，第六批全国老中医药专家学术经验继承工作指导老师，山西省名中医，山西"侯氏风湿三焦气化流派"主要传承人。长期致力于中医风湿病的研究，从事中医治疗风湿类疾病46年，创立了一套融诊断、药物治疗、非药物治疗、康复为一体的中医诊疗风湿病体系，明确提出了"调脾固肾，通调三焦"

的治疗总则。

侯丽萍风湿三焦气化理论源于已故名老中医石广济的家传医学。石氏运用三焦气化理论治疗风湿病的历史长达 200 余年。作为第三代传承人，侯丽萍带领众弟子从 1983 年开始，在传承的基础上，对医案、方药进行整理挖掘，查阅大量经典文献，结合现代医学，运用计算机技术、统计学等方法，通过长期临床实践和实验动物学等方面的不断研究总结，形成了侯丽萍风湿三焦痹证的理论，并在此基础上，创立发展了九宫腹诊、热断层扫描等特色诊断方法，形成独具一格的药物与非药物治疗体系和康复护理与养生的治未病体系。

《侯丽萍医学丛书》首次将侯氏风湿三焦气化流派的学术思想和理论体系进行全方位的展示与阐释，系统总结整理了侯氏风湿三焦气化流派 39 年来在基础研究与临床实践方面取得的阶段性成果，如：

首创痹证三焦气化的理论模型、九宫腹部诊断体系。从 2009 年始引进热断层扫描仪，运用中医基础理论结合现代影像学，形成中医可视化、数据化的功能影像诊断方法。

在三焦君相火理论指导下，创立了痹证用药六法：滋补心血、建中益气、温中散寒、补益肝肾、补肾通督、温经蠲痹。

以"九宫"为非药物疗法的理论基础，传承创新了"九宫腹部推拿"（山西省非物质文化遗产）、九宫腹针、九宫回阳、固元脐灸、摩腹、振腹等多种疗法。

治寓于养，养寓于治。重视康养，综合神养（心养）及心理疏导，形养（功能锻炼，八段锦、三焦养生操等），术养（自助点穴按摩、艾灸、药浴、足浴等），药养（冬季膏方、丸药等），食养（煲汤、粥饮等）等多种康养方法，根据风湿病患者的病情辨证施治，辨证施护，辨证施养。

丛书即将问世，虽然作者及众弟子付出了诸多心血，但毕竟是一家之言，理法方药能否立得住，尚需要在历史的长河里通过不断实践来印证。由于作者水平有限，错误之处诚望同道批评指正，以便再版时修订完善。

侯丽萍

2022 年 1 月

自序一

我出生于山西平遥。自幼受家父儒学思想的影响，喜习国学，在家父指导下学习背诵中医经典。平遥是一个文化历史悠久的古城，就医家而论，当地医生水平不输于京城名医，且极尊师道传承。缘分所致家父与当地名医白恩佑交往甚密，遂拜师习道，苦读于辰、亥，侍师于左右。由于医学基础扎实，深得老师之真传。老师惜才，为使我博采众家之长，托付其同道挚友左传书、王培章、李华、刘鑫先生为我排忧解疑，点拨医道之精髓。师道尊严，唯克己复礼，笃志而不迁，方能报答师恩。光阴荏苒，进入学校读书时又经徐生旺、曹培林、赵春娥、吴子明、王淑衡、张克敏、王友奎等老师在中医经典方面谆谆教导，愈感中华医学之博大精深，心生惶恐！唯尊师道，再读经典之初，再究其本末，方得惑而不惑也。

在 20 世纪 70 年代我就职于太原市传染病医院，此时正是肝炎、乙型脑炎传染盛期，虽治愈患者颇多，但遗憾亦多。心存不甘，遂于山西医科大学深造，毕业后留校于山西医科大学第一附属医院得遇恩师石广济先生。恩师是一位律己律人、治学严谨之人，每每在教授及研讨学术问题时都要追根溯源，一丝不苟。恩师训导：在学术上遇到困难时要明白"天下事有难易乎，为之则难者亦易"，在生活中要有"知足不辱，知止不殆"的胸怀。我谨遵恩师教导，悟习恩师精湛医道之至理；探讨天地人之运化，阴阳太极、月体纳甲、五运、五行，二十八宿与天纲，河图洛书，五运六气之学；学习《神农本草经》《伤寒论》《脾胃论》《临证指南医案》《温病条辨》等经典著作；整理石广济先生家传方药秘籍。亦在此时结识了我的先生石岳明，我们在论道天地运化、日月星辰、医学经典时亦是契合。这是恩师的心愿，亦是我们今后共同致力完成的事业。

承恩师医学经验及家传秘籍，1983 年开始研究"中医秘方治疗类风湿关节炎的中医病因病机"。继又参与国家中医药管理局主持制定中医类风湿关节炎、系统性硬皮病的诊断标准。主持、参与国家和省部级科研项目 15 项，发表论文 165 篇，专著 7 部。研究开发新药"通络止痛胶囊"及医院系列制剂 30余种，在此感谢梁嘉骅、罗建祥、曾繁婷、邸铁锁、方兆义老师在研究、开发中医药方面的鼎力支持。

结合自己多年来读经典、做临床的经验，参以心得，形成了以三焦辨证为经，以六经辨证为纬，以气机升降为手段，以君火、相火理论为指导的《风湿三焦新论》。本书以阴阳太极、五运、五行、河图洛书、五运六气、天地九宫为基础，以三焦气化为核心，在传承石广济名老中医家传医学的基础上，总结整理自己的临床经验，详附处方 50 余张，阐述了君、臣、佐、使及剂量、服法用量供大家参考使用。

我行医40余年，带领团队攻克了风湿病的一些难题，取得了一定的成就。在此感谢帮助我成就的石学敏院士、李连达院士、李今庸国医大师、王世民国医大师、吕景山国医大师、谢海洲国家级名老中医、王晞星国家级名老中医、贾六金国家级名老中医、刘智名老中医、侯振民名老中医，恩师邱幸凡、张六通教授，以及各位同道挚友。

在此我要感谢九泉之下的父母亲，是他们让我走上中医之路。感谢恩师石广济通惠众生的格局，将家传秘籍传承于我，并贡献给社会，感谢丈夫石岳明多年来的支持和厚爱。

侯丽萍　辛丑年冬

余出身于中医世家，家父石广济为著名中医师，中华人民共和国成立前曾在北京安定门开设中医医馆，行医讲学。1958年全国名老中医支援山西时，家父从北京调往山西医科大学、山西医科大学第一附属医院教学、临床。余志学之年经常聆听家父讲述《周易》《黄帝内经》、汤头、道地药材鉴别、药材炮制等。让我雀跃之时，即家父与同道挚友觥筹交错之时，也是倾心吐胆倾囊秘诀之际，每每沉浸在探索与幸福之中。余虽喜天地运化，斗转星移，把玩丹书（《参同契》），却只是随性而已。20世纪70年代初，正值"文化大革命"后期，余无意子承父业，就业于山西省电力局，后就读于太原工业大学，毕业后回原单位山西电力系统任调度工作。缘分所致，在山西医科大学附属第一医院石广济工作室偶遇家父高徒侯丽萍，家父对天资聪慧、医学功底深厚的侯丽萍赞赏有加，我们在论道天地运化、日月星辰、医学经典时甚是契合。1979年我和侯丽萍成亲，我们亦亲亦友，志同道合。1987年遵家父意我辞去了工作，辅佐妻子侯丽萍完成家父治病救人之宏愿。父亲将几代人的家族绝学托付与我和妻子侯丽萍，我们不敢忘记父亲的教诲，由此成立"太原市类风湿病医院"及"风湿病研究所"。侯丽萍在继承发扬家父临床医学经验的基础上，创立了"侯丽萍风湿三焦气化"理论体系。侯丽萍与我不敢私藏，秉承先父之遗志，整理心得，归纳总结成书。

尽管我们对本书进行了仔细推敲，反复斟酌，但还会有不尽人意之处，与诸位体会中医之博大精深，唯文采不及，恐不尽表达全意，诚惶诚恐，恳请斧正。

在此要感谢诸位大家、名师不吝教诲与指正。感谢九泉之下的父辈。

石岳明　辛丑年冬

目　录

绪

论

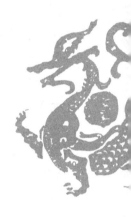

一、侯丽萍风湿三焦气化学术思想

侯氏风湿三焦气化流派源于已故名老中医石广济先生的家传医学，至今已有 160 多年的历史。由石广济名老中医的嫡传弟子侯丽萍潜心研究，努力实践，带领团队用了 41 年的时间，不断研究、整理、完善了侯氏风湿三焦气化流派的学术思想。其学术思想是以三焦器官、腠理、气街、九宫确立了有形的三焦腑；以三焦功能的君火、相火、命门确立了人体火的来源；根据气的升降出入的运行机制，阐述了三焦君火相火的生理与病理；根据不同的病理表现，制定出临床风湿痹证的诊断、药物治疗、非药物治疗，以及治寓于养、养寓于治的康复体系四部分：①"三焦九宫腹诊""热断层扫描"的诊断部分。②调整君火、相火为基本法则的痹证药物部分。③调理三焦九宫的基本法则，运用"九宫腹部推拿""九宫回阳""固元脐灸""九宫体针、九宫腹针"的九宫非药物疗法治疗部分。④以九宫腹诊、五运六气的体质辨识的康养，以按摩、推拿、点穴、针刺、艾灸、药浴的术养，以膏方、粥方、煲汤方的食养，以加压护膝、加压指套、连掌护腕、护踝、足垫等的器养，以侯氏三焦养生操、八段锦、洗髓经的形养。

二、日月星运动与人体气化

天地、日月、五星运动与人体的气化。通过太阳周日视运动、太阳周年视运动、太阳的南北回归运动，在地球上产生的冬至、夏至、春分、秋分；通过一年四季子、午、卯、酉点，太阳与地球运动，解读产生的天气下降、地气上升的过程。天地之间的气化运转过程即是地球万物与人体生存的条件。据月体纳甲说及日月五星的互动形成了天道五运，地道五行，诠释了河图洛书说。用二十八宿定位了地球上的经纬度与天干地支……从古天文学的角度，遵从《黄帝内经》运气七篇天人合一的论述，发煌古义，溯本求源。用通俗的语言文字表述《黄帝内经》中日月五星运动、地球与时间及人的关系。旨在阐述三焦气化思想的渊源。

河图、洛书、五运六气。河图是以太阳为参照点，月亮与地球互动的结果。河图反映了月亮的本象，河图的运行规律是固定不变的。河图中的五行与人体的五脏相应。洛书合天地阴阳之二气，反映了一个回归年中，天地阴阳，寒热温凉。其运动模式是动态变化的，与人体六腑相应。洛书九宫图反映了天地气化与人体三焦气化相应。

五运六气是古代医家运用五运的太过和不及，主运、客运，客运加临主运，主气、客气，客气加临主气，结合厥阴风木、少阳相火、少阴君火、太阴脾土、阳明燥金、太阳寒水客气主气的变化，通过客运加临主运，客气加临主气的变化，推测疫病发生的时间与防治，推测疾病的预后与防治。气候环境的变化与人体的健康和疾病息息相关。

人体气的发生与气化规律。《素问·六微旨大论》说："出入废则神机化灭，升降息则气立孤危。故非出入，则无以生长壮老已，非升降，则无以生长化收藏。"文中讲的是神机、气立与气升降出入的关系。中医对人体生命的理解，不仅要和天地宇宙运动发生场联系，还要将人体分阴阳、气血、经络、五脏、六腑……中医古代先贤在认识疾病的同时，已经把日月地和时辰结合在一起，称之为中医的象（藏象）、数（五运、六气、一六、二七、三八、四九、五十），理（阴阳、太极、营卫气血、藏象、经络、三焦）论。

天有三宝日月星，地有三宝水火风，人有三宝精气神。精是物质流，气是能量流，神是状态。中医通过了解"气"进而了解生命的健康状态（生理状态）和病理状态。人体"气"分为元气、中气（营气）、宗气、卫气四大气。《灵枢·营卫生会》载："岐伯答曰：人受气于谷，谷入于胃，以传与肺，五脏六腑，皆以受气，其清者为营，浊者为卫，营在脉中，卫在脉外，营周不休，五十而复大会，阴阳相贯，如环无端。卫气行于阴二十五度，行于阳二十五度，分为昼夜，故气至阳而起，至阴而止。故曰：日中而阳陇为重阳，夜半而阴陇为重阴。故太阴主内，太阳主外，各行二十五度，分为昼夜。夜半为阴陇，夜半后而为阴衰，平旦阴尽而阳受气矣。日中而阳陇，日西而阳衰，日入阳尽而阴受气矣。夜半而大会，万民皆卧，命曰合阴，平旦阴尽而阳受气，如是无已，与天地同纪。"

营卫之气日行 25 周，夜行 25 周，营行脉中，卫行脉外，周而复始，如环无端，行走在人体经脉脏腑中。气要通过升、降、出、入完成生命运动。当气机逆乱时，人体就会发生疾病，这是因为气的离位而导致的。《素问·上古天真论》中，按神气充盈程度，"岐伯"将人分成四种：真人、至人、圣人和贤人。这是持满的功夫，养浩然正气，精神自定，精神根于道德，德有衰缺则精神衰微。《素问·六微旨大论》提出了"动而不已，则变作矣"的观点，指出气的运动是天地万物存在的形式和固有属性。气运动的表现形式多种多样，概言之有四种：升、降、出、入。自然界的生长化收藏，人体的生长壮老已，无不赖之以变化。升降出入是其共性，也是其基本运动形式。生命体与外环境之间物质、能量、信息的交换活动，主要体现为气的出入运动。如水谷入口、呼吸精气等；而生命体内的气机活动则主要表现为升降运动。如《素问·阴阳应象大论》云："故清阳出上窍，浊阴出下窍；清阳发腠理，浊阴走五脏；清阳实四肢，浊阴归六腑。"

脏腑的功能也靠升降维系，如脾升胃降、肝升肺降、肝升胆降、心火下达、肾水上腾等。可见，在人的生命活动中，神机、气立与气的升降出入运动是相互渗透、密切相关的。因此，《素问·六微旨大论》指出："出入废则神机化灭，升降息则气立孤危。故非出入，则无以生长壮老已，非升降，则无以生长化收藏。是以升降出入无器不有。故器者，生化之宇，器散则分之，生化息矣。故无不出入，无不升降。"

由上述得知，人体生命活动异常的一个重要原因就是气的升降出入失调，因而也才有"百病生于气"的著名论断。所以《内经》的藏象、病机、诊法、论治、养生理论，均用升降出入以分析人的生理、病理，指导疾病的诊断和治疗。其目的就是维护或保持气的正常运动，以达到《素问·生气通天论》所说的"是以圣人陈阴阳，筋脉和同，骨髓坚固，气血皆从。如是则内外调和，邪不能害，耳目聪明，气立如故"。

了解气与气化的生理状态，通过症状表现及四诊获得的信息，制定出相应的治疗措施。

三、三焦器官、气化论述

1.三焦部位分法

上焦心肺；中焦脾胃、肝胆；下焦肝肾，对于三焦的生理、器官做出新的解释。三焦作为器官为六腑之一，手少阳三焦经与手厥阴心包经互为表里关系，三焦既然是六腑之一，那么它就有腑传化物而不藏的功能。那么三焦的腑到底在哪里？这就要从三焦的器官谈起，三焦器官有气街、腠理、命门。笔者认为三焦的器官是有形的，三焦的腑在气街、腠理。腠理是相火的最小单位，《说文解字》中说："腠理者，肌肤之纹理也……"既然是肌肤之纹理，那就不是现在教科书里讲的皮肤之下的腠理（现在的人皆认为的桂枝汤证的营卫不和的肌肤腠理）了。肌肤之纹理大至肌肤，解剖后看到的肌肤、筋膜、脉络之间的缝隙，小至我们肉眼看不到的细胞之间的间隙。它是人体组织器官之气交换最小的单位，也是我们中医讲的腠理所在。细胞之间的交换，产生了传化物而不藏的腑的功能，也是三焦之所以成为水火之根本。通过腠理细胞交换的气血和组织代谢的废物，汇聚到了四街，再汇聚到心和肺的交换系统，呼出二氧化碳，吸进新鲜氧气，周而复始地进行气血交换。

2.三焦五大系统

上焦为气化的交换系统；中焦为饮食转化的运化系统；下焦为水火的动力系统；四肢为经络脏腑连接的网络系统；头为髓之精明的指挥系统。三焦气化是论述三焦功能的。三焦君火以明，是确立心为君主的地位。心主神明，心主血、开窍于舌、心与小肠相表里。相火以位，则是确定心包络统领全身的火，保证生命的运行。命门（肾命门与脑命门，包络命门与胃脘命门，胆相火及肚脐命门）是相火的器官。

3. 三焦九宫

三焦气化有赖于气的升降出入来完成，精化气、气成形、气成神的精气神的发生气化场。这个场就是依据天人合一的洛书理论，将人体分为三个九宫气化场，建立了腹部、胸腹部、肚脐左升右降三个九宫，九宫体系完成了由精化气（由物质流转化为能量流）运行的自转体系。然后自转体系的精气在命门相火的作用下通过任脉的会阴，转入督脉的长强、命门、至阳、大椎、风府、百会、龈交与任脉相接，由承浆、廉泉、天突、膻中、鸠尾、上脘、中脘、下脘、气海、关元、中极到达会阴与督脉连接。通过任督二脉的经络运行形成人体的公转体系。

四、历代医家对痹证的论述

张仲景为痹证制定诊疗法则后，历代均有发展，尤其是宋代后对痹证的诊疗已经不再局限于经方治疗。金元四大家之一的李东垣创立了内伤火病，认为很多痹证属于相火不足，从脾土着手进行治疗。而朱丹溪从湿热外邪，相火不足，相火亢盛论述痹证痛风，并列举了许多方剂，为后世治疗痹证起到了很大的作用。最值得提起的是清代温病学家叶天士对痹证的认识，他重视湿热、热毒之病因，运用虫类药、搜风剔骨类药进行治疗。吴鞠通在叶天士的影响下，不仅完善了温病学说，而且在湿温病方面有很大的贡献。吴鞠通首次将三焦湿温辨证运用到临床上，影响深远。其后就是傅青主、陈士铎沿用了叶天士的治疗思路，但是在遣方用药及剂量上又有独特的创举，尤其对产后痹证疗效明显。

痹证是一个很古老的疾病，也是一个较为难治的疾病。由于历史的缘故，古人对疾病的命名不统一，甚至有时说的不是一种病。比如说痛风，这是西医的名称。张仲景在《金匮要略·中风历节病脉证并治第五》中曰："寸口脉沉而弱……沉即为肾，弱即为肝。汗出入水中……历节黄汗出，故曰历节。"又说："诸肢节疼痛，身体尪羸，脚肿如脱，头眩短气，温温欲吐，桂枝芍药知母汤主之。"历节病是类风湿关节炎还是痛风？

又如朱丹溪《格致余论》中就曾列"痛风论"专篇阐述，并设有"上中下通用痛风方"。从现存文献的有关证候描述和治法方药来看，中医所言之痛风，大抵系指因风寒湿邪乘虚侵袭，导致经络痹阻，气血凝滞而致的，以肢体关节疼痛、酸楚、麻木、重着及活动障碍为主要表现的病证，实为痹证之别名。

关于痹证的诊疗，中医在数千年的大量实践中，积累了丰富的临床医案、方药，为后世医家提供了宝贵的经验。但是由于风湿痹证这个病太广泛，西医把风湿病分为免疫性、遗传性、血管性、血液性、代谢性、肿瘤性、感染性、软组织损伤性等，涉及9个医学领域，达200多个病种，是常见的疑难病症，许多病种到目前仍是医学界尚未攻克的难题。近代一些医家运用马钱子、雷公藤、附子、乌头、蚂蚁等药也取得了显著的疗效。

五、三焦痹证脉症方药经验

三焦依部位分为上焦、中焦、下焦。三焦痹证以病因病机分寒湿、湿热、风湿、湿毒（痰毒、虫毒）、燥5种。每焦有总纲、治则、方药，又列出寒湿、湿热、风湿等脉症、方证、方药等，并加以注释。本章集家师石广济先生家传和本人40余年临床经验，研发的13张制剂及36张家传秘方，其中包括饮片炮制方法，服用方法，使用剂量，煎药方法，一并写入本书。

1. 三焦痹证与君相火

风寒湿三气杂至合而为痹，痹阻人体经脉、气血，由于每个风湿痹证的受体体质不同，痹证的寒化、热化不同，因此产生的症状各异。由于三焦气化不利使人体的"气"离位产生了痹证的病机。因此疾病缠绵不愈，甚至导致肢体残疾、器官损伤的自毁样病变，皆为三焦气化不利产生的痹证病理表现。君火上炎由心血亏虚导致。临床上多见于风湿免疫性疾患，如类风湿关节炎、干燥综合征、红斑狼疮、皮肌炎、多发性肌炎、白塞病等疾病。这类疾病早期病位多在上焦，中后期多在上焦和下焦。相火不足或亢盛的疾病多发生在代谢性疾病。如痛风、骨性关节炎、糖尿病性关节炎、高脂血症、高血黏度引起的风湿疼痛、颈肩腰腿痛、脊柱关节病等。

三焦辨证以君火、相火立论，确立了相火不足引发君火亢盛的心血亏虚证，包括风湿免疫性疾病，临床症状包括发热、关节肿痛、器官损伤的急性自毁样的表现。对于高热或低热，临床上用以大量的生地黄、熟地黄、玄参、当归等养血生津的药物。①上焦包络命门相火不足：胸痹、肺痹——燥痹，以及头晕、颈椎病、颈肩痛等疾病，临床上以柴胡、银柴胡、黄芩、半夏、瓜蒌、薤白、枳实、枳壳、葛根、紫草、土鳖虫等开胸散结、振奋胸阳的药物为主治疗。②中焦相火不足：中焦实寒引起的痛风、高血脂、高血糖、肥胖症、高血压、高血黏度；中焦虚寒导致的脾胃虚寒证、胃溃疡、十二指肠溃疡、萎缩性胃炎、非萎缩性胃炎、非特异性结肠炎、久泻；以及下肢寒冷，表现为双膝酸困、四肢厥冷等，临床上用药以附子、干姜、白术、当归、桂枝、苍术、厚朴、炙甘草、人参、党参、麻黄、枳实、枳壳、陈皮等温中散寒、散寒化积的药为主。③下焦相火不足：腰膝酸软无力、腰椎间盘突出症、腰椎椎管狭窄症、骨关节炎（骨空无力、关节变形），以及风湿免疫性疾患后期关节屈伸不利、系统性硬化症、强直性脊柱炎、增生性脊柱炎等，临床上用药以熟地黄、山茱萸、山药、云茯苓、泽泻、牡丹皮、肉桂、附子、杜仲、川续断、巴戟天、淫羊藿、仙茅根、菟丝子、小茴香、胡桃肉、牛膝、附子、乌头、鹿茸等补益肝肾的药为主。

其中煎药、服药方法都是保障疗效的环节，临床不可忽略。

2. 治养结合

在非药物治疗方案中，运用刺络法（经络导引——大接经法、梅花针点刺法）通行十二经络，泄热解毒祛邪；运用九宫回阳法，温通中焦，调整三焦气机。九宫腹针调整三焦气机，恢复三焦之气。运用推拿法：九宫腹部推拿（山西省非物质文化遗产项目）在腹部施行点、按、揉、推、拿法配合呼吸（胸腹式呼吸交替）打通经络，调整气机，恢复气位。在痹证康复养生上，首先进行体质评估，根据体质评估结果进行个体化调理：风湿免疫性疾患患者的膳食基本调养方案，代谢性疾患患者的基本调养方案，脊柱关节病患者的基本调养方案，风湿骨病手术后的调养方案等。并且配合了三焦气化养生功法。

3. 产后痹证

产后痹证是临床上常见病，也是疑难病。患者由于妇女生产的特殊生理，造成了产后气血精津大伤，又感受了风寒湿形成的痹证，常常久治不愈，痛苦不堪。古代医家论著中无"产后痹证"的病名，但从临床症状的表述分析来看，与其相关的著述有许多。较早的记载见于隋代巢元方《诸病源候论·产后中风候》，唐代昝殷《经效产宝》，宋代陈自明《妇人大全良方》，宋代李师圣《产育宝庆集》，明代王肯堂《证治准绳》。

古人对于产后痹证的治疗，归纳起来主要有以下几点：

（1）调和营卫兼行气补血：产后遍身疼痛，因产时损伤，气血升降失常而留滞关节，筋脉引急，是以遍身疼痛也。然既遍身作痛，则风寒瘀血十有五六，治宜调和营卫，祛关节间之风，经隧间瘀血，加以行气补血之药，则痛自止。若误作白虎历节诸症，则卫气益虚，营气愈涸，必有筋急拘挛之患，宜秦艽寄生汤。治疗本病当以调和营卫，辅以行气补血。

（2）固护津血：津血同源，产时失血，当固护津液，以防阴液损伤变生他病。陈自明《妇人大全良方》指出用方药趁痛散治疗本病，并提出误用汗法会加重病情，变生他病，另外还提出了治疗产后腰痛的方药。张景岳在《景岳全书》中指出，治疗产后诸病不可汗，不可下，不可利小便，即后世所称"产后三禁"，对治疗产后风湿有指导意义。

（3）温经散寒，活血行瘀：《沈氏女科辑要笺正》云："此证多血虚，宜滋养，或有风寒湿三气杂至之痹，则养血为主，稍参宣络"，提出产后多虚，治疗以养血为主，不可峻投风药。《医宗金鉴》认为停瘀所致的产后风湿为内有瘀血，应当活血行血。产后阳随阴脱，百节空虚，不耐风寒，血虚感寒，寒性凝滞，气血运行不畅。治疗产后风湿还要注意祛风通络，活血行瘀，温经散寒。

在妇人痹证里，最难治的就是产后风湿，发病人群多，由于患者病久不愈，少则半年、一年，多则几十年，甚至终生不愈。由于病情缠绵日久，常常伴有情志疾患，或抑郁，或焦虑，或狂躁，或自闭，形式多样，所以治疗起来难度较大。

该部分对于产后感受风寒、产后巅顶受风、产后汗出、产后肌肉骨节烦疼、产后腰痛等进行了产后痹证脉症方药并治的论述。

盖天地运化者，乃气也。气之交融在于天之下，地之上，人与万物司化之中。运化者，运动也，即轮流运转也。天地运转，气运阴阳，阴阳者太极也，五运六气内涵其中，循环不已。此即是天地气化之规律，亦是人体推动血气运行之原动力。三焦气化内行于人体之中，分清浊，主升降，化营血，生卫气，气化濡养机体，因此气乃人体生命之本也。

第一章
日月五星运动

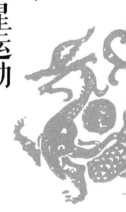

第一节 概述

一、天、地、人三通

天有三宝日、月、星，地有三宝水、火、风，人有三宝神、气、精。人法天地而生，必遵自然之理。《内经》云："上知天文，下知地理，中知人事可以长久"，此谓，天地人三通之大义；顺四时，调阴阳，通大道，人与自然、社会相交通，平衡互依，和谐共生，此乃天、地、人三通之至理也。

二、日月五星运动与人体气化

在太阳系中，日月五星运动是地球产生气化的根本。而地球的气化又是推动大气运动、洋流运动和自然界万物生长的原动力。人作为自然界的一部分，必然遵循自然界的运动规律，因此人体营卫气血的运行亦源于气化，故气化是所有生命体存在的关键，而地球产生气化的过程又是日月五星运动所致。

在"太阳周日视运动"中，地球沿地轴自转运动的方向，是自西向东逆时针右旋转。"太阳周年视运动"是地球绕太阳南北往来的回归运动，其运动方向也是自西向东逆时针右旋转。在太阳系中，以太阳为中心，地球绕太阳做逆时针右旋转运动，月球绕地球做逆时针右旋转运动。太阳系中五大行星，水星、金星、火星、木星、土星，均在绕太阳做逆时针右旋转运动[1]。相对于"太阳周日黄道视运动"的顺时针左旋转运动，即每日太阳的东升西落，地球的自转方向与其相反。"太阳周日、周年视运动"与"太阳周日黄道视运动"的逆动就是大气产生互动的原因，亦是地球产生气化的根本。而太阳照射在地球上的热能和光合作用，形成了地球上的生化系统。

"气"是我国中医理论学说的基础，"气化"理论源于我国古代唯物的"气一元论"哲学思想。医学宝典《黄帝内经》始终贯穿的思想是，宇宙天体皆原于"气"的运行而形成，地球万物生长无不有气化的存在。正如《素问·天元纪大论》考《太始天元册》说："太虚寥廓，肇基化元，万物资始，五运终天，布气真灵，总统坤元，九星悬朗，七曜周旋，曰阴曰阳，曰柔曰刚，幽显既位，寒暑弛张，生生化化，品物咸章。"经文中充分说明了日月五星源于气的运行规律，地球生物源于气化的形成。《灵枢·岁露论》云："人与天地相参也，与日月相应也"，也就是说，人法天地而生必遵自然之理。因此人体生命的存在，人体的气机升降，营卫气血的运行与天地气化是息息相通的。

三、营卫气血运行与时空节律

"气化"推动了人体营卫气血的运行，而天地之间的气化又是日月星辰与地球之间的互动而形成的。《素问·六节藏象

---

① 参考文献：《自然科学》天文地理栏目。

论》说："天度者，所以制日月之行也；气数者，所以纪化生之用也。"相对地球而言，日月在天空中绕地球做圆周运动，日月绕地球运行一周为360°，地球则运行了一个"回归年"。文中"天度"指日月绕地球的圆周运动360°。"所以制日月之行也"讲的是用日月绕地球运动轨道上镶嵌的星辰，二十八宿作为标准，去度量日月运行的行程。"气数者，所以纪化生之用也"，指日月运行产生天地之间气化与地球四时、四季气化和生化的运行节律。《灵枢·岁露论》说："人与天地相参也，与日月相应也。"

这说明人和宇宙万物一样，禀受天地之气生，与日月运行的规律相同。《灵枢·五十营》讲述了日月星辰与人体经脉、气血的运动节律和气交于周身气息运动的周期。

《灵枢·五十营》说："黄帝曰：余愿闻五十营奈何？岐伯答曰：天周二十八宿，宿三十六分；人气行一周，千八分，日行二十八宿。人经脉上下左右前后二十八脉，周身十六丈二尺，以应二十八宿，漏水下百刻，以分昼夜。故人一呼脉再动，气行三寸，一吸脉亦再动气行三寸，呼吸定息，气行六寸；十息，气行六尺，日行二分。二百七十息，气行十六丈二尺，气行交通于中，一周于身，下水二刻，日行二十五分。五百四十息，气行再周于身，下水四刻，日行四十分。二千七百息，气行十周于身，下水二十刻，日行五宿二十分。一万三千五百息，气行五十营于身，水下百刻，日行二十八宿，漏水皆尽脉终矣。所谓交通者并行一数也。故五十营备，得尽天地之寿矣，凡行八百一十丈也。"

五十营来源于月亮绕地球的运行轨迹。地球携带月球绕太阳公转一周，途经二十八宿；月球在地月轨道上留下了约五十个特征点，历时一个回归年，此即是五十营或五十周之说，合于月亮的运行规律。而地球途经二十八宿自转一周为一日，合十二时辰。人体营卫之气一日十二时辰，途经二十八脉行驶五十营或说五十周于人体经脉内外，这说明天体运行与人体的营卫之气运行规律是相吻合的。下面我们就用"太阳运动""月亮运动""日地与五星运动宿""河图、洛书""五运六气"来解释天、地、人之间的运动与气化关系。

第二节　太阳运动

地球是太阳的一颗行星，地球在自转的同时绕太阳做公转运动。太阳为地球提供光照和热能。太阳是地球大气运动、洋流运动的主要动力，是地球形成气候变化的主要因素，是地球上所有生命之源。因此太阳下临地球的"周日视运动""周年视运动"在地球上形成的阴阳消长、四季更替，与自然界的生态平衡和人体科学是密切相关的。

一、太阳周日视运动

地球绕地轴的旋转称为地球的自转运动。地球的自转轨道面称为赤道平面。地轴与自转轨道平面（赤道平面）垂直。地球的自转方向为自西向东旋转。如图 1-1 所示。地球的自转产生了昼夜更替现象，向着太阳的半球是白天，背着太阳的半球是黑夜。由于地球的自转与太阳的光能效应，地球的表面产生了昼夜温差和阴阳消长的过程。

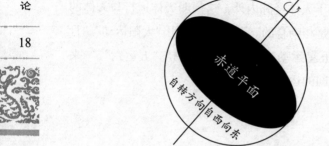

图 1-1　地球自转与赤道平面图

　　正如《灵枢·顺气一日分为四时》说："朝则为春，日中为夏，日入为秋，夜半为冬。"

　　经文中，用春夏秋冬四季描述了日夜、阴阳消长的进程。《黄帝内经》将一日划分为"十二时辰""四个时段"。用"十二地支"标示地球一日的变化过程，见载于《灵枢·卫气行》："岁有十二月，日有十二辰，子午为经，卯酉为纬，天周二十八宿而一面七星，四七二十八星，房昴为纬，虚张为经，是故房至毕为阳，昴至心为阴，阳主昼，阴主夜。"又《素问·金匮真言论》说："平旦至日中，天之阳，阳中之阳也；日中至黄昏，天之阳，阳中之阴也；合夜至鸡鸣，天之阴，阴中之阴也；鸡鸣至平旦，天之阴，阴中之阳也。故人亦应之。"阳中之阳为"太阳"；阳中之阴，指阳中有阴为"少阴"；天之阴，阴中之阴为"太阴"；天之阴，阴中之阳指"少阳"。平旦，据《素问·脉要精微论》载为"阴气未动，阳气未散"之时。平旦的时间，王冰注为"常起于平明寅初一刻，艮中之南也"。

由《黄帝内经》一日四时论，以及十二时辰、十二地支、子午为经、卯酉为纬和一日的阴阳消长过程，综合如下：

1. 将一日分为四个时间段。

2. 用地球自转一日的运动规律划分十二时辰。

3. 用子午线、卯酉线划分地球上的经度线和纬度线，形成地球的经纬坐标系统。

4. 将一日的阴阳消长分别用"太阳""少阴""太阴""少阳"四象表示。

太阳周日视运动见图1-2。

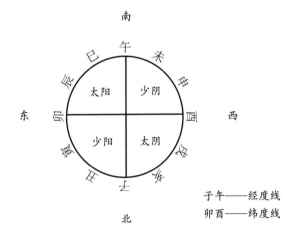

子午——经度线
卯酉——纬度线

图1-2 太阳周日视运动图

"太阳周日视运动"是地球运行过程中阴阳消长的基本规律，是研究人体科学的基础。

二、太阳周年视运动

地球在自转的同时绕太阳做公转运动。地球绕太阳公转一周的时间长度为太阳周年视运动。太阳周年视运动指地球的一个回归年。一个回归年的长度为365.25日，地球公转的角度不足360°。其原因是地轴在公转中的进动，又称为岁差①。地轴的进动方向与地球公转的运动方向相反，年进动差约50分。地球的这种反向位移恰好弥补了地球公转角度的不足。所以一个回归年地球绕太阳公转的角度为359°多一点，不足360°。365.25日为太阳周年视运动的时间长度。

1. 回归年的界定

太阳周年视运动，是一个回归年，是地球相对太阳运行一周的结果。由于地球绕太阳运动，地球与太阳之间的位移在地球上产生了寒、暑、温、凉，冬至、夏至、春分、秋分的气候变化，而这种气候变化的界定就是一个回归年。一个回归年的时间长度是以太阳连续二次经过地球上的春分点所用的时间间隔长度为标准。地球二至二分周年运动见图1-3。

2. 南北回归线

地球的赤道垂直于地轴，而地球在其公转的轨道上运行时，总是以地轴与黄道夹角66.34°倾角的姿态，斜着身子绕太阳公转。公转轨道为黄道面。由太阳周日视运动得知，地轴垂直于赤道，由于黄道与地轴之间的夹角66.34°是固定不变的，

---

① 参考文献：《自然科学》天文地理栏目。

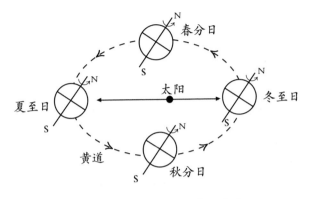

图 1-3　地球二至二分周年运动图

所以地球斜着身子绕太阳做公转运动时，太阳直射地球表面的角度，黄赤交角有 0°~23.26° 之间的变化。如图 1-4 所示。这一运动称为太阳周年南北回归运动。由于地球一直在斜着身子绕太阳做公转运动，所以黄赤交角也在不停变动。这种运动称为视太阳直射地球的南北回归运动。

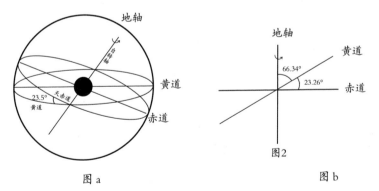

图 1-4　黄赤道与地轴夹角图

　　23.26°是太阳直射地球表面的最远点，我们取北半球太阳与地球运行轨道上的四个焦点，春分点、夏至点、秋分点、冬至点为参照点，黄赤交角也有变化。春分点，黄赤交角为0°，太阳直射赤道。夏至点，黄赤交角为23.26°，太阳直射北回归线最远点。秋分点，黄赤交角为0°，太阳回归0°，太阳直射赤道。冬至点，黄赤交角为23.26°，太阳直射南回归线最远点。南半球与北半球相反。这就是太阳每年在地球上直射来回移动的分界线，称为南北回归线。如图1-5为太阳周年视运动回归图，图1-6为太阳周年视运动南北回归图。图1-6是依据图1-5太阳周年视运动回归图中日地运动轨迹，投影在地球上，往复移动的分界线又称为南北回归线而形成的。

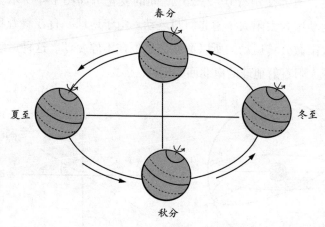

图1-5　太阳周年视运动回归图

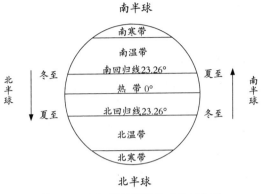

图1-6 太阳周年视运动南北回归图

3. 太阳系运动与气化、生化规律

由太阳周日视运动得知，地球沿地轴自转运动的方向是自西向东逆时针右旋。太阳周年视运动是地球绕太阳南北往来的回归运动，其运动方向也是自西向东逆时针右旋。在太阳系中，以太阳为中心，地球绕太阳做逆时针右旋转运动。月球绕地球做逆时针右旋转运动。太阳系中的行星均在绕太阳做逆时针右旋转运动。由于每个行星与太阳的距离远近不同，运行轨道长短不同，所以我们以地球为中心，看到各行星运行的速度不同，但运行的方向是一致的[①]。

太阳系中以太阳为中心，地、月、星这种完美、稳定的右旋转运动体系，相对于太阳周日黄道视运动的左旋转运动方向的逆动，就是产生地球气化的根本。地球的气化推动了大气运动与洋流运动。太阳的光合作用形成了地球上的生化系统。正如《素问·天元纪大论》引《太始天元册》说："太虚寥廓，

---

① 参考文献：《自然科学》天文地理栏目。

肇基化元，万物资始，五运终天，布气真灵，总统坤元，九星悬朗，七曜周旋，曰阴曰阳，曰柔曰刚，幽显既位，寒暑弛张，生生化化，品物咸章。"

文中完美阐述了天体的运行规律和天体气化生成的根本，地球在气化的前提下产生了生化系统，形成了地球上的昼夜更替、阴阳消长、一年四季。天地之间气机升降，形成了地球上的春生、夏长、秋收、冬藏的运化规律。

4. 地球运行与天左行、地右行

（1）地气右行：就地球而言，由太阳周日视运动得知，地球的自转方向是自西向东逆时针方向右旋。以地球为中心，地球吸收太阳的能量和太阳的光合作用，受地球自转方向的影响，地球释放的能量称为地气。其运动方向与地球自转方向相同，故曰地气右行（地右行）。

（2）天气左行：在地球释放的能量与自转运动的带动下，大气会产生与地球运动方向相反的气流。即自东向西顺时针方向左旋，这种运动规律称为天气左行（天左行）。

由于地球自转时释放的能量是自西向东的逆时针右旋，在地气的推动下，大气（天气）会产生与地气相反的气流运动，即自东向西顺时针左旋。这天地之间气流的互动就是推动海洋、洋流运动的原动力，也是地球上产生高气压与低气压对流的根本。在气流的推动下形成了地球上的气候变化，这也是地球万物与人类赖以生存的根本。

5. 太阳黄道视运动，天右行、地左行

地球上的昼夜更替、一日间的阴阳消长是来自太阳周日黄道视运动。

地球上的春夏秋冬四季变化是来自太阳周年黄道视运动。《素问·五运行大论》说："上者右行，下者左行，左右周天，余而复会也。"

文中所说"上者右行"指的是天气右行。天气右行指地球绕太阳逆时针右旋的公转运动。地球绕太阳运行的轨道面称为黄道面。这种运行规律就是太阳周年黄道视运动，即为"上者右行"，天气右行。"下者左行"，说的是地气左行。地气左行指太阳一日间在地球上的位移，太阳光照射在地球表面的运动方向。其运动方向是自东向西顺时针左旋运动，即太阳的东升西落。这种运动规律就是，太阳逐日一度地在天空中移动，即太阳周日黄道视运动。其运动的方向与地球自转方向相反，称为"下者左行"。

总之，太阳黄道视运动，天右行，地左行，是地球吸收太阳能量，在地球上产生气化的根本，是地球生化系统的保障。

6. 太阳周年视运动图

由图1-5与图1-6得知，地球绕太阳一周为一个回归年。一个回归年由地球绕太阳运动途中的二至点、二分点组成。而一个回归年的运行长度，是运行轨道分段十二个月组成[①]。对于太阳周年视运动，运行轨迹如《周髀算经》说："冬至昼极短，日出辰而入申。阳照三，不覆九……夏至昼极长，日出寅而入戌。阳照九，不覆三。"

文中可知，古人将太阳周年视运动的运行轨迹，按比例投影在地球表面，并用十二地支表示一个回归年的时间长度。如

---

① 参考文献：《自然科学》天文地理栏目。

图1-7所示。图中辰、申分别为冬至点的日出时间和日入时间。寅、戌分别为夏至点的日出时间和日入时间。

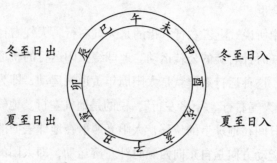

图1-7 太阳周年视运动纳子图

对于太阳周年视运动中的冬至点和夏至点的确定，和天地阴阳消长的关系，《周髀算经》说："故冬至从坎，阳在子，日出巽而入坤，见日光少，故曰寒……夏至从离，阴在午，日出艮而入乾，见日光多，故曰暑。"

文中冬至点和夏至点的确定用的是后天八卦的卦序。对应点分别为坎、离、乾、坤、艮、巽六卦。其中，巽、坤对应太阳周年视运动轨道冬至的日出点和日入点。艮、乾对应太阳周年视运动轨道夏至的日出点和日入点。"故冬至从坎，阳在子"，"夏至从离，阴在午"，说明冬至点在子位，从坎，对应地之阳气的升发；夏至点在午位，从离，对应天之阴气的萧肃。顺理而言，春分点在卯位，从震；秋分点在酉位，从兑。这天地之间的阴阳消长，标示出一个回归年中太阳印迹在地球上的四相（少阳、太阳、少阴、太阴）、四季（春、夏、秋、冬），并用子午、卯酉标示出地球的经纬度，确定了地球上的方位，东、西、南、北。

《素问·宝命全形论》说："人以天地之气生，四时之法成。"又说："夫人生于地，悬命于天，天地合气，命之曰人。人能应四时者，天地为之父母。""天有阴阳，人有十二节；天有寒暑，人有虚实。能经天地阴阳之化者，不失四时；知十二节之理者，圣智不能欺也"。

天地的气化生成了地球的生化系统，形成了地球上地气上升，天气下降。人与天地节律相应，合天地之气，遵四时之法，圣智不能欺也。

综上可知，（以地球为参考点）太阳周年视运动图（图1-8）是一幅反映天地气化与生化系统运行的总图。该图有如下主要特点：

（1）体现了地球绕太阳公转运行时的二至、二分点。

（2）体现了一个回归年的时间长度。

（3）体现了冬至点与夏至点日出日入的时间。（辰、申分别为冬至点的日出与日入的时间，寅、戌分别为夏至点的日出与日入时间。）

（4）用后天八卦标定了冬至与夏至的日出点与日入点。（巽、坤为冬至的日出与日入点，艮、乾为夏至的日出与日入点。）

（5）由天地阴阳用后天八卦确定了冬至点在子从坎，夏至点在午从离；春分点在卯从震，秋分点在酉从兑。

（6）用子午、卯酉标示了地球的经度、纬度，形成了地平坐标系统；确定了地球上的方向，东、西、南、北。

（7）体现了天地阴阳之气，地气的升发与天气的下降。

（8）体现了一个回归年太阳印迹在地球上的四相（少阳、

太阳、少阴、太阴）。

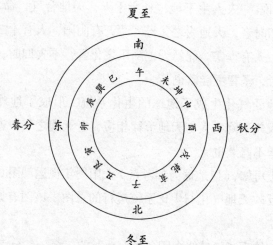

图1-8 （以地球为参考点）太阳周年视运动图

第三节　月亮运动

一、朔望月周期

1. 月体运行周期与四相

月球绕地球公转的运动周期，就是朔望月周期。朔望月周期，以从朔到下一个朔，或从望到下一次望的时间间隔为准。其平均运行时间为29.53059天，29.53059天为一个朔望月的完整运行周期。如图1-9所示。

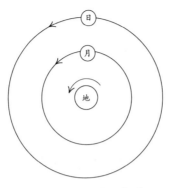

图 1-9 日月地运行图

　　图 1-9 是以地心为参考点的日月地运行图。当月球运行到地球与太阳之间时，地球上见不到月光，为地球上一月之初始。此时月相称之为"朔"。当地球与太阳之间的角度为直角时，地球上见到的是半个月亮，称之为月相的"上弦月"或"下弦月"。当地球运行到太阳与月亮之间时，地球上见到的是满月，称之为"望月"。这样我们即可确定月相的四个特征点，称之为"四相"，分别是朔、上弦、望、下弦。如图 1-10 所示。

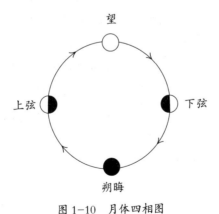

图 1-10　月体四相图

2. 月相与太极

由图1–10和《素问·八正神明论》《灵枢·岁露论》可知月亮四相的运行规律。其中"月始生，则血气始精"，描述的是月亮从朔到上弦月的运行过程。人的血气即营、卫之气充盈，此时月相由弱渐强。"月廓满则血气实"，描述的是月亮从上弦到满月"望"的过程。人的血气满而坚实，月相至阳极。然而，阳极则阴生，"月廓空则肌肉减"，描述的是月相从望到下弦月到晦日到朔的过程。

朔望月的这种盈缩消长，阳极阴生，阴极阳生的极变运行，和上半月与下半月盈缩方向相反的运行规律，如图1–11A所示。月亮的这种运行规律与太阳周年视运动，南北往返是一样的，如图1–11B所示。这是一组由月亮本象变化规律产生的月相太极图。

古人研究太阳和月亮运动规律获得了太极图。以太阳南北往来的运动规律制定了阳仪、阴仪。春夏二季，太阳在地球上的投影为阳仪；秋冬二季，太阳在地球上的投影为阴仪，由此做出了太极图。由春夏秋冬，划分四季为四相：少阳，太阳，少阴，太阴。结合月亮的四相，朔、上弦、望、下弦的运行生成的阴阳消长，朔望月运行获得的图形即是天地昼夜运行的总图，亦可用太极图表示，见图1–11。由月亮的阴阳、消长和极变过程，获得了河图、洛书。河图、洛书充分体现了日、月、地之间的气化与物化规律，是古人制定历法及万物运行节律的重要依据。见本书第二章第一节。

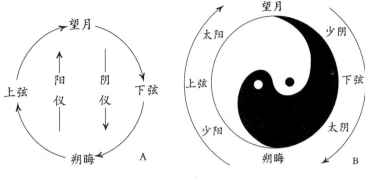

图 1-11　月相太极图

3. 月亮运动与人体气化

《素问·八正神明论》记载："月始生，则血气始精，卫气始行；月廓满，则血气实，肌肉坚；月廓空，则肌肉减，经络虚，卫气去，形独居。"

《灵枢·岁露论》说："故月满则海水西盛，人血气积，肌肉充，皮肤致，毛发坚，腠理郄，烟垢著。"又说："至期月郭空，则海水东盛，人气血虚，其卫气去，形独居，肌肉减，皮肤纵，腠理开，毛发残，膲理薄，烟垢落。"

经文中讲述了朔望月在周期变化时对地球的海洋、洋流与人体气血变化的影响。"月始生"月郭满，指月行"阳仪"。指地球上的上半月，海水西盛，人体气血充盈，精神旺盛。至期月郭空，指月行阴仪，指地球上的下半月，海水东盛，人气血虚，神气去。说明月体运行与人体气化和气血运动是密切相关的。人体营卫之气的运行源于日月天地之间的气化。气化是推动人体气血运行的原动力，所以人体气化，人体"三焦气化"的顺畅与否，是人体健康与否的关键。人体"三焦气化"参考

《灵枢·营卫生会》"上焦""中焦""下焦"篇中营卫之气的运行路线，运行规律，人体血气濡养与发散、漏泄的过程。

二、月体纳甲说

1. 周易参同契与月体纳甲图

月体纳甲说创始于西汉著名的易学家京房。至东汉魏伯阳著《周易参同契》中运用《周易》原理，将京房纳甲说与月相中月亮的盈缩消长的运行规律结合起来，从而形成了月体纳甲说。并按照《周易参同契》描绘出月体纳甲图。

《周易参同契·圣人上观》中说：三日出为爽，震受庚西方，八日兑受丁，上弦平如绳。十五乾体就，盛满甲东方。蟾蜍与兔魄，日月无双明。蟾蜍视卦节，兔者吐生光。七八道已讫，屈折低下降。十六转受统，巽辛见平明。艮直于丙南，下弦二十三。坤乙三十日，东方丧其明。节尽相禅与，继体复生龙。壬癸配甲乙，乾坤括始终。七八数十五，九六亦相应，四者合三十，易象索灭藏。八卦布列曜，运移不失中。如图1-12所示。

由《周易参同契·圣人上观》和图1-12得知，在一个朔望月的运行时间内，月亮游历于天空不同的方位上，月相表现出来的盈缩、消长和对点月和临点月的变化规律。

初三月微明，为爽，月相出现在西方庚位。震纳庚在这里"纳"有配的用意。其时，月相为一阳生，故配为震卦 ☳。

至初八日，月相上缺一半，其平如绳，月相出现在南方丁位。兑纳丁，其时，月明之半象，如绳割，故配为兑卦 ☱。

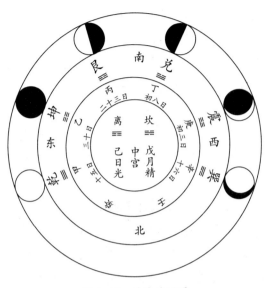

图1-12 月体纳甲图

至十五日，月满圆，其时乾体就。月相出现在东方甲位，此时，为月满之象。阳极，极则变，一阴生，故谓之"七八道已讫，屈折低下降"。故配为乾卦 ☰。

至十六日，阳道始消，阴进阳退，月就阴道。其时月相始亏，阴用事，月现西方辛位。巽纳辛，故配为巽卦 ☴。

所谓"十六转受统，巽辛见平明"说的是，上半月与下半月，月相的盈缩方向相反。经文中说："十五乾体就，盛满甲东方"，"十六转受统，巽辛见平明"。这段经文有两层意思：

（1）"十五乾体就，盛满甲东方"指在每月十五日傍晚时，出现在东方的是满月。而"十六转受统，巽辛见平明"讲的是，十六日清晨月相出现在西方辛位。

（2）这也是月相盈缩消长的一个运行过程。其时虽然月相始亏，但是十六日清晨挂在西方天空辛位上的依然是满月。这也是河图中9、6之数的来源。

至二十三日，月相下缺一半，见于下弦。月相出现在南方天空丙位，艮纳丙，故配为艮卦☶。

至三十日，月相完全丧其明于东方乙位。坤纳乙，此时月无光，如同坤之纯阴，故配为坤卦☷。三十日称之晦日，日月交会于北方壬癸，至阴极，极则变，进入下一个朔望月的循环过程。

图1-12中，戊己、坎离之来源如下：

《周易参同契》说："天地设位，而易行乎其中矣。天地者，乾坤之象也，设位者，列阴阳配合之位也。易谓坎离，坎离者，乾坤二用无爻位，周流行六虚。往来既不定，上下亦无常。幽潜沦匿，变化于中。包囊万物，为道纪纲。"

由经文得知，乾坤生日月，乾为天，坤为地。"易谓坎离"，坎为月，离为日，讲的是以地球为中心，日月在天地之间运行的规律。"乾坤二用无爻位，周流行六虚"说的是魏伯阳将一个朔望月三十日分为六节，每节五日，则各成一卦，至三十日节尽，则日月（坎离）交会于北方壬癸。壬从日，癸从月，壬癸交合，日光、月精合舍，则朔日阳生。坎为月精，戊卦☵。离为日光，己卦☲。

乾为阳，坤为阴，日月缠绕运行在天地之间。乾坤为阴阳之根本，坎离为阴阳之性命。"乾坤二用无爻位"，指坎离，即日月在地球之间缠绕运动无定位，带动天体、地球的气化运行过程。

经文中，"壬癸配甲乙，乾坤括始终"说明乾括壬、坤括癸，即乾纳壬、坤纳癸。由月体纳甲图得知：对点月，乾、坤之月相列于东方甲、乙点，故有乾纳甲壬为 ☰，坤纳乙癸，是 ☷ 之来源。

就"月体纳甲说"而言，乾纳甲壬，坤纳乙癸，震纳庚，巽纳辛，艮纳丙，兑纳丁（此六卦都有定位）；坎纳戊，离纳己，居于中宫。

2. 月体纳甲说与地道五行

虞翻诠释"月体纳甲"时说："乾坤列东，艮兑列南，震巽列西，坎离在中。"

《易·系辞·上传》中载："四象生八卦。""注：'乾坤生春，艮兑生夏，震巽生秋，坎离生冬者也'"。

由"月体纳甲图"，《易·系辞·上传》得知：乾坤生日月，日月在天地之间，行六虚。坎离交会于北方壬癸，天地日月运行，投影在地球上，标出了地球上的春夏秋冬、东西南北。其中，乾坤、甲乙为东、为春、为木；艮兑、丙丁为南、为夏、为火；震巽、庚辛为西、为秋、为金；壬癸为北、为水。坎离无爻位，列中宫为土。这就是日月投影在地球上的地道五行之来源。其排列方式是按照图 1-12 中对点月相，顺时针，向左旋顺序排列。如图 1-13 所示。

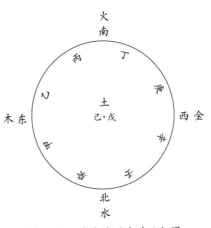

图 1-13　月体纳甲地道五行图

3. 月体纳甲说与天道五运

由月体纳甲说，按月体纳甲图邻点月相排列，与天干配合可组成天道五运：如朔月乙和初三庚组成金运。《周易参同契·圣人上观》中说："壬癸配甲乙，乾坤括始终。"得知乾括壬，壬在望月范畴内。所以上弦月丁和望月壬组成木运，十五甲和离组成土运，十六辛和下弦丙组成水运，月精坎戊和晦日癸组成火运。由月体纳甲图，按邻点月相排列组成的天道五运，看起来很抽象，实际是由"天干化五运"所生，如图1-14所示。请参考本书第二章第二节的"天干化五运"相关内容。

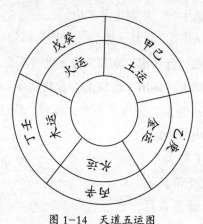

图1-14 天道五运图

第四节 日地与五星运动

本节所指五星为金星、水星、火星、木星、土星。我们赖以生存的地球也在五星之间的轨道上运行。五星与地球都是太阳系中的行星，五星和地球一样绕太阳做公转运动。

五星与地球均在绕太阳做逆时针右旋转运动。以地球轨道为参照物：地球轨道内为内行星，有金星、水星；地球轨道外为外行星，有火星、木星、土星。内行星离太阳较近，运行速度比地球快，而外行星轨道在地球轨道之外，距离太阳较远，运行速度比地球慢，所以地球轨迹内、外的五大行星在运行表现上各有不同。

一、五星运动节律

1. 地球轨道内行星

地球轨道内行星有金星和水星。金星、水星离太阳较地球近，所以他们的运行速度比地球快。以地球为参照点观测金星、水星时，其运行表现有"顺行—守—逆行—又守—又顺行"[1]的运行过程。由《素问·气交变大论》得知，五星运动过程中的"顺"是相对地球而言向前运动，"逆"为向后运动。"留"与地球同步，停留的过程称之为"守"。关于内行星的亮度，有"常一倍""常二倍""小常一倍""小常二倍"等不同情况，讲的是二星的亮度。这种亮度的变化与二星离地球的远近，以及太阳光折射的角度有关。

由"中华文本库"得知，从地球上看金星、水星离太阳最远的那一点，称为大距，最大的角距离，夹角为28°。晨出

---

① 参考文献：《自然科学》天文地理栏目。

最大角距称为"西大距";反之昏出最大角距称为"东大距";角距为零时为"合"。其中"上合"内行星和地球分别在太阳的两侧。"上合"前后内行星由于太阳光照射得最亮,且离地球远,对地球引力小,影响不大。在"下合"前后,内行星位于地球与太阳之间,故在此期间暗而不亮,由于内行星此时在地球与太阳之间,离地球最近,所以地球与内行星之间引力最大,影响最大。

2. 地球轨道外行星

地球轨道外行星有火星、木星、土星,统称为外行星。外行星离太阳比地球运行轨道远,因此不受太阳的角度限制,其运行轨迹为360°。由于外行星的运行轨道距太阳远,因此在地球上看与地球的一个会合周期内,他们的轨迹只是一段线段,在地球上看外行星轨道只有东西之分。外行星在太阳之东,称之为"东方照";外行星在太阳之西,称之为"西方照[①]"。以地球为中心,观测外行星轨道线段时,其会合运动表现为"合—西方照—留—冲—又留—东方照"。如图1-15。

总之,我们讨论日地与五星运动规律,主要是针对太阳与地球和五星运行轨迹对地球的影响。其影响的时间长短,作用于地球上引起地球上气候条件的变化,即是我们分析地球气化、气机升降的所在。

---

① 参考文献:《自然科学》天文地理栏目。

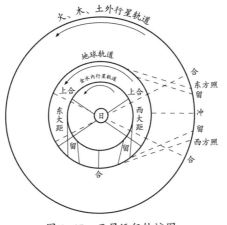

图 1-15　五星运行轨迹图

二、五星应天道五运及地道五行

《素问·天元纪大论》引《太始天元册》曰："太虚寥廓，肇基化元，万物资始，五运终天。"日月五星在天运动不息，是气化、物化地球的原动力。《黄帝内经》始终以日月五星运动气化、物化地球万物，人体气机升降，气血运行为主线，阐述人体结构与人体五脏六腑的气血运行。《素问·宝命全形论》曰："人生于地，悬命于天"，植物生长化收藏，人体生长壮老已与日月五星运动相应，与天道五运、地道五行密切相关。

1. 五星应地道五行

《素问·金匮真言论》说："东方青色"，"其类草木"，"其应四时，上为岁星"，"其数八"。"南方赤色"，"其类火"，"其应四时，上为荧惑星"，"其数七"。"中央黄色"，"其类土"，"其应四时，上为镇星"，"其数五"。"西方白色"，"其类金"，"其应四时，上为太白星"，"其数九"。"北方黑色"，"其类水"，"其应四时，上为辰星"，"其数六"。

上述经文说的正是河图生成之数，亦是日月运动投影在地球上，地气的运动而形成"地道五行"之来源。如图1-13。

2. 日月五星运动与天道五运

太阳与五星运动作用在月球上，月球在绕地球运动时，太阳、地球、月球之间的互动，产生了月亮的朔望月。由月体纳甲说，按月体纳甲图邻点月相排列，与天干配合，组成了"天道五运"。天干化五运即是天道五运之来源。

3. 九星与洛书

日月五星运动是地球生命之来源。而五星运动位置，有在天应地之分。实际是我们以地球为中心，昼夜观测到五星运动的位置不同，而引起的五星在天应地之分。张景岳《类经图翼》中，有对五星运动不同位置的描述："木星在天曰天冲，在地曰地苍。火星在天曰天英，在地曰地彤。土星在天曰天芮，在地曰地阜。金星在天曰天柱，在地曰地晶。水星在天曰天蓬，在地曰地玄。"如图1-16所示。

《类经图翼》在描述五星运动应洛书数时，进一步划分了五星在天应地之分，形成了"九

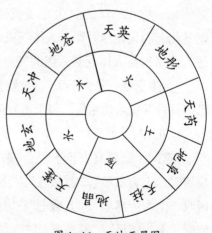

图1-16　天地五星图

星洛书图"。《类经图翼》引《天元玉册·九星》说："天蓬一，水正之宫也。天芮二，土神之应宫也。天冲三，木正之宫也。天辅四，木神之应宫也。天禽五，土正之宫也。天心六，金神之应宫也。天柱七，金正之宫也。天任八，土神之应宫也。天英九，火正之宫也。九星有位，以应九州之分野。"如图1-17所示。

天辅	天英	天芮
4	9	2
天冲	天禽	天柱
3	5	7
天任	天蓬	天心
8	1	6

图1-17　九星洛书图

《灵枢·九宫八风》说，中八卦方位配九星洛书图又可升成九星洛书八卦图。如图1-18所示。

天辅	天英	天芮
巽	离	坤
4	9	2
天冲	天禽	天柱
震		兑
3	5	7
天任	天蓬	天心
艮	坎	乾
8	1	6

图1-18　九星洛书八卦图

第五节　二十八宿与天纲图

一、二十八宿

我们以地球为参照物，观测天象，日月星辰缠绕在天空，绕地球做着有规律的运动。如果做进一步观察我们会看到，日、月在绕地球做公转运动，而金、水、火、木、土五大行星也伴随着太阳绕地球做右旋转运动（可参考本书日地与五星运动）。相对地球而言，日月在天空运转一周为 360°，地球则运行了一个回归年，平均天数为 365.25 天。该 360° 称为"天度"。天度如何度量？《黄帝内经素问》与《类经图翼》均有解释，以地球十二地支为参照点，用日月运行的轨道上的星辰作为标记，去度量日月的行程。所以《素问·六节藏象论》说"天度者，所以制日月之行也……日行一度，月行十三度而有奇焉……"又如《素问·八正神明论》说："星辰者，所以制日月之行也。"

在日月运行的轨道上，稳定而具有固定位置的二十八组恒星就是分布在黄道上的二十八宿。如图 1–19 所示。

而《素问·六节藏象论》中"天度者，所以制日月之行也……日行一度，月行十三度而有奇焉"讲的是什么意思呢？是说地球绕太阳运行一日行进了 1/360 度有余，而地球的一回归年平均为 365.25 天，日月恰好运行了一周天 360°。"月行十三度而有奇焉"讲的是，月球绕地球运行一周为 27.32 天，

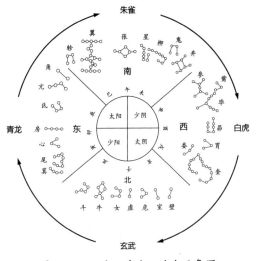

图 1-19　二十八宿十二地支天象图

360°／27.32 天 =13.18°，故有"日行一度，月行十三度而有奇焉"。此处"奇"为余之用意。二十八宿"制日月之行"是制定日、月、天地运行刻度的标准。可以说二十八宿是制定日月之行长度与运行角度的标准。而日月运行印迹在地球上的刻度则是十二地支，十二个月。二十八宿与日月运行还制定了地球上的经度，纬度；东、西、南、北；阴阳消长，昼夜更替，周而复始的运行规律，为天地万物与人类提供了完美的时间节律和作息时间。正如《灵枢·卫气行》所述："岁有十二月，日有十二辰，子午为经，卯酉为纬。天周二十八宿，而一面七星，四七二十八星，房昴为纬，虚张为经。是故房至毕为阳，昴至心为阴，阳主昼，阴主夜。"

　　《类经图翼》中"二十八宿说"："二十八宿，《史记》作二十八舍。如角、亢、氐、房、心、尾、箕，为东方七宿，位应苍龙……斗、牛、女、虚、危、室、壁，为北方七宿，位应玄武……奎、娄、胃、昴、毕、觜、参，为西方七宿，位应白虎……井、鬼、柳、星、张、翼、轸，为南方七宿，位应朱雀……自房至毕十四宿，为阳主昼；自昴至心十四宿，为阴主夜。此经星之不动，而分主四方昼夜者，总计一百六十八星，三百六十五度四分度之一，以成周天之额数，而凡阴阳气数之变化，莫不昭著于此，医家不可不知。"

经文中"三百六十五度四分度之一"，为一回归年平均天数 365.25 天。"一百六十八星"，为周天二十八宿星座共计一百六十一星，东西南北各七星，故为"一百六十八星"。二十八宿的排列顺序由以上经文得知为顺时针左旋。如图 1-19 所示。

例：二十八宿为一百六十一星，而东西南北各七星执政于四季，如张星在南天下皆春（井、鬼、柳、星、张、翼、轸）七星为执政之七星宿，故有 161+7=168 星之说。

由《灵枢·卫气行》说"房昴为纬，虚张为经"和图 1-19 示，我们可以确定地球的经、纬度。而地球的经纬度和地球上四季更替变化的制度，则来源于制日月之行程的二十八宿星座。《尚书·尧典》曰："曰若稽古，帝尧曰放勋……乃命羲和，钦若昊天，历象日月星辰，敬授人时……日中星鸟，以殷仲春……日永星火，以正仲夏……宵中星虚，以殷仲秋……日短星昴以正仲冬。"

这段经文释为：张房虚昴四仲中星，位于东西南北正位，分别在子午和卯酉点上，如图 1-19 所示。由于二十八宿排列顺序为顺时针左旋，故在黄昏时观测运动到南方中天星宿时有：

> 张星在南天下皆春；
>
> 房星在南天下皆夏；
>
> 虚星在南天下皆秋；
>
> 昴星在南天下皆冬。

古人用观象授时系统，用二十八宿制定日月五星的运行规律，划分四象，制定地球上一年四季春生、夏长、秋收、冬藏的授时系统。

二、五天、五气说与天门地户

古人观测天象时，举目观天，见有五色之云气横贯于天空。

其中：赤色的火气，横布在牛、女二宿与西北方的戌位之间；黄色的土气，横布在心、尾二宿与东南方的己位之间；青色的木气，横布在危、室二宿与柳、鬼二宿之间；白色的金气，横布在亢、氐二宿与昴、毕二宿之间；黑色的水气，横布在张、翼二宿与娄、胃二宿之间。[①]

以上所述是用周天二十八宿的点位为坐标，观测日月五星的运行规律所见。如《素问·五运行大论》引《太始天元册》说：

"丹天之气经于牛女戌分，黅天之气经于心尾己分，苍天之气经于危室柳鬼，素天之气经于亢氐昴毕，玄天之气经于张翼娄胃。所谓戊己分者，奎壁角轸，则天地之门户也。夫候之

---

① 参考书：《黄帝内经素问白话解》，王洪图主编。

所始，道之所生，不可不通也。"

而天门、地户见张景岳《类经图翼·奎壁角轸天地之门户说》："予尝考周天七政躔度，则春分二月中，日躔壁初，以次而南……秋分八月中，日躔翼末，以交于轸，循次而北……至二月复交于春分而入奎壁矣。是日之长也，时之暖也，万物之发生也，皆从奎壁始；日之短也，时之寒也，万物之收藏也，皆从角轸始。故曰春分司启，秋分司闭。夫既司启闭，要非门户而何？然自奎壁而南，日就阳道，故曰天门；角轸而北，日就阴道，故曰地户。"由以上经文所述，天门、地户的开闭运行即是划分地气的上升与天气的下降，地球冷热的盈缩过程。如图 1-20 所示。

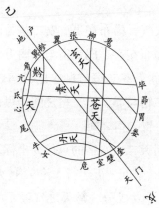

图 1-20　五天五气天门地户图

三、天纲图

天纲图是古人观测天与地之间，运气规律，气化万物的工具。天纲图中包含了五天、五气，以及五天、五气周流运转的规律和五运的运行特征。日月运行，斗转星移，在地球上产生了综合效应，形成了地球上的地气上升、天气下降、昼夜往复，周流不息。地球上这种有规律的运和气即五运六气产生之根源。圣人将这些运动规律系统化，形成了天纲图。其中用日月运行轨道上的二十八宿作为坐标系统，标注日月的运行节点和运行周期。用十天干、十二地支划分五运六气的节律，划分地球上气候的变化，万物气化的源流，因此天纲图即是天地之间的气化规律图。天纲图在《类经图翼·二卷》中称"五天五运图"，天纲图的形成，在《素问·五运行大论》引《太始天元册》文中记载："丹天之气，经于牛女戊分；黅天之气，经于心尾己分；苍天之气，经于危室柳鬼；素天之气，经于亢氐昴毕；玄天之气，经于张翼娄胃。所谓戊己分者，奎壁角轸，则天地之门户也。"

戊土属乾，己土属巽。参考《遁甲经》并王冰著《五运行大论·第六十七》注："六戊为天门，六己为地户。"（见本节五天、五气说与天门地户。）

张介宾《类经》说：天门、地户为阴阳所入的门户。日行缠绕壁宿之初，由此南向运行，日渐长，时暖，万物生发滋长。此时天气初入阳道，所以在奎、壁二宿之间，定为天门。地户，日行缠绕于翼宿，由此而逐渐北向运行，使见日短，时寒，万物呈收藏之象。此时地气初入阴道，所以在角、轸二宿之间，定为地户。

一年之中，天门、地户交替运行。张介宾之说，日行缠绕壁宿，南向运行为天门的入口，那么此时即是地气升发之出口，也是地气上升之时。日行缠绕于翼宿，北向运行，地气入阴道，此时即是天气下降之出口，也是天气下降，地气收敛之时。由此产生冬至一阳生、地气上升，夏至一阴生、天气下降的地球运行规律。

由以上经文可绘出天纲图，如图1-21。图中二十八宿的排列顺序为逆时针右列，图中所指方向为顺时针左旋，是以地球为中心二十八宿的运动方向。十天干、十二地支的运动方向与二十八宿运动方向相反，为逆时针右旋转。

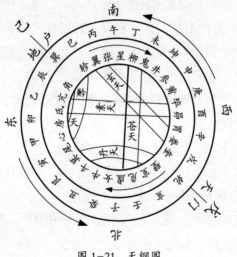

图1-21 天纲图

河图、洛书的形成来源于日月、天地的运行规律。河图表示朔望月阴阳消长的运动周期。洛书表示天地、寒暑、温凉之气候变化规律。河图中的朔、上弦、望、下弦四相分别代表月相由弱渐强、由强渐弱的运行过程。朔望月的运行规律与人体的气血消长、神气来去有着共同消长的过程，与人体气机的升降、气化三焦的运行规律相应。

河图中月相的这种固定周期变化主五运六气中的正常气化规律，在五运六气中属主运，在五运六气的六气中属主气的气化规律。

洛书是朔望月在地球的带动下绕太阳运动的周期图。其运动轨迹是月亮绕地球做螺旋式周期运动。洛书的一个运动周期由阴阳 2 个朔望月子周期组成。由于太阳的南北回归运动，月球绕地球运动的一个回归年周期，与太阳周年视运动相似，所以洛书是体现地球一年四季，寒热温凉模式的动态变化运行图。

洛书主日月、天地，人体气血固定周期的变数，主变。这属于五运六气中的客运，五运六气中的客气是正常气化规律的变数。

河图、洛书之间的互动也就是地气与天气之间的互动。动是静的开始，静是动的延续。河图的固定运行周期主常、属静，洛书主固定运行周期的变数主动、属变。静动结合周而复始即是地球万物与人赖以生存的基本条件。

第一节 河图、洛书

河图与洛书是中国古代流传下来的中华历史文明之端源。其中包含了太极、阴阳、四相、五行、八卦、九宫。河图、洛书早在《尚书·周书·顾命》及《周易·系辞传》中就有详细记载。《周易·系辞上》说："河出图，洛出书，圣人则之。"

关于河图、洛书中的具体位相、周期和应用，在《素问·金匮真言论》《素问·五常政大论》《素问·六元正纪大论》中都有详细阐述。

河图、洛书在中华文化发展史上有着重要的地位，在中国文化、中医科学领域中有着重要的意义和广泛的应用。

河图、洛书的形成来源于日月、天地的运行规律。河图表示朔望月阴阳消长的运动周期。洛书表示天地、寒暑、温凉之气候变化规律。河图中的朔、上弦、望、下弦四相分别代表月相由弱渐强由强渐弱的运行过程。由《素问·八正神明论》《灵枢·岁露论》得知，月体由空到满，则人体血气由弱渐实。随月相的由弱变强，人体血气始精，肌肉渐实，神气旺，烟垢著，气机畅；随着月相由强渐弱，由实渐虚的运行过程，人体血气由强渐弱，由实渐虚，人体烟垢落，腠理开泄，肌肉消减，形独居，神气去。由此可知，朔望月的运行规律与人体的气血消长、神气来去有着共同消长的过程，人体气机的升降、气化三焦的运行规律亦与之相应。

古人将日、月、地之间的运行规律、运动周期化生了月亮的四相周期和寒暑、温凉、天地升降的规律。河图中月相的这种固定周期变化主五运六气中的正常气化规律，在五运六气中，属五运中的主运，六气中属主气的气化规律。

洛书主日月、天地、人体气血固定周期的变数，主变。其属于五运六气中，五运中的客运，六气中的客气，是正常气化规律的变数。河图、洛书之间的互动也就是地气与天气之间的互动。动是静的开始，静是动的延续。河图的固定运行周期主常、属静，洛书主固定运行周期的变数主动、属变。静动结合，周而复始即是地球万物与人赖以生存的基本条件。

一、河图

河图的形成与运动周期

古人经过长期对地球、月球、太阳三者之间运行关系进行研究，发现地球、月球、太阳三者的活动是有运动周期的。故将地球、月球、太阳互动时的变化规律印迹在月亮上的特征点进行标注，并将每个特征点之间运行的时间用数字、图像进行描述，制成了河图。

前文，月体纳甲图（《周易参同契》）中说："坎戊为月精，离己为日光，戊己为土。"

坎月离日之交是日光照射到月球上的结果，而媒界是地球。坎月离日之交形成了月亮的朔望月之四相。而朔望月之四相可用月亮运行中的四个特征点进行描述。朔望月的四个特征点，如果用"月体纳甲图"中甲乙丙丁来标注，那么月相的四个特征点就分别为：

甲—望月

乙—晦日

丙—下弦月

丁—上弦月

甲、乙、丙、丁分别为对点月相。将上述相位按"月体纳甲图"中天右旋逆时针方向排列并以晦朔月为起点，标注序号时，分别为：

1—晦朔月　乙

2—望月　　甲

3—上弦月　丁

4—下弦月　丙

月相的这种排序有以下特点：

1—晦朔月乙对 2—望月甲，是一对对点月相的消长极限；3—上弦月丁对 4—下弦月丙，是上弦月与下弦月的对点月相。月相的这种消长、反正的关系，反映了月亮的四相特征。下面用图 2-1 表示。

望月

2

上弦月 3　　　　　　　4 下弦月

1

晦朔月

图 2-1　河图月亮四相特征图

由图 2-1 可以看出，晦朔月与望月是一对对点月的月相，上弦月和下弦月是一对对点月的月相。

而月亮运行的路线与每个月月亮的运行时间、顺序则是按照"月体纳甲图"邻点月月相排列的。即：

晦朔月

上弦月

望月

下弦月

一年月行四十九个特征点，称为 49 挂 1，49 挂 1 的意思是 48+1。也就是说：一年月行 48+1 个特征点。这 48+1 个特征点实际是，月亮每年行 $4 \times 12 = 48$ 个特征点加 1 个月相的 1/4 个特征点。这说明，月球是在不间断地运行，而每年要超前一个月亮运行的 1/4 月相。其中月亮的一个特征点为一个完整月相的 90°，完整月相为 360°。4 年月亮超前 4 个特征点，超前了一个完整的朔望月，到第五年才能回到起始月相点。可知 5 是回归起点的常数。如图 2-2、2-3 所示。所以我们将"5"置于晦朔月 1、上弦月 3、望月 2、下弦月 4 之中。图中"5"表示五运和五年，日月的运动周期，也就是朔望月的封闭五年周期和五运周期。正如《素问·天元纪大论》所说："地以五为制……终地纪者，五岁为一周。"《素问·六节藏象论》载："帝曰：……五运相袭，而皆治之，终期之日，周而复始。"经文中讲的就是五年月相的封闭周期和五运之间的关系。

河图中 6、7、8、9 的来源则是月球运行一周行走的路程。月亮从朔到上弦月，月球绕地球行驶了 8 天的时间；由上弦到望月，月球绕地球行驶了 7 天，故由朔日到望月月球运行了 15

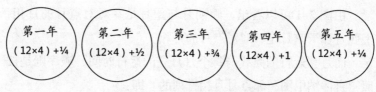

图 2-2　河图月亮运行周期图

望月
2

上弦月 3　　　　5　　　4 下弦月

1
晦朔月

图 2-3　河图朔望月的封闭五年周期图

天，正好是阴历大月的半个月。从 16 日月球绕地球行驶 9 天后到达下弦月；而从下弦月到晦日，月球行驶了 6 天，故由望月到晦日月球也是运行了 15 天。上半月加下半月，月球绕地球恰好运行了 30 天，为一个阴历大月。古人就是用河图的这种运行规律制定了历法。虽然历法在历代有不同的改变和规定，但是河图的运行规律是不变的。

　　为什么下半月会出现"9、6"之数？由"月体纳甲图"得知，十六日一阴生，出现在天空的应该是新残月。但是我们只考虑大月的运行规律而不考虑小月的运行规律时，16 日平明时即"平旦"[①]，月亮在西方地平线上是满月。这也就是十五的月亮十六圆的原因所在。为什么河图中只考虑大月的运行规律？

————————
　　①　"平旦"，启玄子王冰著："常起于平明寅初一刻，艮中之南也。"

原因很简单，因为每个朔望月的大月才是月球绕地球运行的完整周期。由于朔望月的完整周期运行 12 个月大于一个回归年，故古人在回归年中设有置闰法来解决这个问题。

从望月到下弦月，16 日 ~24 日，月球就运行了 9 天。因此从下弦月到阴历三十日月球仅运行了 6 天。

综上所述：从图 2-1 知月亮从晦朔日交接之时 1 起，运行至上弦月 3 的相位点上运行了 8 天；从上弦月运行至望相位点 2 上，运行了 7 天；从望月运行至下弦月 4 的相位点上运行了 9 天；从下弦月运行至晦日相位点 1 时运行了 6 天。由此我们可得到四组数据：3、8，2、7，4、9，1、6。由图 2-3，及一个朔望月，月亮运行的天数，可绘出图 2-4 和图 2-5。河图中 10 数来源于月亮运行的 2 个五年周期，是由天干化五运而生。见本章第二节"天干化五运"部分。

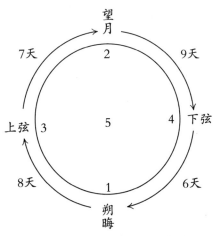

图 2-4　河图朔望月运行天数图

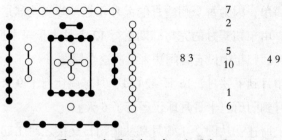

图 2-5　河图两个五年运行周期图

二、洛书

1. 洛书的形成与运行节律

在河图部分中我们用月体纳甲法，按逆时针方向，天右旋，以晦朔月为起点排列月亮四相，得到了河图的四生数。以朔望月的消长和月亮四相的变化，做出了河图。

现将月体纳甲图中月相四特征点，按顺时针方向地左旋排列，以晦朔月为起点标注，即可得到洛书中的四特征点。第一点 1 晦朔月乙；第二点 2 下弦月丙；第三点 3 上弦月丁；第四点 4 望月甲，如图 2-6 所示。

望月

4

上弦月 3　　　　　　　2 下弦月

1

朔晦月

图 2-6　月相生洛书图①

洛书九数的运行规律中 1、2、3、4、5 为第一个以 5 为结构点的朔望月周期，即五运周期。5 是上一个朔望月四相运行周期的终点，也是下一个朔望月运行周期的始点，故将 5 置于洛书四相之中。如图 2-7 所示。

4

3   5   2

1

图 2-7　月相生洛书图②

洛书中 5、6、7、8、9 为第二个朔望月运行周期。由月体纳甲法，按地左旋顺时针方向排列，第二个朔望月的运动方向与运动结构与第一个以 5 为结构点的，朔望月运动周期点位相对应。其中：1 对应 6，2 对应 7，3 对应 8，4 对应 9。如图 2-7、2-8 所示。

9

4

8 3   5   2 7

1

6

图 2-8　洛书 A 图

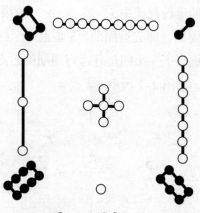

图 2-8　洛书 B 图

洛书是朔望月在地球的带动下绕太阳运动的周期图。其运动轨迹是，月亮绕地球做螺旋式周期运动。洛书的一个运动周期为阴阳 2 个朔望月子周期组成。由于太阳的南北回归运动，月球绕地球运动的一个回归年周期，与太阳周年视运动相似，所以洛书是体现地球一年四季，寒热温凉模式的动态变化运行图。

河图源于日月的运行规律，媒介是地球。河图是以太阳为参照点，月亮与地球互动的结果。河图反映了月亮的本象，即月亮的四相。河图的运行规律是固定不变的。

洛书合天地阴阳之二气，反映了一个回归年中的天地阴阳、寒热温凉。其运动模式是动态变化的。

2.洛书九宫图

洛书是月球在地球的带动下，绕太阳运动的周期图。月球在地球的带动下，绕太阳运行一周，体现了地球上一年四季的寒热温凉。

由第一章第二节太阳运动部分得知：太阳周年视运动是在一个回归年中，地球相对太阳逆时针右旋运动一周的结果。地球与太阳之间的这种位移，在地球上产生了一年四季，春夏秋冬。古人将地球绕太阳运行一周的四个特征点，即冬至点、夏至点、春分点、秋分点确定为地球上一年四季的分界点。将阳光照射地球最长的一天确定为夏至点，阳光照射地球最短的一天确定为冬至点，将昼夜平分点分别定为春分点和秋分点。

由太阳周日视运动得知：地球在绕太阳逆时针右行的同时，由于地球的自转方向也是逆时针右旋，而太阳光在地球上的位移是自东向西的与地球自转方向相反，造成地气左行。这天地之气的顺逆与互动，就是《素问·五运行大论》所说"上者右行，下者左行，左右周天，余而复会也"。

经文中"上者右行"，指天气右行，下降于地，"下者左行"，指地气左行，上升于天。这天地之气的运行往复，就是地球气化的根本。由于洛书是月球在地球的带动下绕太阳运动的周期图，所以古人将洛书数用以描述地球上的寒热温凉。

"天气右行"，下降于地。故古人将洛书中，天阳之单数，1、3、9、7的运行规律，对应于地球二至、二分点，置于地球的四正方位置。地气左行，上升于天，古人将洛书中天阴之偶数，2、4、8、6对应于地气的四立点，置于地球的四隅方。天阳之数，右行，下降于地与地气结合左行，地气左行，上升于天与天气结合，顺天而行。这天地之气的气流顺逆之行，气化地球，标示出地球的冬至、夏至、春分、秋分，立春、立夏、立秋、立冬节气点的运行节律。如图2-9。

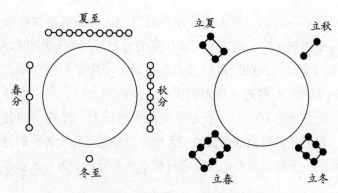

图 2-9　洛书应二至、二分、四立图

图 2-9 中天气右行，下降于地，地气左行，上升于天的运行过程，反映了朔望月绕地球运行的两个月周期运动，在一年中反映了上半年与下半年的运行周期，大至二年、四年、五十四年中各半的二十七年中的周期运动规律。

《素问·脉要精微论》说："是故冬至四十五日，阳气微上，阴气微下；夏至四十五日，阴气微上，阳气微下。"

天阳之气右行，下降于地，错后三个节气四十五日；地阴之气左行，上升于天。这天阳之数 1、3、9、7 和地阴之数 2、4、8、6 之间就差三个节气，也就是地球接受太阳的能量，地温逐渐升高的运行过程。冬至一阳升，经过 45 日到立春点，阳气升发出地面，大地暖气上升，天地之气进入阳道；至夏至四十五日，阴气微上，阳气微下，天地之气进入阴道的运行过程。这天阳之数 1、3、9、7 和地阴之数 2、4、8、6 之间相差的三个节气，四十五日按顺序安排，就得到了反映洛书九宫运行规律的洛书九宫图。如图 2-10。

立夏	夏至	立秋
4	9	2
春分		秋分
3	5	7
立春	冬至	立冬
8	1	6

图 2-10　洛书九宫图

第二节　五运六气

五运六气讲的是地球运行在天地日月之中，月化五运，日化六气。五运六气下临地球，使地球产生气化与物化的运行过程。

五运是指月亮与地球之间的互动。五运是地道主运，天道客运，客运加临主运的运行过程。

六气是指太阳与地球之间的互动。六气是地道主气，天道客气，客气加临主气使地球产生气化的过程。

本节主要讲述：十天干化合五运的来源。五运中主运与客运的运行规律。十二地支与六气，六气中的主气、客气，以及主气、客气的运行规律。简析客运加临主运，客气加临主气对地球的运化与气化作用。对于中运（岁运、大运）、五运胜复、岁气、六气胜复等不做详细解译，将在今后五运六气丛书中与各位读者共享。

一、天干化五运

在第一节河图部分中提到，河图中数"10"来源于月亮运行的两个五年周期，是由天干化五运而生。我认为，十天干化合五运的天文背景来源于地球绕太阳公转和月球绕地球公转时，相对地球而言，在一个回归年中日月同时完成了自己的一个回归周期。而日月在时空中分别留下了自己的一组运行轨迹。古人用"十天干"分别标注月亮五年和十年的运行周期，并将月亮五年周期和十年周期的印迹，标注于月亮的运行轨迹上。用太阳纳子法，将太阳运动纳于地球坐标系表面，化为"地支"。用天干化五运表示月亮的五年、十年运行周期，用三阴三阳、地支化六气表示天地之间气化的消长盈缩。正如《素问·天元纪大论》说："所以欲知天地之阴阳者，应天之气，动而不息，故五岁而右迁，应地之气，静而守位，故六期而环会，动静相召，上下相临，阴阳相错，而变由生也。"《素问·天元纪大论》又说："天以六为节，地以五为制。周天气者，六期为一备；终地纪者，五岁为一周。"

经文中详细描述了天地之间的动静相召，上下相临，阴阳顺逆，"五运，六气"，日月运势与气化的周期运行。经文中对五运的描述有"故五岁而右迁，静而守位，动静相召""地以五为制""终地纪者，五岁为一周"。

"故五岁而右迁"指月亮运行五年为一个周期，之后进入第二个五年周期。朔望月在时空中留下的五组数字排列和下一个五年的五组数字排列。这十组数字在时空中的排列，为螺旋式相对封闭周期。这河图中的十年封闭周期，正如《素问·天元纪大论》所说："静而守位"，"阴阳相错"。古人将其排列为甲、乙、丙、丁、戊、己、庚、辛、壬、癸。其中第一个五年子周期为甲、乙、丙、丁、戊、己；第二个五年子周期为己、庚、辛、壬、癸、甲。由于月相运行朔望产生的阴阳顺逆，古人将其标注为阳干和阴干。阳干分别为甲、丙、戊、庚、壬；阴干分别为乙、丁、己、辛、癸。将月球运行规律按甲、乙、丙、丁、戊、己、庚、辛、壬、癸依次按阴阳排列。十年十组天干轨迹，在时空中绕地球做螺旋式相对封闭周期运动，周而复始。图 2-11 为十年封闭周期运行的展开图。故将 10 数置于河图部分。以上分别用十天干标注了月球绕地球运转的两个五年子周期。这两个五年子周期绕地球做螺旋式运动，故十天干在时空中留下了对应点的点位。其中甲与己、戊与癸、丁与壬、丙与辛、乙与庚，在对应点上组成了天道五运的系统。由图 2-11 可以看出，将两个五年周期对折、重合，即是五运周期系统。

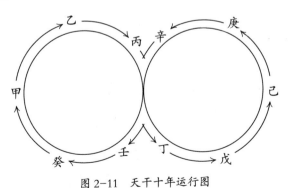

图 2-11　天干十年运行图

由前文"月体纳甲说"中得知，将月体纳甲图按邻点月相排列与十天干配合也可得到天道五运及属性如下：

朔月乙和初三庚组成金运；

上弦丁和望月壬组成木运；

十五甲和离己组成土运；

十六辛和下弦丙组成水运；

月精坎戊和晦日癸组成火运。

见图 2-12：甲己为土；乙庚为金；丙辛为水；丁壬为木；戊癸为火。

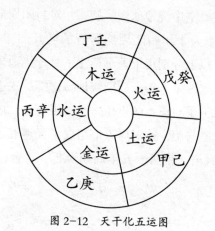

图 2-12　天干化五运图

二、主运、客运、客运加临主运

天道五运的形成是月球与地球之间互动的结果。五运中包含中运（岁运、大运）、主运、客运、客运加临主运等。五运六气中的主运、主气主常，客运、客气主变。所谓客运加临主运、客气加临主气实际是客运、客气同时加临主运、主气。也就是天气下临于地球与地气结合，在地球上产生气化与物化的运行过程。

主运是月地系统在地球上形成的五行、五季气候常态运行规律。主运是稳定的，年年如此。客运相对主运而言，主五运、五季气候的变化规律，客运主变。

客运的推算方法是在每年值年中运（岁运，大运）基础上进行的，而每年的中运就是当年客运的初运。确定初运后其余四运可用五行太少相生的顺序推算出来。客运主管一年之中五季气候的异常变化规律。

在五运六气中，中运、主运、客运很重要，中运是推算主运、客运的依据，并统一年五季的气候变化。无论日地之间六气如何变化，总是在该年的五运之中。以上简析的五运六气运行过程，将在今后五运六气丛书中与各位读者共析。

三、地支与六气

1. 天地的气化过程

地球在自转的同时绕太阳做公转运动。太阳为地球提供光能和热能，是地球产生气化的主要动力。太阳下临地球的"周日视运动""周年视运动"，是地球气化的原动力。气化，在地球上形成了昼夜更替、阴阳消长。气化，在地球上产生了气候的变化和四季的循环。天地之间的气化运行使地气上升，天气下降。这天地之间的气化运行形成了地球上的生化系统。生化系统保持了自然界的生态平衡。

《素问·宝命全形论》说："人以天地之气生，四时之法成。"

经文中讲的是：人与天地之间的气化过程，四时之法生成的生化系统，人与天地之间的运化系统是共荣共生的。

2. 十二地支与四时、四季的运行规律

由前文"太阳周日视运动""太阳周年视运动"得知：一日的昼夜更替为"十二时辰"，分四个时间段，用"十二地支"标示，体现了一日之间的昼夜更替、阴阳消长、四时划分。《素问·金匮真言论》说："平旦至日中，天之阳，阳中之阳也；日中至黄昏，天之阳，阳中之阴也；合夜至鸡鸣，天之阴，阴中之阴也；鸡鸣至平旦天之阴，阴中之阳也。故人亦应之。"

经文中，阳中之阳为"太阳"；阳中之阴为"少阴"；阴中之阴为"太阴"；阴中之阳为"少阳"。《灵枢·卫气行》解读了地球经纬度线的形成，"子午为经""卯酉为纬"。地球的经纬线是制定地球方向、坐标系统的重要依据，是人类确定日月星辰运动方向与运动规律的标尺。而由地球经纬度坐标系统确立的东西南北、子午、卯酉线又是反映地球一日之间昼夜，四时变化，一个回归年，地气上升、天气下降运行节律的标识。如图 2-13 所示。地气的渐升、天气的渐降过程，源于太极的运行规律。

3. 十二地支与六气

由前文"太阳周年视运动图"部分描述，一个回归年中，地球绕太阳运行的时间长度为十二个月，用十二地支标示。用图 1-8 中十二地支的点位解读运行在十二地支上的日出入点、

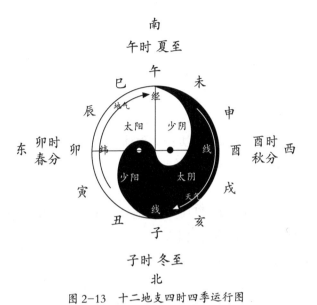

南

午时 夏至

图 2-13　十二地支四时四季运行图

日出入时间。其中用后天八卦巽、坤的运行节律表示地球冬至日出、日入点，用艮、乾表示夏至日出、日入点。用十二地支中辰、申表示冬至的日出、日入时间，用寅、戌表示夏至的日出、日入时间。图1-5体现一个回归年中冬至、夏至、春分、秋分，天地之间的气化节律。

《素问·天元纪大论》将一年十二个月，天地之间的气位划分为"三阴三阳""六节气位"。六气分布在以六为节的气位上，其中有主气、客气、司天之气、在泉之气、岁气等。

三阴三阳之气分别为厥阴、少阴、太阴、少阳、阳明、太阳。三阴三阳是六气之标，而风、寒、燥、湿、火、热是六气之本。《素问·天元纪大论》说："寒暑燥湿风火，天之阴阳也，三阴三阳上奉之。木火土金水，地之阴阳也，生长化收藏下应之。"

由经文得知：天有天气，地有地气。《黄帝内经》中称天气为"客气"，地气为"主气"。

4. 主气

主气属于地气或应地之气。太阳的南北回归运动，也就是地球绕太阳公转运动时，太阳为地球提供了能量，地球在接受太阳能量的同时，地球释放出的能量。《黄帝内经》称之为主气，属于地气。

由于太阳的南北回归运动，地气自冬至之日起开始升发，太阳由南回归线北移向北半球，上半年天气呈现渐湿、渐暖、渐热的气候。《黄帝内经》将以地气上升的气流，称之为主气中的"天气"。从夏至点起，太阳自北回归线最远点折返，南移，天气克制地气，地气下降。下半年天气呈现渐凉、渐冷、渐寒的气候。《黄帝内经》将地气逐渐回归于地球的能量，称之为主气中的"地气"。

主气中天气和地气的运行规律是稳定不变的。周而复始，年年如此。正如《素问·天元纪大论》说："应地之气，静而守位。"

主气中六气的气位划分，如《素问·六微旨大论》说："愿闻地理之应六节气位如何？岐伯曰：显明之右，君火之位也。君火之右，退行一步，相火治之；复行一步，土气治之；复行一步，金气治之；复行一步，水气治之；复行一步，木气治之；复行一步，君火治之。"

经文中描述了主气中六节气位运行的规律，并且明确了其运行次序。其中，"显明之右，君火之位也"。据《素问·至真要大论》说："火位之主，其泻以甘，其补以咸。"张景岳注："火之主气有二：春分后六十日有奇，少阴君火主之，二之气也；夏至前后各三十日有奇，少阳相火主之，三之气也。"经文中明确了，自春分即"显明"之位起，三、四月为少阴君火运行之气位，五、六月为少阳相火运行之气位。由此我们可将主气气位按一年六气顺序排列为：

初之气：地支为寅卯，正月、二月，厥阴风木；

二之气：地支为辰巳，三月、四月，少阴君火；

三之气：地支为午未，五月、六月，少阳相火；

四之气：地支为申酉，七月、八月，太阴湿土；

五之气：地支为戌亥，九月、十月，阳明燥金；

终之气：地支为子丑，十一月、十二月，太阳寒水。

主气的气位是固定不变的，年年如此。

《素问·六元正纪大论》中称之为"自得其位，常化也"。故主气，主常，静而守位。客气主变，错落有序。客主加临，六期环会，天地运化也。见"7. 客气加临主气"部分。

地道五运和地道六气之间的关系。《素问·六微旨大论》说："六气应五行。"说明天地日月的运行是一个整体，也就是说，天地日月互动的结果是五运六气。其中"六气应五行"讲的是六气运行在五运之中。地之气（主气）属地道五运范畴。引《素问·六微旨大论》说："土运之岁，上见太阴；火运之岁，上见少阳少阴；金运之岁，上见阳明；木运之岁，上见厥阴；水运之岁，上见太阳。"可见地道五运涵盖了地之六气（主气）。主运、主气的气位是固定不变的，年年如此。排列顺序为：

五运，主气（六气），十二地支，十二个月；

木运，厥阴，丑寅，正月、二月；

火运，少阴、少阳，卯辰巳午，三月、四月、五月、六月；

土运，太阴，未申，七月、八月；

金运，阳明，酉戌，九月、十月；

水运，太阳，亥子，十一月、十二月。

见图 2-14。

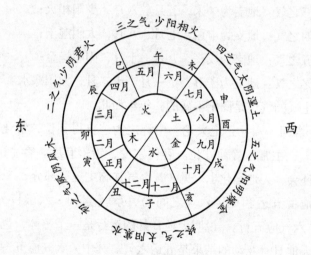

图 2-14 地道五行与主气六气图

5. 客气

客气，指天气降临地球时对地球的影响，客气属于天道。在太阳运动一节中将天道称为黄道，也就是将地球绕太阳运行的轨道面称为黄道。地球在黄道面上绕太阳运行一周为 365.25

日。反之以地球为基准点也可以说，太阳绕地球运行一周为365.25 日。这种运动规律实际就是太阳印迹在地球上的南北回归运动。上半年太阳运行在北半球，北半球呈现由寒渐热的过程；下半年太阳运行在南半球，北半球呈现由热渐寒的过程。南半球太阳的运行规律与北半球相反。这就是客气在一年中上半年主天气，下半年主地气的运行规律。

《素问·天元纪大论》说："阴阳之气各有多少，故曰三阴三阳也。"又说："天有阴阳，地亦有阴阳。"

经文中"阴阳之气各有多少，故曰三阴三阳也""天有阴阳"说的是天道三阴三阳之客气各有多少。上半年太阳运行在北半球，北半球气温高，客气呈阳之象，故上半年三气：初之气，二之气，三之气为天之阳，为天气；下半年太阳运行在南半球，北半球气温低，客气呈阴之象，故下半年三气：四之气，五之气，终之气为天之阴，应地，为客气中的地气。

客气的排列顺序与运行规律，《素问·六微旨大论》说："帝曰：愿闻天道六六之节盛衰何也？岐伯曰：上下有位，左右有纪。故少阳之右，阳明治之；阳明之右，太阳治之；太阳之右，厥阴治之；厥阴之右，少阴治之；少阴之右，太阴治之；太阴之右，少阳治之。此所谓气之标，盖南面而待也。故曰：因天之序，盛衰之时，移光定位，正立而待之，此之谓也。"

由经文得知，客气排列顺序为：少阳，阳明，太阳，厥阴，少阴，太阴。

6. 司天之气，在泉之气

由"因天之序，盛衰之时，移光定位"得知，因天道之运行顺序，客气在上半年和下半年的运行中有阴阳盛衰的变化，而阴阳盛衰是通过太阳的移光定位所决定。由移光定位《黄帝内经》将一个回归年的客气分为六段，称之为六气。其中一气的长度《黄帝内经》定义为"六十度而有奇"，也就是将一年365.25日六分之，合每一气占一年中的60.875日。经文中"上下有位，左右有纪"指司天在上、在泉在下之位。确定了司天、在泉二气后，其左右四气为该年的间气。客气每年按顺序轮转，六年一子周期，十二年为一个完整周期。

客气的运行规律：司天，在泉的上下气位，由当年的年支确定。其中司天之气居当年的三之气，在泉之气居当年的终之气。左右间气按客气在该年的顺序排列。客气的运行规律属天道右旋，主气的运行规律属地道左旋。这上下、左右，客气、主气的运行即是地球产生气化的根本，亦是人体气血运行的原动力。

客气十二年的运行规律，见《素问·五运行大运》说："子午之上，少阴主之；丑未之上，太阴主之；寅申之上，少阳主之；卯酉之上，阳明主之；辰戌之上，太阳主之；巳亥之上，厥阴主之。"

经文告诉我们，只要确定了该年的司天之气，剩余五气就可以按照该年客气顺序排列出来，见图2-15。按照子午顺序轮主司天。

经文中除确定了每年客气的排列顺序外，对于"子午之上，少阴主之；丑未之上，太阴主之；寅申之上，少阳主之；卯酉之上，阳明主之；辰戌之上，太阳主之；巳亥之上，厥阴主之。"我认为可以这样理解，客气十二年的六对年支组合是对立统一的，十二年中两个六年子周期的阴阳交接点属性相同。

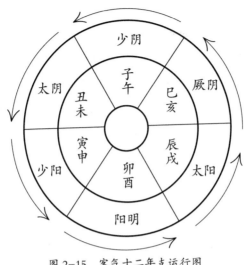

图 2-15 客气十二年支运行图

例如"子午之上，少阴主之"由"移光定位"得知，太阳从地支子位开始运行到午位，正好完成了一个六年子周期，而从午位运行到了子位，客气完成了十二年完整周期，回到子位。且按一年而论，北半球的冬至点在"子"位，同时南半球的夏至点恰在"午"位。"少阴"正好在南北半球寒暑往来的交替点上。天道运行同理，故曰："子午之上，少阴主之。"其他年份，阴阳交替，仿此挨排。

下面举例说明，例如：子午之年，"子午之上，少阴主之"是指逢子年、午年是少阴君火司天。该年的客气排列顺序为：初之气，太阳寒水；二之气，厥阴风木；三之气（司天），少阴君火；四之气，太阴湿土；五之气，少阳相火；终之气（在泉），阳明燥金。结合"4.主气"部分，客气、主气运行规律如图 2-16 所示。

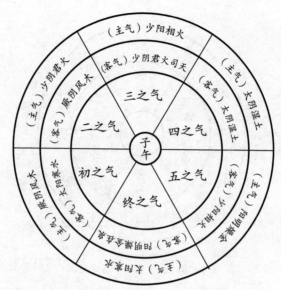

图 2-16　客气主气（司天，在泉，间气）运行图

丑未二年，寅申二年，卯酉二年，辰戌二年，巳亥二年的客气，可按天道右旋的顺序挨排。主气气位属常化，不变。

7. 客气加临主气

由上述主气部分得知，主气六节气位的排列顺序是固定不变的。主气六气的排列顺序为：

初之气，厥阴风木（风位）；二之气，少阴君火（君火）；三之气，少阳相火（相火）；四之气，太阴湿土（土位）；五之气，阳明燥金（金位）；终之气，太阳寒水（水位）。

由客气部分得知，客气每年轮转，不固定。如辰戌之年，客气的排列顺序为：初之气，少阳；二之气，阳明；三之气，太阳；四之气，厥阴；五之气，少阴；终之气，太阴。

客气六节气位，每年加临于地球主气之上的气位是由司天、在泉的上下气位而定，每年轮转。六年一个子周期，十二年一个完整周期，六十年中五个十二年周期为一个甲子，回归始点。

例如按上述主气、客气气位表顺序排列，轮转正好是辰戌之年。辰戌之年，司天之客气，即三之气为太阳对应主气三之气少阳相火。在泉之客气，即终之气太阴对应主气终之气太阳寒水（水位）。

四间气客主对应分别为：客气初之气少阳对应主气厥阴风木（风位）；客气二之气阳明对应主气少阴君火；客气四之气厥阴对应主气太阴湿土（土位）；客气五之气少阴对应主气阳明燥金（金位）。如图 2-17 示。

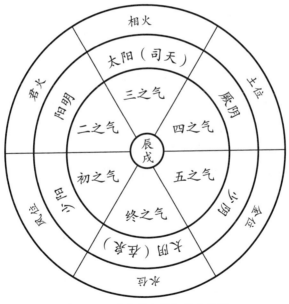

图 2-17　辰戌年客气加临主气图

客气加临主气，实际是天气下临地球与地气的结合。由于每年客气加临主气气位的不同，所以客气与主气之间会产生五行相生、相克，同气，当位、不当位等不同的气位变化与气候变化。其中，客气生主气，客气克主气，当以客气为主。主气生客气，主气克客气，当以主气为主。客气与主气相合为顺，客气克主气为逆。客气君位，主气臣位为顺，客气臣位，主气君位为逆。《素问·五运行大论》说："气相得则和，不相得则病。""气相得而病者……以下临上，不当位也。"以上内容详见《素问·至真要大论》《素问·五运行大论》《素问·六微旨大论》。

8.十二年客主相加图

现将子午二年、丑未二年、寅申二年、卯酉二年、辰戌二年、巳亥二年，客气加临主气、五行生克、逆顺、相得、不相得、当位、不当位、同气图示。见图2-18。

《黄帝内经》以天地气化与人体气化为主导思想贯穿始终，论述了人与自然界之间的关系。无论是养生与预防还是人体的生理、病理变化都离不开"气化"理论的指导。气化是引领人体五脏六腑气机升降的原动力，故调整人体脏腑中的上、中、下三焦气化畅逆，即是保障人体健康的关键。

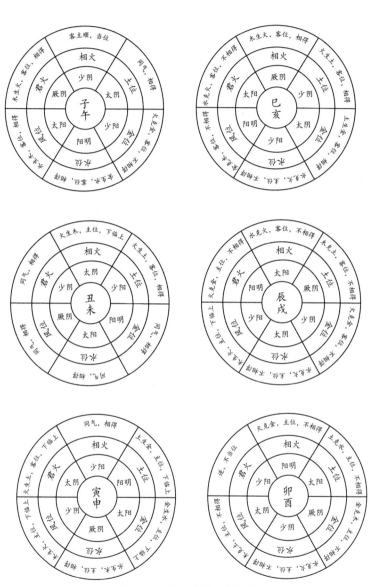

图 2-18　十二年客主相加图

第三章 气、气化及气机运行规律

人体的气、气化，是从天地日月五星而来。气化本源是来自日月五星运动产生的六气，即风、寒、暑、湿、燥、火。植物的生长化收藏，人的生、长、壮、老、已皆赖于日月五星运动的变化，人体气的产生、气的生化、气的生理功能和气的病理变化与天地日月五星运动如出一辙，高度相似。这就是人与日月五星运动变化的"天人合一"，是中医理论的渊源。

气是能量，它以多种形式表现于外，中医通过观察患者气的各种表现，从而了解身体健康状况，借日月五星运动结合患者的先天、后天体质及患者的其他信息，来辨证施治、预防疾病。

第一节 五十营、营卫气血与运行规律

一、五十营、营卫气血与运行规律

由前文可知，五十营来源于月亮绕地球的运动轨迹。地球携带月球绕太阳公转一周，途经二十八宿；月球在地、月轨道上留下了约五十个特征点，历时一个回归年。此即五十营或五十周之说，合于月亮的运行规律。

而地球途经二十八宿自转一周为一日，合十二时辰。

人体营卫之气在一日十二时辰中，途经二十八脉行驶五十营或说五十周于人体经脉内外，这说明天体运行与人体的营卫之气——经气运行规律是相吻合的。《灵枢·五十营》载："黄帝曰：余愿闻五十营奈何？岐伯答曰：天周二十八宿，宿三十六分；人气行一周，千八分，日行二十八宿。人经脉上下左右前后二十八脉，周身十六丈二尺，以应二十八宿，漏水下百刻，以分昼夜。故人一呼脉再动，气行三寸，一吸脉亦再动，气行三寸，呼吸定息，气行六寸；十息，气行六尺，日行二分。二百七十息，气行十六丈二尺，气行交通于中，一周于身，下水二刻，日行二十五分。五百四十息，气行再周于身，下水四刻，日行四十分。二千七百息，气行十周于身，下水二十刻，日行五宿二十分。一万三千五百息，气行五十营于身，水下百刻，日行二十八宿，漏水皆尽脉终矣。所谓交通者，并行一数也。故五十营备，得尽天地之寿矣，凡行八百一十丈也。"

这段经文讲的是，人体的经脉，上下，左右，前后共有二十八脉，周身二十八脉长度共计十六丈二尺。人的经脉以应二十八宿。一日漏水下百刻为标准，人的经气指人体营卫之气，一日分昼夜共运行五十周次。也就是说人体气血途经二十八脉，运行一周为十六丈二尺。一昼夜运行五十周次。

经文中又说：人一呼气，脉跳动二次，经气运行三寸；一吸气，人脉又跳动二次，经气又运行三寸。一个呼吸过程，人的经气运行六寸为一息。十息，经气运行六尺；二百七十息，人的经气运行十六丈二尺；途经二十八脉为一个循环。就这样一昼夜人的呼吸为一万三千五百息，人的经气运行了八百一十丈。这正是人体二十八脉长度"十六丈二尺"的五十倍，即五十营之数。人体经气若保持一昼夜运行五十个周次时，人体就能够享尽天然之寿命了。

五十营讲述了人体经脉之气行交通于人体周身的气息、气化运行。"侯丽萍三焦气化思想"基于五十营中营卫之气运行的节律，结合《黄帝内经》《灵枢经》营卫之气，"卫气行""营卫同会""脉度""阴阳清浊"等论，贯穿石广济先生传授的家学，其核心思想正如经典《灵枢·脉度》说："气之不得无行也，如水之流，如日月之行不休，故阴脉荣其脏，阳脉荣其腑，如环之无端，莫知其纪，终而复始。其流溢之气，内溉脏腑，外濡腠理。"

五十营讲述了日月星辰和人体经脉之间的尺度与气行交通于周身的气息、气化运行过程。结合《灵枢·脉度》说，一昼夜人体营卫之气，"内溉脏腑，外濡腠理"，说明人体气化是人体脏腑、腠理、四肢百骸运动之原动力。人体气化运动过程是由营卫之气完成。《灵枢·阴阳清浊》载有："岐伯曰：受谷者浊，受气者清。清者注阴，浊者注阳。"又说："清者上注于肺，浊者下走于胃。胃之清气，上出于口；肺之浊气，下注于经，内积于海。"

经文中，清者注阴，指人体中的营气；浊者注阳，指人体中的卫气。由《灵枢·营气》《灵枢·卫气》《灵枢·卫气行》得知，营气运行于经脉之内，散于人体全身，濡养脏腑，四肢百骸。卫气漂浮于人体经脉之外，昼行于六腑与皮肤腠理之间，而夜行于里，循五脏经脉运行。营卫之气互根互用，合二为经气，循环无端，维护着人体的正常运行。

经文中"内积于海"，由《灵枢·海论》得知，人有四海，"髓海、血海、气海、水谷之海"。此文中"内积于海"，是指胸中气海。《灵枢·天年》说："黄帝曰：人之寿夭各不同，或天寿，或卒死，或病久，愿闻其道。岐伯曰：五脏坚固，血脉和调，肌肉解利，皮肤致密，营卫之行，不失其常，呼吸微徐，气以度行，六腑化谷，津液布扬，各如其常，故能长久。黄帝曰：人之寿百岁而死，何以致之？岐伯曰：使道隧以长，基墙高以方，通调营卫，三部三里起，骨高肉满，百岁乃得终。"

由《灵枢·阴阳清浊》和《灵枢·天年》得知，营卫之气循经脉分昼夜，阴阳相随，运行于人体之中。"营卫之气，不失其常，呼吸微徐，气以度行"，就能达到"六腑化谷，津液布扬"。"通调营卫，三部三里起"，人的身体就能健壮。"骨高肉满，百岁乃得终。"所以通调人体三焦营卫之气是保障人体健康，使患病者血脉和调、恢复健康的关键所在。

　　总之，《黄帝内经》讲述了天体的运转与天地之间气化与物化之间的关系。《灵枢经》中除经脉，骨，筋，骨度，脏腑位置、功能及应用等篇外，主要以天地、人体气化为主论。例如《灵枢·五十营》《灵枢·营气》《灵枢·卫气》《灵枢·卫气行》《灵枢·营卫同会》《灵枢·脉度》《灵枢·阴阳清浊》《灵枢·天年》等。作者亦是基于此而论著。

1. 营气与营气运行规律

　　营气在《灵枢·阴阳清浊》中载有："受谷者浊，受气者清。清者注阴，浊者注阳。"

　　经文中"清者注阴"就是指人体中的营气。营气在《灵枢·营气》中载有："黄帝曰：营气之道，内谷为宝。谷入于胃，乃传之肺，流溢于中，布散于外，精专者，行于经隧，常营无已，终而复始，是谓天地之纪。故气从太阴出注手阳明，上行注足阳明，下行至跗上，注大指间，与太阴合；上行抵髀，从脾注心中；循手少阴，出腋下臂，注小指，合手太阳；上行乘腋，出䪼内，注目内眦，上颠，下项，合足太阳；循脊，下尻，下行注小趾之端，循足心，注足少阴；上行注肾，从肾注心，外散于胸中；循心主脉，出腋，下臂，出两筋之间，入掌中，出中指之端，还注小指次指之端，合手少阳；上行注膻中，散于三焦，从三焦注胆出胁，注足少阳；下行至跗上，复从跗注大指间，合足厥阴，上行至肝，从肝上注肺，上循喉咙，入颃颡之窍，究于畜门。其支别者，上额，循颠，下项中，循脊入骶，是督脉也；络阴器，上过毛中，入脐中，上循腹里，入缺盆，下注肺中，复出太阴。此营气之所行也，逆顺之常也。"

营气昼夜不停地运行于人体五脏六腑的经脉通路之中。"营气之道，内谷为宝"，食物经过脾胃的运化，将水谷精微，精纯之气通过肺的交换与传输功能，弥散流溢于人体经脉之中，濡养着五脏六腑，皮肤肌理，四肢百骸。

营气循环于人体十二经和任督二脉之中，周而复始运营不息。营气的运行过程：自手太阴肺经出行，途经十二经脉和任督二脉，运行一周再回到手太阴肺经。营气的产生及运行过程，为人体源源不断地提供能量及动力，以此补充人体阴阳之气的耗散。

由经文中描述营气一昼夜的运行路线为：

手太阴肺经→手阳明大肠经→足阳明胃经→足太阴脾经→手少阴心经→手太阳小肠经→足太阳膀胱经→足少阴肾经→手厥阴心包经→手少阳三焦经→足少阳胆经→足厥阴肝经→督脉→任脉→手太阴肺经。

2. 卫气与卫气运行规律

人之卫气昼行于阳分，其气运行于人体六腑及人体周身、皮肤、腠理之中。推动、卫护六腑运行，保护周身脏腑、肌肤、腠理不为外邪侵入。夜间五脏将卫气拽入阴分，内敛、缠绕悬浮于腔体之内、五脏经脉之外，卫护五脏。运行于五脏经脉之外，腔体之中，使人体安寝，子时与营气交会，卫气渐升，卯时出于人体眼内眦，复运行于阳分。卫气昼行夜潜，阴阳相贯，运行无端，卫护人体。《黄帝内经》《灵枢·卫气》载有："黄帝曰：五脏者，所以藏精神魂魄者也；六腑者，所以受水谷而行化物者也。其气内于五脏，而外络肢节。其浮气之不循经者，为卫气；其精气之行于经者，为营气。阴阳相随，外内相贯，如环之无端。"

《黄帝内经》在描述营卫之气运行于人体的作用与行经时，见《灵枢·阴阳清浊》说："黄帝曰：愿闻人气之清浊。岐伯曰：受谷者浊，受气者清。清者注阴，浊者注阳。浊而清者，上出于咽，清而浊者，则下行。清浊相干，命曰乱气。黄帝曰：夫阴清而阳浊，浊者有清，清者有浊，清浊别之奈何？岐伯曰：气之大别，清者上注于肺，浊者下走于胃。胃之清气，上出于口；肺之浊气，下注于经，内积于海。"

经文中说，清中有浊，浊中有清，清阴上升，浊阳下降。也就是说，谷物入胃分为二支，清阴上升注肺，清阴如雾行于五脏六腑经脉之内；肺之浊气，下注于经，内积于胸中气海。结合《灵枢·卫气》，卫气发于胸中气海，悬浮缠绕于人体经脉之外及皮肤腠理之间，清者为营气，浊者为卫气。卫气彪悍而迅疾，卫护脏腑与腠理，卫气致密而营气不衰，此为人体健康长寿之关键所在。

人体中的卫气，昼行于阳分并六腑二十五周次，夜行于阴分并五脏二十五周次，一昼夜卫气在人体中运行五十周次。《灵枢·卫气行》讲述了地球一昼夜自转一周，人体中卫气的运行规律。《灵枢·卫气行》说："黄帝问于岐伯曰：愿闻卫气之行，出入之合，何如？岐伯曰：岁有十二月，日有十二时辰，子午为经，卯酉为纬。天周二十八宿而一面七星，四七二十八星，虚张为经，房昴为纬，是故房至毕为阳，昴至心为阴，阳主昼，阴主夜。故卫气之行，一日一夜五十周于身，昼日行于阳二十五周于六腑及肌肤腠理，夜行于阴二十五周于五脏。"

由经文得知，岁有十二月，日有十二辰，子午为经，子在正北，午在正南，是连接地球南北的纵经线。卯酉为纬，卯在正东，酉在正西，卯酉是连接东西的横向纬线。周天二十八宿分布于东西南北四方，而一面七宿，四七二十八宿。如图3-1。

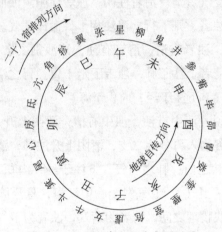

图3-1　二十八宿十二地支顺逆图

图中东方与西方房至昴为纬，南方与北方张至虚为经。周天二十八宿按顺时针左旋排列，地球的自转运动方向为逆时针右旋。所以我们看到太阳从地球东方的房宿升起途经南方到达西方的毕宿，经过十二地支中的六个时辰，分别为：卯、辰、巳、午、未、申为白天，是卫气在阳分中运行的时间。太阳由西方的昴宿途经北方到达东方的心宿，经过十二地支的另外六个时辰，分别为：酉、戌、亥、子、丑、寅为夜，是卫气运行在阴分的时间。卫气昼行于阳分并六腑二十五周次，夜行于阴分并五脏二十五周次，一昼夜卫气在人体中运行五十周次。

《灵枢·卫气行》又说："是故平旦阴尽，阳气出于目，目张则气上行于头，循项下足太阳，循背下至小指之端。其散者，别于目锐眦，下手太阳，下至手小指之间外侧。其散者，别于目锐眦，下足少阳，注小指次指之间。以上循手少阳之分，侧下至小指之间。别者以上至耳前，合于颔脉注足阳明，以下行至跗上，入五指之间。其散者，从耳下下手阳明，入大指之间，入掌中。其至于足也，入足心，出内踝下，行阴分，复合于目，故为一周。"

经文中讲的是，卫气由阴分出至阳分时运行于人体六腑的过程。卫气在阳分中运行时，分别注入足太阳膀胱经、手太阳小肠经、足少阳胆经、手少阳三焦经、手阳明大肠经，其注入布散过程，是推动人体脏腑功能的运化过程。而从手少阳三焦经别行部分，则会合颔部经脉，注入足阳明胃经，散于足五趾间，入足心，注入足少阴肾经，行于阴分，再经阴分复出于目。这里主要讲述了卫气白天的布散与运行过程。而卫气行于阴分时，《灵枢·卫气行》中载有："是故日行一舍，人气行一周与十分身之八；日行二舍，人气行三周于身与十分身之六……日行十四舍，人气二十五周于身有奇分与十分身之二，阳尽于阴，阴受气矣。其始入于阴，常从足少阴注于肾，肾注于心，心注于肺，肺注于肝，肝注于脾，脾复注于肾为周。是故夜行一舍，人气行于阴脏一周与十分脏之八，亦如阳行之二十五周，而复合于目。"

这段经文讲的是：阳尽于阴，阴受气。卫气由阳分进入阴分时，运行于人体五脏的过程。卫气经足阳明胃经，入足心注入足少阴肾经，注肾脏，注心脏，注肺脏，注肝脏，注脾脏，复注肾脏为一周，和白天卫气行于阳分二十五周于身一样，夜行于阴分五脏二十五周复出于目。

总之，《灵枢·卫气行》阐述了二十八宿测度地球自转时人体卫气昼夜、阴阳运行的过程。如图3-2所示。

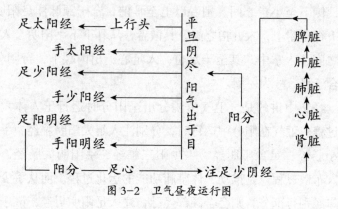

图3-2　卫气昼夜运行图

3. 营卫生会论

由前文可知，营气起于寅初手太阴肺经，途径十二经脉，一昼夜运行于人体五十周，复注于手太阴肺经为一个循环。

卫气起于卯时手阳明大肠经，分昼夜循行人体五十周，复注于手阳明大肠经，为一个循环。

营气属阴行于经脉之中，卫气属阳行于经脉之外。太阴主持营气运行；太阳主持卫气运行。营卫之气交会于夜半。营气周流十二经，昼夜运行于人体。而卫气昼行于阳分及六腑二十五周，夜晚五脏将卫气拽入阴分，行于阴分并五脏二十五周，划分昼夜各半。夜晚营卫之气同在阴分中运行，且营卫之气大会于夜半之时，"命曰合阴"。夜半之后，卫气在阴分中渐衰，平旦阴气衰尽而阳气渐盛，这就是营卫之气昼夜的运行规律。

正如《灵枢·营卫生会》说："其清者为营，浊者为卫；营在脉中，卫在脉外，营周不休，五十而复大会，阴阳相贯，如环无端。卫气行于阴二十五度，行于阳二十五度，分为昼夜，故气至阳而起，至阴而止。故曰日中而阳陇为重阳，夜半而阴陇为重阴故太阴主内，太阳主外，各行二十五度，分为昼夜。夜半为阴陇，夜半后而为阴衰，平旦阴尽而阳受气矣。日中而阳陇，日西而阳衰，日入阳尽而阴受气矣。夜半而大会，万民皆卧，命曰合阴，平旦阴尽而阳受气，如是无己，与天地同纪。"

经文中"太阴主内"，指营气由手太阴肺经起，循行人体五十周复注于手太阴肺经。由《子午流注·灵龟八法》说，如图 3-3 所示，营气大会于每日寅时。

经文中，"太阳主外"，指卫气出于目，起于足太阳膀胱经，昼行阳分并六腑二十五周，夜行阴分并五脏二十五周复注于足太阳膀胱经出于目。如图 3-3 所示。

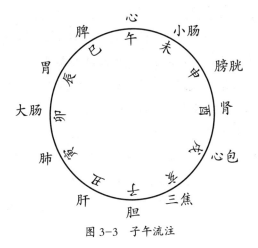

图 3-3　子午流注

《灵枢·营卫生会》说："夜半而大会"，指营卫之气夜间行于阴分，而营卫之气夜半大会于子时。《素问·脉解》说："太阴子也"，这里"太阴"指足太阴脾经，其月建在子，此乃阴气盛极，阳气始生之时。《灵枢·卫气行》说："岁有十二月，日有十二辰，"故其月建属子，其日应在子时。"太阴子也"，说明子时是阴中至阴，是营气运行到脾经的时候。由《子午流注·灵龟八法》说，"少阳胆主子时"：见图3-3，得知卫气子时运行于胆经。《灵枢·营卫生会》中所说"夜半而大会"指营气和卫气，足太阴脾经与足少阳胆经交会之时。《灵枢·阴阳清浊》说："诸阴皆清，足太阴独受其浊。"由此可知，此时也是阴受阳浊，阳随阴起，人体阴阳交换之时。

二、营卫气血与时空节律

《灵枢·营卫生会》载："岐伯答曰：人受于谷，谷气入胃，以传于肺，五脏六腑，皆以受气。其清者为营，浊者为卫。营在脉中，卫在脉外。营周不休，五十而复大会，阴阳相贯，如环无端。"《黄帝内经》是论述气的重要文献典籍，其中有天地自然之气（五运六气之气），人体生理病理之气以及药物之气等，还涉及了气化理论，经络理论，构成了中医理论的精髓。

三焦是生产气的场，先天之精、后天之精在三焦君火、相火功能的推动下，产生了"中气（营气）、卫气、宗气、元气"，这些气在君火、相火的推动下，在升、降、出、入的气机运行秩序中完成了人体生生不息的新陈代谢，完成了人体的生长壮老已的生命过程。

"气化"推动了人体营卫气血的运行，而天地之间的气化又是日月星与地球之间的互动而形成的。《素问·六节藏象论》说："天度者，所以制日月之行也；气数者，所以纪化生之用也。"相对地球而言，日月在天空中绕地球做圆周运动，日月绕地球运行一周为360度，地球则运行了一个"回归年"。经文中"天度"指日月绕地球的圆周运动360度。"所以制日月之行也"讲的是用日月绕地球运动轨道上镶嵌的星辰，二十八宿作为标准，去度量日月运行的行程。"气数者，所以纪化生之用也"，指日月运行产生天地之间气化与地球四时，四季气化与生化的运行节律。《灵枢·岁露论》说："人与天地相参也，与日月相应也。"这说明人和宇宙万物一样，禀受天地之气而生，与日月运行的规律相同。《灵枢·五十营》讲述了日月星辰与人体经脉、气血的运动节律和气交于周身气息运动的周期。

由前文可知，五十营来源于月亮绕地球的运行轨迹。地球携带月球绕太阳公转一周，途经二十八宿；月球在地月轨道上留下了约五十个特征点，历时一个回归年，此即是五十营或五十周之说，合于月亮的运行规律。而地球途经二十八宿自转一周为一日，合十二时辰。人体营卫之气一日十二时辰，途经二十八脉行驶五十营或说五十周于人体经脉内外，这说明天体运行与人体的营卫之气运行规律是相吻合的。

1. 三焦与营气运行

人体三焦气化推动二十八脉，昼夜运行于人体周身五十营。人体营卫气血若保持一昼夜运行五十营之数，就能够享尽天然之寿命。人体营卫气血昼夜运行长度为八百一十丈，气息循环为一万三千五百次。《灵枢·五十营》说"呼吸定息"，我认为经文中讲的是二重意思。第一，讲的是人体呼吸一个循环的长度。第二，讲的是术者诊脉时以已息度他息，确定气息长短及脉动次数，判断人体营卫气血的运行状态。

《素问·平人气象论》说："人一呼脉再动，一吸脉亦再动，呼吸定息脉五动，闰以太息，命曰平人。平人者，不病也。常以不病调病人，医不病，故为病人平息以调之为法。"经文中是指已息度他息，确定气息长短及脉动次数，判断人体营卫气血的运行状态。

又说："人一呼脉一动，一吸脉一动，曰少气。人一呼脉三动，一吸脉三动而躁，尺热曰病温，尺不热脉滑曰病风，脉涩曰痹。人一呼脉四动以上曰死，脉绝不至曰死，乍疏乍数曰死。"

经文中，人一呼一吸的时间间隔内，脉动五至六次属于人体营卫气血运行和畅，三焦气化正常，舍此之外视为三焦气化异常，营卫气血失调。营卫气血至乃不至；不至乃至；或脉象急疾躁动而尺肤热，或尺肤不热滑利，涩而数疾者，分别表现为：温病；风邪；痹证。营卫气血运行迟缓，脉动呼吸各一次者，正气不足。脉动呼吸各四次及以上者阳气邪盛，阳精枯竭，死脉。由此可知，人体三焦气化不利是导致疾病的原因，营卫气血保持一昼夜运行五十周次，是三焦气化正常运行的保障。调整三焦气化运行正常，即是保持营卫气血运行正常之关键所在。

三焦有导上宣下之功能，食物由口入中焦脾胃，引水谷精纯之气上行，通过上焦、肺的交换功能，弥散流溢于人体经脉之中，濡养人体五脏六腑，皮肤肌理，四肢百骸。营气一昼夜运行于人体五十周，即"五十营"于人体周身，合于天地日月运行之数。地球自转一周为一日，途经二十八宿合十二时辰。营气在三焦动力的推动下，途经二十八脉，循人体运行五十营于人体经脉之中，周而复始，运营不息，为人体提供能量及动力，以补充人体阴阳之气的耗散。

营气说在《灵枢·阴阳清浊》中载有："受谷者浊，受气者清。清者注阴，浊者注阳。"经文中"清者注阴"就是指人体中的营气。营气说在《灵枢·营气》说中载有："黄帝曰：营气之道，内谷为宝。谷入于胃，乃传之肺，流溢于中，布散于外，精专者，行于经隧，常营无已，终而复始，是谓天地之纪。"

谷物入中焦，经脾胃气化，其精纯清阴之气上行入上焦肺为营气。营气流溢于中，布散于外，营养着人体四肢百骸。

2. 三焦与卫气运行

人之卫气昼行于阳分，其气运行于人体六腑及周身、皮肤、腠理之中。推动卫护六腑运行，保护周身脏腑、肌肤、腠理不为外邪侵入。夜间五脏将卫气拽入阴分，内敛、缠绕悬浮于五脏。运行于五脏经脉之外，腔体之中，使人体安寝，子时与营气交会，卫气渐升，卯时出于人体眼内眦，复运行于阳分。卫气昼行夜潜，阴阳相贯，运行无端，卫护人体。

谷物入中焦，脾胃气化，其精纯清阴之气上行入上焦肺为营气。其浊阳之物经中焦下走于胃，入下焦，下注于经，"内积于海"此为卫气。卫气昼行于六腑及皮肤腠理之间，夜则缠绕循环运行于五脏经脉之外，腔体之中。卫气昼则卫护六腑与四肢百骸的腠理之间，气行二十五营；入夜阴气渐盛，阳气渐弱，将体表及六腑之卫气，由阳分拽入阴分，缠绕运行于五脏经脉之外，腔体之中。卫气内敛，在阴分中运行二十五营，卫护五脏并助人体安寝，"平旦"卫气出于目，复注于阳分，周而复始，运营不息。这就是三焦气化与人体营卫气血的运行规律。

第二节 气、气化、气机与神机

一、气、气化与气机

1. 气

气是中医理论的基础，"气化"理论源于我国古代唯物的"气一元论"哲学思想。《黄帝内经》始终贯穿宇宙天体皆源于"气"的运行而形成，地球万物生长无不有气化的存在。正如《素问·天元纪大论》考《太始天元册》说："太虚寥廓，肇基化元，万物资始，五运终天，布气真灵，总统坤元，九星悬朗，七曜周旋，曰阴曰阳，曰柔曰刚，幽显既位，寒暑弛张，生生化化，品物咸章。"经文中充分体现了日月五星源于气的运行规律，地球生物源于气化的形成。

《黄帝内经》云："人与天地相参，与日月相应"，也就是说，人法天地而生必遵自然之理。因此人体生命的存在，人体的气机升降，营卫气血的运行与天地气化是息息相通的。

由胎儿出生时离开母体，婴儿和母亲脐带的分离开始，婴儿结束了依靠母亲来进行呼吸、血液循环、生长发育的阶段。婴儿降世后第一口气呼吸的就是后天之气，也就是说天地之气。这时候瞬间的气就成为了人体形成的体质的主要因素。比方说今年是土运不及之年，出生在土运不及之年的婴孩，一生当中必定有脾胃虚弱，长得瘦弱。影响到的脏器首先是脾土，肝木乘土临床上易发生肝郁脾虚的情志病；脾土不足，不能制约肾水，所以临床会发生水湿停留于腰部以下，甚则发生肾病。肾水不足则无以制约心火，使得心肾不交，坎离不济，有高血压，心脏不好的人会发生不知原因的血压增高。这都是人体出生时天地之气在人体打上的烙印。医者了解其患者的出生年月日，同时也要了解患者就诊时的气候情况，再根据患者表现的症状、体质制定治疗方案，这就是天人合一的中医临床体现。而不是仅把患者看成是生物体。头疼医头，脚疼医脚。

人体之气皆出于三焦，总体分为卫气、营气、宗气、元气。首先由水谷之精微物质产生了中气（营气）在中焦，故中焦命名为水谷之海；然后由中气和呼吸之气，吐故纳新形成宗气，所以也将其肺器官命名为气海；中气和宗气作用于生命之根命门之处的下焦，下焦分别产生两种气，一种气是元气，是人体生存的根本，一种是卫气，也就是五十营里讲到的卫气，卫气昼行于六腑、肌肤、腠理之间，夜缠行于五脏之外、腔体之中。这个部位也叫元气之海。所以我们从这里看到，三焦其实就是气之海，功能就是生产气的场所及制约气运行的轨道。

2. 气化

繁体字的气下边是有一个米字的，在中国古代甲骨文中，是象形字。顾名思义强调这个"氣"字，是人食五谷后产生的气。气是由精产生的（精——是米和青菜产生的精），首先是由物质的五谷，经过运化才能够转化成能量的气，气的充实圆满才让人神采奕奕。气生成于五脏六腑，三焦是产生气的场所。气是一种能量状态，有的人称其为信息，对于人体来说，气就是一种能量流，它必须由精化生而成。精有两种：先天之精、后天之精。先天之精由父母禀赋而来，出生后依靠后天养育先天；后天之精就是水谷之精，也就是我们每天吃的饭，喝的水。它是物质，精能够化气，物质能够转变成能量。而由精化气形成的状态就是神，精化气，气成形，这就是我们常说的人有三宝精气神。它以一种特定的方式周而复始地运动，才让我们这台人体机器得以充满活力。

由于脏腑功能的强弱变化，气的产生也会受到一定的影响，反之由于饮食、起居不节，过于劳作或过于安逸，都会使机体产生的气和气的运行（升降出入）失常导致疾病。这个时候就叫作气机失调或气机逆乱。

气是功能的表现，它一般会出现在器质性病变之前，临床上通过观察机体气的外在表现，我们就可以了解到我们身体的某一脏、某一腑是否发生故障了。在《史记·扁鹊仓公列传》中记载：扁鹊第一次遇到齐桓公的时候，扁鹊说："君有疾，其疾在腠理。"齐桓公说："君无疾。"过了十天后，扁鹊又遇到齐桓公，扁鹊又说："君有疾，其疾在肠胃。"齐桓公说："君无疾。"又过了十天，扁鹊又遇到齐桓公拔腿就跑。齐桓公问侍从他为什么见到我就跑。侍从便追上扁鹊询问，扁鹊说："君有疾在膏肓，不可治也……"最后齐桓公在一个月后死去。这个故事告诉我们扁鹊是通过人体气化的外在表现来为齐桓公判断的。也就是说凡是机体内在脏腑经络出现病变的时候，可以透过象表现出来，这也是通过气的变化、气机的变化观察而知的。

三焦是气、气场、气化、气机的发生与升降的场所，指导着气运动的规律，这种共同表现叫作神机。气运行（神机运行）是有一定的秩序和规律的，神机和气立的联系也是有一定的秩序和规律的。当春天一到，万物复苏，到处是一片欣欣向荣的景象，但是这个时候也是麻疹、猩红热、水痘，肝炎、肝癌、肿瘤、银屑病，结核发病之时。这就是天人合一的神机与气立的具体表现。此时我们应当顺应四时阴阳，将其偏离的元气纠偏复位，乃是中医治疗的过程和依靠的理论基础。《素问·生气通天论》载："阳气者，若天与日，失其所则折寿而不彰，故天运当以日光明。是故阳因而上，卫外者也。"

《素问·阴阳应象大论》载："故清阳为天，浊阴为地；地气上为云，天气下为雨；雨出地气，云出天气。故清阳出上窍，浊阴出下窍；清阳发腠理，浊阴走五脏；清阳实四肢，浊阴归六腑。"

中医学认为，百病的发生和演变均与气有着极为密切的关系。从自然界的气而言，在正常情况下，风、寒、暑、湿、燥、火为养人之六气，与人无害，且为人体生命活动的必备环境因素；然而当其太过或不及之时，便气化失常而为六淫，此便为致病之邪。从体内诸气看来，"人之所有者，血与气耳"，气及气的运动变化是人生命活动的根本。气本不虚，气化正常，方能使机体健康；反之，则灾害丛生，病证蜂起。因此《素问·举痛论》曰："余知百病生于气也，怒则气上，喜则气缓，悲则气消，恐则气下，寒则气收，炅则气泄，惊则气乱，劳则气耗，思则气结。"

何以病生于气，张介宾在《景岳全书》中说："夫百病皆生于气。正以气之为用，无所不至，一有不调，则无所不病。故其在外，则有六气之侵，在内则有九气之耗。凡病之为虚、为实、为寒、为热、至其变态，莫可名状，欲求其本，则止一气字，足以尽生。盖气有不调之处，即病本所在之处也。"林珮琴也说："百病皆生于气者，由六淫戕于外，七情战于中，则气之冲和者致偏，清纯者化浊，流利者反滞，顺行者多逆。"以上两位医家之见，皆认为气及气化是人体诸病产生的根本。因此，从"气化"的角度探讨疾病的病机也就显得格外重要。

（1）精化气（物质流转变为能量流）：人体的精有两个，首先是父母的遗传禀赋之精，这个精非常重要，我们人类不仅仅看到自己的儿女长得像父母，甚至于走路姿态也很像。这就是遗传，每个人由于繁衍的背景不同，都有着很多基因，有好的基因，也有不好的基因，试想一下，高血压、冠心病、糖尿病、心脑血管病、风湿免疫性疾病哪一个与遗传无关，这就是先天禀赋。这个精有两个含义：①生殖之精；②生长发育之精。我们刚刚讲到的只是生殖之精和优生优育人口学有关系。生长发育之精是我们每个人生长壮老已的必须之精，它就是肾精，也叫肾阴，元阴，元精，是人体生长发育的原动力。但是肾精如果只是依靠父母给的那些精而不依靠后天水谷精微、吐故纳新的精、气是不行的。由水谷之精、先天父母遗传禀赋之精与水谷精微的中气、与吐故纳新的宗气，以及卫气、元气的滋养供给，才能够完成人体生长发育，所以气是生长发育的原动力。

气的功能：上焦（胸部心肺）宗气为人体气的交换系统，肺朝百脉，肺为华盖。肺为清肃之脏，喜润而恶燥。中焦（上腹部脾胃、肝胆）中气，为人体的运化系统。下焦（肾、肝）为人体的动力系统。肾主精，精生髓，髓通于脑，脑为髓之海，督脉是腹脑连接头脑的必经之道。

人体由精化气，通过气的表现来观察人体健康与否。其实，功能性疾病远会比器质性病变发生得早，也容易治疗。因为功能性疾病还是在气的层面上，所以治疗容易。

（2）气成形（能量转变为形体）：人体由精化气，把物质流变成能量流、变成气，在气的助力下，促进了人体新陈代谢，完成了生长壮老已的生命过程。由精化气在人体生长发育之时，不仅仅变成了能量，而且变成了亭亭玉立的大姑娘，青春活力的小伙子的形体。这是精化形的一个方面，还有当人体生病或手术后，或意外导致脏器受损，或肢体筋骨受损时，在医生的帮助下，最终走向治愈，这些都是由自己的气来完成机体修复的。

（3）气化神（能量流转化为精神状态）：人的精神状态，神采奕奕，精神饱满，说话洪亮，走路昂首挺胸都是由物质流气化为能量流转变成精神状态所致。

3.气机及气机逆乱

（1）气机：气的运行规律就叫作气机，也就是气运行的机制，人体的气机运行机制是升、降、出、入。上苍造化的神秘的生命体，已经造就了各行其道，各为其主的生命轨迹。升降出入为其正常的生理状态，反之则为病理状态。高血压患者其中一个类型就是肝阳上亢，肾气不足。为什么能够导致这种病，是什么样的病机？其中包括有：年龄较大的，真正属于肾精亏虚，阴不拽阳，导致阴精不能够潜伏为其一；其二是饮食不节制，暴饮暴食，熬夜导致中焦壅滞，阻遏了心火不能下潜入肾，肾水不能上滋于心而导致心肾不交所致。究其机理，其一乃为肾精不足不能拽阳入阴的病机。其二为中焦壅滞将其水火分离不能相交的病机所致，根据气机的运行规律，治疗手段也各异。

（2）气机逆乱

1）六淫：风寒暑湿燥火本是正常的气候称之为六气，但六气太过或不及之时就称作为六淫。六淫是中医的外感病因。中医没有细菌、病毒、支原体等说。外感六淫、内伤七情、不内外因就是中医所有的病因。但六淫之气作用于人体，因其不同季节、时间和机体体质的情况不同，临床表现各异：感受风寒湿邪，郁于肌肤发生恶寒，发热，无汗，周身发冷发紧，脉浮紧，属于太阳伤寒麻黄汤证；发热有汗，脉浮缓，属于太阳伤寒桂枝汤证。夏天感于寒湿为寒中，会发生洞泻，属于太阴理中汤证。风寒湿三气杂至合而为痹。其风气胜者为行痹；寒气胜者为痛痹；湿气胜者为着痹。因为感受六淫之邪使机体气机逆乱，称之为外感病。

2）七情：情志，喜、怒、忧、思、悲、恐、惊。本是人体正常的心理意识活动，但是太过或不及就成为引起疾病的原因。由《灵枢·阴阳清浊》得知，忧思伤脾，悲伤肺。《红楼梦》里的林黛玉多愁善感，悲伤过度，所以林黛玉因为肺痨早逝。凡是思考问题多的人，脾胃多有虚弱，脾气虚弱会影响到脾的升清（清阳之气上升）和胃的降浊（浊阴之气下降）功能。怒伤肝，肝主藏血，胆为相火所在，经常生气恼怒的人，常常肝不能藏血，血菀于上，发生煎厥（高血压、脑血栓、脑溢血等症）。《三国演义》中的周瑜心胸狭窄，被诸葛亮使计策将其气得吐血而亡。惊恐伤肾，惊吓恐吓伤及肾气，导致发生体质的转变，影响到君不主明，发生自身免疫性疾患。如风湿免疫性疾患、肿瘤等疾患。喜伤心，《儒林外史》记载了"范进中举"的故事。范进屡屡考试不中，50多岁时考上了"举人"，突然来的喜讯，使范进大喜迷了心窍，脱光了衣服，满大街喊着"我中了！"这就是喜，是高兴、开心。但是太高兴了就让心智混乱了。这些情志致病也即心理疾患，是人体健康的大敌。中医养生重视养生先养心。

　　3）衣食起居：不遵循自然规律，经常性的晚上不睡觉，通宵达旦；以酒为浆，以妄为常的人，年纪轻轻就会发生许多的疾病。这个时代确实不能和20世纪70年代、60年代、50年代相比，科技高速度的发展，工作压力、生活压力、就业压力、还贷压力导致现代人身心疾病是这个时代的特征。

　　邪之所凑的外感邪气侵入人体，其气必虚的正气不足之时，人体气机就会发生紊乱；七情所伤令其脏腑功能发生弱化，从而导致气郁、气机逆乱而疾病横生。生活起居不节导致机体气机紊乱无序。

　　侯氏痹证三焦气化学术思想，始终贯穿了三焦、气、气化、气机的理念。这种学术思想既是对日月五星、地球的天地间气化的认识，又是对人体的气化与日月星、地球的气化是相一致的本质的认识。所以在认识疾病、治疗疾病、预防疾病方面都能够真正做到天人合一。

关于气学说，本节不仅仅阐述了气的产生、气的分类，更重要的是气的运行机制，当人体感受了七情与六淫后，人体气机就会发生紊乱。侯氏三焦气化学说思想的诊断、治疗都是建立在气的基础上，因为调理气机疗法是最直接、最快、最有效的。临床只需辨识阴阳寒热，调理气机升降出入，开枢结，解郁气，元气归经复位，疾病就能够消除。

二、神机与气立

人体生命之气能够发生运行，《黄帝内经》称为"神机"。神机在运行时必须得有外在气候的影响（天地运行）助力，这叫作"气立"，没有这个气立就相当于冬天的时候去种瓜点豆，结果白白劳作。这是因为没有那样一个气候条件的机会——"气机"，是不能够种瓜点豆的。人的身体就是这样，我们身体机器的运行时时刻刻都在受着天地气的影响。人们把这种现象称之为"气候"，五日为一候，三个候为一气，合称为"气候"。

《素问·五常政大论》云："根于中者，命曰神机，神去则机息；根于外者，命曰气立，气止则化绝。"张介宾云："物之根于中者，以神为主，而其知觉运动，即神机之所发也；物之根于外者，必假外气以成立，而其生长收藏，即气化之所立也。"

张介宾说："凡物之动者，血气之属也，皆生气根于身之中，以神为生死之主，故曰神机。"故神昌则生命活动旺盛，"神去则机息"。由此可见，作为"根于中者"的神机，是生命存在的内在根据，是生命之所以能存在的根本，即生命体的生命力。它通过有组织、有目的的自我调控和运动，实现了人体内环境的稳态，同时在"气立"过程的协助下，维持着人体内、外环境的协调。同时，它也是区别动物与植物、动物之间不同种属的关键所在。另外，神机的自我调控能力，也是中医治疗疾病赖以奏效的内在依据。所谓"气立"，主要指生命体与自然环境之间"气"的交流与转化，也可以说是生命体与外环境之间的物质、能量、信息的交换活动，是生命体赖以生存的条件。《素问·宝命全形论》云："人以天地之气生，四时之法成。"即阐明了其重要性，于外环境中存在着生命赖以存活的自然条件。

神机是生命存在的根本，是主宰调控生命活动的机制；而气立则是生命得以维持的条件。二者相辅相成，共同维持着生命体的正常生命活动。而生命活动又是以气的运动变化为基础的，《素问·六微旨大论》提出了"动而不已，则变作矣"的观点，指出气的运动是天地万物存在的形式和固有属性。气运动的表现形式多种多样，概言之有四种：升、降、出、入。自然界的生长化收藏，人体的生长壮老已，无不赖之以变化。升降出入是其共性，也是其基本运动方式。生命体与外环境之间物质、能量、信息的交换活动，主要体现为气的出入运动。如水谷入口、呼吸精气等；而生命体内的气化活动则主要表现为升降运动。如《素问·阴阳应象大论》云："故清阳出上窍，浊阴出下窍；清阳发腠理，浊阴走五脏；清阳实四肢，浊阴归六腑。"脏腑的功能也靠升降维系，如脾升胃降、肝升肺降、心火下达、肾水上腾等。可见，在人的生命活动中，神机、气立与气的升降出入运动是相互渗透，密切相关的。因此，《素问·六微旨大论》指出："出入废则神机化灭，升降息则气立孤危。故非出入，则无以生长壮老已；非升降，则无以生长化收藏。是以升降出入，无器不有。故器者，生化之宇，器散则分之，生化息矣。故无不出入，无不升降。"其认为人体生命活动异常，一个重要原因就是气的升降出入失调，因而也才有"百病生于气"的著名论断。所以《黄帝内经》的藏象、病机、诊法、论治、养生理论，均用精气升降出入以分析人的生理、病理，指导疾病的诊断和治疗。其目的就是维护或恢复神机、气立的正常运动，以达到《素问·生气通天论》所说"是以圣人陈阴阳，筋脉和同，骨髓坚固，气血皆从。如是则内外调和，邪不能害，耳目聪明，气立如故"的状态。《伤寒论》著名的"六经欲解时"就是神机与气立的一个经典，也是《伤寒论》治疗疾病的精华所在。

中医学的"天人合一"，认为天体是一个大宇宙，人体是一个小宇宙。每时每刻人体的气血循环流动，都有着与大宇宙互相联系的通道，所以只要把人气与天气结合起来就可以不生病，少生病。只要能够精通这些天人合一的医学，就能够使重病的人脱离危险，轻病的人治愈。借诸天然、动用有宇宙特性的植物中药的四气五味，用针灸的子午流注方式，来调理人的气，把人的气与宇宙的气相连接，病痛就消除了。而《黄帝内经》里的运气七篇讲的都是日月星的运行和人体的关系。

中医认为凡病皆起于外感六淫：风、寒、暑、湿、燥、火；内伤七情：喜、怒、忧、思、悲、恐、惊。生病时多半是旦慧昼安，早晨白天病情会变得好一些，而夕夜加深，到了傍晚的时候就开始加重。为什么呢？古人认为天人合一，人和自然气候有关系，《灵枢·顺气一日分为四时》说："以一日分为四时，朝则为春，日中为夏，日入为秋，夜半为冬。"人体内的昼夜与春夏秋冬四时是相通的。不同的季候，都有可能让病人的状况有所变化，所以讲春生、夏长、秋收、冬藏。人的气也反映在这个春生、夏长、秋收、冬藏的状态。《素问·四气调神大论》载："春养生，夏养长，秋养收、冬养藏。"若违背自然规律就会伤到脏腑之气，而下一个季节就会有其他疾病的发生。万物与时序的关系是"春生，夏长，秋收，冬藏"。春天要养"生"，如果要反其道而行之，就会伤肝；夏天要养"长"，如果要反其道而行之，就会伤心；秋天要养"收"，如果要反其道而行之，就会伤肺；冬天要养"藏"，如果要反其道而行之，就会伤肾。只有会顺从自然规律，就不会生什么奇病，从而"万物不失，生气不竭"。

常人就会常常逆反这个道理，于是逆了春气，少阳之气就不会"生"，以致肝气发生内变；逆了夏气，太阳之气就不会"长"，心气内洞；逆了秋气，太阴之气就不会"收"，肺气焦满；逆了冬气，少阴之气就不会"藏"，肾气独沉。违反了四时规律就会生病。

古代圣贤认为春夏是阳的季节，所以要养阳，秋冬属于阴的季节，所以要养阴，顺从这个根本，就能与万物沉浮于生长之门；逆反这个根本，就会克伐它的"本"，坏了它的"真"。

第三节　河图、洛书与三焦气化

一、河图与三焦气化

《灵枢·五十营》说："天有二十八宿，人有二十八脉。"人生于天地之间，依赖天地阴阳二气滋养，天人相应，天有九宫，人亦应之。《灵枢·五十营》记录了人体营卫气血每日运行图，河图记录了人体一个月中营卫气血周期运行图。洛书则构成了人体一年四季，温热寒凉，三焦气化，气血运行的年度周期图。

人体三焦气化，营卫气血运行与天地之间的气化密切相关，与日月运行规律相应。河图、洛书的形成来自日月、天地的运行规律。河图表示朔望月阴阳消长的朔、上弦、望、下弦四相，分别代表月相由弱渐强，由强渐弱的运行过程，运动周期。河图中朔望月的运动过程，由《素问·八正神明论》《灵枢·岁露论》得知，月体由空到满，则人体血气由弱渐实，随月相的变化，人体血气始精，肌肉渐实，神气旺，烟垢著，气机畅。随着月相由强渐弱，由实渐虚的运行过程，人体血气由实渐虚，人体烟垢落，腠理开泄，肌肉消减，形独居，神气去。由此可知，朔望月的运行和人体的气血消长，神气的来去有着共同消长的过程。与人体气机的升降，气化三焦的运行规律相应。河图源于日月运行的规律，媒介是地球。河图是以太阳为参照点，月亮与地球互动的结果。河图反映了月亮的本像，即月亮的四相。河图的运行规律是固定不变的。河图是五运、五行的来源。五脏与五行的相生相克维持着人体生命的平衡自稳态。河图是人体营卫气血，三焦气化，虚实、强弱的常态运行图，体现了人体营卫气血每个月的固定周期。因此我们称河图为人体三焦气化的天象图。

天九宫产生于河图，也是五运、五气、五行的来源。见图3-4。

2	7	4
3	5 0	9
8	1	6

图3-4　河图九宫图

二、洛书与三焦气化

洛书数印迹在地球上，组成了洛书九宫图，如图3-5。《灵枢·九宫八风》用洛书九宫结合八卦、斗建升成了九宫八风图，《灵枢·岁露论》说："人与天地相参也，与日月相应也。"洛书合天地阴阳之二气，反映了一个回归年中，天地阴阳运行在地球上产生的寒热温凉，四季变化。洛书的一个运动周期由阴阳二个朔望月子周期组成。月球绕地球运动的一个回归周期，与太阳周年视运动相似，所以洛书是体现地球一年四季，寒热温凉的动态变化运行图。洛书反映了地球一年四季，八节的动态运行过程。

河图主常，在五运中属主运，在六气中属主气的气化规律，是固定不变的。洛书主变，属五运六气中的客运、客气。河图、洛书之间的互动，也就是地气与天气之间的互动。静动结合，周而复始，即是地球万物赖以生存的条件。河图是人体营卫气血，三焦气化，虚实、强弱的常态运行图，体现了人体营卫气血每个月的固定周期。洛书则体现了一年四季，温热寒凉，人体营卫气血，三焦气化的动态运行周期。见图3-5。

立夏	夏至	立秋
4	9	2

春分		秋分
3	5	7

立春	冬至	立冬
8	1	6

图3-5　洛书九宫图

洛书九宫图体现了春生、夏长、秋收、冬藏的一年生长化收藏的四季变化。反映到人体上是三焦胸腹部、腹部九宫的气化过程。但气机紊乱时，九宫运行通道就发生变化。可通过胸腹部触诊了解疾病的病位，病机的顺逆，进行调理治疗。

三、三焦、九宫、任脉、督脉

1.三焦

三焦，"三"是数词，代表三个部分。"焦"代表火，即气。从部位上分，上焦心、肺；中焦脾、胃、肝、胆、小肠；下焦肝、肾、膀胱、大肠。从气化功能上分，《灵枢·营卫生会》说："上焦如雾，中焦如沤，下焦如渎。"上焦主宣发布散水谷精气，如同雾露一样。《灵枢·决气》所谓："上焦开发，宣五谷味，熏肤，充身，泽毛，若雾露之溉，是谓气。"描述了上焦的气化功能。《灵枢·平人绝谷论》又说："上焦泄气，出其精微。"《灵枢·痈疽》也说："上焦出气，以温分肉。"这些描述，具体阐明了"上焦如雾"的气化功能。

中焦主受纳腐熟水谷，化生精微，如沤渍化物一样。《灵枢·决气》谓："中焦受气取汁，变化而赤，是谓血，"这里借血的化生，描述了中焦的气化功能。这些描述，反映了《黄帝内经》对"中焦如沤"的一致认识。

下焦主排泄水液和糟粕，如同沟渠水道。《灵枢·平人绝谷论》指出："下焦下溉诸肠，"与《灵枢·营卫生会》所述"水谷者，常并居于胃中，成糟粕而俱下于大肠……渗而俱下，济泌别汁（即分清别浊），循下焦而渗入膀胱焉"的说法是一致的，都体现了"下焦如渎"的气化功能。

由此归纳起来，三焦功能有二：一是总理人体的气，二为决渎人体水液运行之通道。所以《素问·灵兰秘典论》称其为"决渎之官，水道出焉"。《难经·三十一难》也说："三焦者，水谷之道路。"见图3-6。

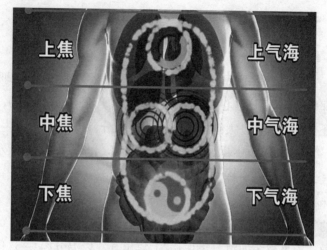

图3-6　三焦气化示意图

后世温病学家吴鞠通根据《黄帝内经》三焦部位划分的概念，创立了三焦湿温辨证。他从辨证的角度，以三焦部位为依据，将温病划分为三个不同的病变部位和三个浅深不同的病变阶段。其中上焦病变在肺与心包；中焦病变在脾胃；下焦病变在肝肾。我认为，三焦虽有脏腑三焦、气化三焦、部位三焦，纵观三焦的功能，有总司人体气化的作用。《难经·三十八难》说，三焦"主持诸气"，《难经·六十六难》又说："三焦者，原气之别使也，主通行三气，经历于五脏六腑。"

其中由中焦的水谷之气与先天肾之元气，与上焦的宗气产生了中气或营气。机体脏腑经络、骨、髓、脑、筋脉的水谷之气，营气之海，是人体后天之本；由下焦先天肾精气化为元气与中焦水谷之气，与上焦宗气产生的元气，是维持机体生长发育之气，是人体先天之本。中医将气海、关元部位作为人体元气之海。由上焦呼出二氧化碳，吸进新鲜氧气，氧合生成血，在下焦元气的温煦、中焦脾胃水谷之气的推动下产生形成了宗气之海。所以三焦就是三个气的海。它不仅仅是气的发生之源，也是气的发生之场。三焦是一个相对独立的体系，它有其器官：三焦、腠理、气街、命门。命门有脑命门（目命门）、包络命门、胃脘命门、肚脐命门、肾命门形成人体的生命中轴。其功能有：君火功能、相火功能。

2. 九宫

九宫为洛书九宫，是一年四季，二十四个节气地球运行的轨迹。九宫代表了阴阳天地（夏至、冬至），代表了四象（立春、立夏、立秋、立冬），代表了八隅，即：两分（春分、秋分），两至（夏至、冬至），四立（立春、立夏、立秋、立冬），即一年四季地球经过春夏秋冬的大气运转。其中八隅中间是太极阴阳鱼图，在地球大气运行过程中太极阴阳鱼图代表了阴阳的变化。但是在人九宫时，中间的太极鱼图便是火与土，火代表胆相火，土代表脾，火与土在不停地相合产生营卫之气，是人体生命的根本。九宫来源于河图洛书，是说明河图主五运、五行、五脏、五气的常态。洛书主六气、六腑、主客气变化的。体现的是天地自然的变化规律。

（1）气机运行：九宫体现在人身上，是河图、洛书在人体的表现。是代表人气营卫气血、脏腑经络气的化生，气的运行机制。

一年的春生夏长化秋收冬藏形成了四季，这是大气运行的结果。人亦然。"故非出入，则无以生长壮老已，非升降则，无以生长化收藏，是以升降出入，无器不有。"当人体气机运行发生障碍时，当升不升，当降不降，当出不出，当入不入人体就生病了，生大病了！中药四气的寒热温凉，五味的酸苦甘辛咸，药性的升降浮沉才能矫正机体的气脱离轨道的状态，将其拉回原来的位置轨道，气复原疾病就治好了。中医所用的中药、针灸、推拿、养生康复无一不是以此为手段的。本书讲日月五星气化，讲气血运行，讲三焦气化这些理论无非就是要讲天地气化与人的关系，人的气化与三焦的关系，人体气运行的规律，违背了规律就是背离了运行机制，就是气机失调，就会生病。此时调理气机，调通气机就可以治好疾病。侯氏非药物疗法"九宫腹部推拿"疗法，就是通过5个步骤在腹部的穴位进行点按推拿，把逆乱的气机调整正常，通过人体四自（自调节、自免疫、自节律、自恢复）系统达到身体康复。疾病看似很复杂，其实没有那么复杂，只要识得阴阳寒热虚实，治疗是简单的。

九宫是气的生化场所、气的运行道路，有它的运行规律。这个运行规律即是以火土为生命主轴线，肝肾上升、肺胆胃下降的人体自转体系及奇经任督脉循环的公转体系。顺从这个规律人体就健康，不顺从这个规律就生病。了解、纠正不正常的运行状态就是九宫调理治疗。

（2）九宫气机逆乱：九宫在人体的表现分为三个九宫：腹部九宫、胸腹部九宫、肚脐九宫。精化气以腹部九宫为主，能量转移以肚脐九宫为主。腹部九宫位于中焦，中焦也是上焦与下焦的枢纽，是人体后天之本所在。若饮食劳倦损伤脾胃，则脾气下陷，胃气上逆，升降失调而为病。李东垣说，若"损伤脾，真气下溜，或下泻而久不能升，是有秋冬而无春夏，乃生长之用陷于殒杀之气而百病皆起，或久升而不降亦病焉"。其证"怠惰嗜卧，四肢不收，大便泄泻"。若胃失和降，下脘不通，胃气热，热气熏胸中，则生内热，"胃病则气短，精神少而生大热，有时而显火上行独燎其面"。脾病与胃病可相互影响，"胃既病则脾无所禀受……故亦从而病焉……脾既病，则其胃不能独行津液，故亦从而病焉"。然在脾胃升降失调的矛盾中，主要矛盾是脾失升清，以致阴火窃发上干，"胃既受病不能滋养，故六腑之气已绝，致阳道不行，阴火上干"，脾胃不足，六腑失养，五脏无所禀受，其所属组织器官亦为之病。所谓"脾胃既为阴火所乘，谷气闭塞而下流，即清气不升，九窍为之不利"。

李东垣认为脾阳升清也与胆气春升是相辅相成的。"胃气、谷气、元气、甲胆上升之气一也，异名虽多，只是胃气上升者也"，说明甲胆少阳之气赖胃气以化生，而肝胆的升发作用又有助脾胃的升降功能。故说"少阳行春令，生万化之根蒂也，更少加柴胡，使诸经右迁，生发阴阳之气"，若"胆气不升，则飧泄肠澼不一而起"。见图3-7。

由于中焦脾胃升降失调，导致气机紊乱，临床最明显的就是"代谢综合征"，由于寒湿、痰湿瘀积在中焦，堵塞了气血运行的机制，导致了高血压、高血脂、高血糖、肥胖症等一系列的病症。

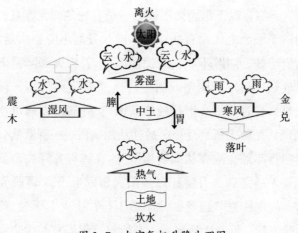

图 3-7　九宫气机升降生理图

（3）九宫气化及气运行：气化是指人体在命门系，君火、相火的作用下气机的运动变化和升降开阖而产生变化。气化作为生命活动，贯穿于生命的始终，气机与气化二者统一是生命活动的根本。从信息→能量→物质的观点出发，人体的气化即为能量动力的循环（吐故纳新）。其循行路线包括公转与自转两个方面。下图 3-8 表述了中轴以心火（心包）脾土的火土合

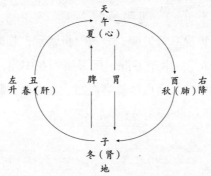

图 3-8　心火、脾土为轴的左升右降示意图

德，是生命之根，继而肝肾上升，肺、胃、胆下降的运气医学生命气化图。

人九宫在胸腹部有三个九宫，完成了由精化气、由气成形、由气成神的气化、生化过程。这个过程就是人体的自转系统。

（1）九宫初始气化：九宫初级气化是六腑气化。六腑为阳以传化物而不藏的功能达到腑通脏盈，是脏腑器官新陈代谢的动力。初级气化九宫主要在腹部（大腹、小腹），起始于左侧水道穴位，经过左侧天枢穴位再到左侧梁门穴，梁门穴位再到任脉的中脘穴，从中脘穴位到达右侧的梁门穴，再从右侧梁门穴往下达右侧天枢穴，由右侧天枢穴再到任脉关元穴，周而复始地运行为其初级九宫气化。初级九宫气化是由饮食入胃的后天物质转化为能量的第一步。

左水道→左天枢→左梁门→中脘（任脉）→右梁门→右天枢→右水道→关元（任脉）。见图3-9，图3-10。

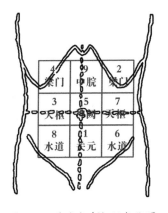

图 3-9　胸腹九宫初始气化图

梁门	中脘 离四宫	梁门
天枢 震三宫	神阙 中五宫	天枢 兑九宫
水道	关元 坎一宫	水道

图 3-10　腹部募穴九宫图

（2）中级九宫气化：中级九宫气化是中焦水谷之气与心肺的宗气相合形成的精微能量，称作胸腹部气化。由左侧水道穴位上升通过左侧梁门穴位，再通过左侧的气户穴位，通过璇玑、任脉穴位到达右侧的气户穴位，再下行到右侧的梁门穴位，再下行到右侧的水道穴位，最后回到关元穴位；左水道→左中脘→左气户→璇玑（任脉）→右气户→右中脘→右水道→关元（任脉）。初级后天物质转化为能量，此过程准确叫作初级气化。由初级气化产生的能量再通过营气卫气，结合宗气形成精微能量，称作中级九宫气化，中级九宫气化还有一个大的作用就是，肺朝百脉，将其精微能量之气运送到全身上下，四肢百骸。见下图 3-11。

（3）终极九宫气化：终极九宫气化是能量源泉。在脐部按照后天八卦分布为：由左侧的艮位到震位，再从震位到巽位，再从巽位到离位，从离位到坤位，从坤位到兑位，再从兑位到坎位。终极九宫气化是由初级九宫生化，将物质转化成能

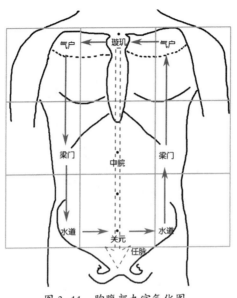

图 3-11 胸腹部九宫气化图

量，供应机体使用的初级自转系统。中极九宫气化乃是将其气化的能量运送到全身上下，四肢百骸的中级机体自转系统。终极九宫气化为机体气化能量的精华，有肚脐命门、肾命门、肾间动气参与炼精的过程，其精储存于丹田的元气之海，是人体健康长寿的主要标志。初级化气、中级化气是气运行目的中的精化气，气成形的过程。终极化气则是将其人体生化后多余的气炼气成精，储存于机体的三焦丹田关元之处。精是人体的核能量，是人体生长发育的根本，也是人体紧急情况下调动的元精元气，也是中医腹脑所在。中医重视腹脑，中医认为：肾主精、精生髓、髓通于脑、脑为髓之海。说明了腰、脊骨、髓、脑的病证要从肾论治，要从腹脑论治。具体表现在非药物疗法中，获得山西省非物质文化遗产的"九宫腹部推拿"及"九宫回阳""九宫腹针""神阙灸"等疗法，临床上对于腰脊部疾病、脑部疾病的治疗都有明显的疗效。见图3-12。

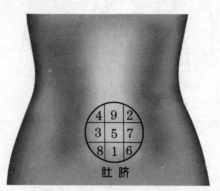

图3-12　肚脐九宫气化图

三个九宫的气机运行生化、气化过程完成了人体气的自转功能。其特点有：①左升右降为气运行的规律，强调了肝肾升的作用及肺胆的下降作用。②中轴必由中焦的火（胆）土（脾）合德作为生化气化的原动力。③中轴必由心（离）肾（水）相交通，亦即坎离既济，心肾相交。④中轴必由肾命门、肚脐命门、胃脘命门、包络命门相火调节生化、气化的过程。

图3-13和图3-14，表述的是腹部（六腑），胸腹部（五脏六腑），脐部（能量聚集）炼精化气的场。人体九宫与天九宫（河图），地九宫（洛书）的自然运行法则出于一样的道理。就是在天地影响下人体的气化过程和途径。以九宫区域取后天八卦划分：关元位于坎卦位，是肾所在地。坎中一点火乃是真火真阳，是人生命的根。中脘是离卦位，是心（君火）、心包（相火）所在地，离中一点阴是真阴。离火要向下接，坎水要向上承，坎离既济也叫水火既济，又叫心肾相交。左侧的梁门

区域是坤卦位，坤卦代表土，坤与右侧的天枢（兑卦位）及神阙的肚脐命门相火相合时，火土合德的坤土乃是人体的后天之本。左侧的水道穴为乾卦位，乾与坎（关元）相合为先天之本（元阴元阳）。九宫腹诊就是触及九宫腹部的动气，了解人体精血气神的健康。触及九宫腹部区域的软硬、结节，了解脏腑经络气血的运行及气机逆乱。

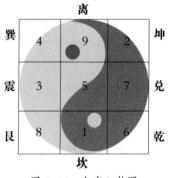

图 3-13　九宫八卦图

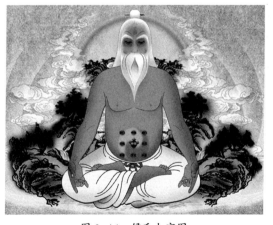

图 3-14　侯氏九宫图

4. 人体自转系统

人体的每个脏腑都在通过气化进行着营卫之间能量与物质的转化运行，这种转化运行遵循一定的规律（即五行生克、营卫运行规律）。营行脉中、卫行脉外，五十而大会；营气在黑夜行于阴分（指五脏、内部，也指夜间）；卫气在白天行于阳分，五十而大会。

（1）营气自转运行示意图

1）第一条自转路线：沿十二经脉循行路线运行，见图3-15。

肺→大肠→胃→脾→心→小肠→膀胱→肾→心包→三焦→胆→肝

图 3-15　营气第一条自转路线

此自转路线为营气运行的主体路线，起于手太阴肺经，止于手太阴肺经。

2）第二条自转路线：从足厥阴肝经分出，通过任、督二脉，直接到达手太阴肺经。

3）第三条自转路线：十二经脉运行到足少阴肾经时，就回来一部分，回到足太阳膀胱经（营气每运行一周，均有脾、胃化生的水谷精微加以补充，故云营出中焦）。

（2）卫气自转运行路线（示意图）

第一条自转路线：卫行于脉外，与营气并行，阴阳相贯。

第二条自转路线：昼行于阳，夜行于阴，为卫气运行的主体路线，昼夜各二十五周，昼行于阳经二十五周时，循行每一周，都要交会于足少阴肾经一次。其运行示意图，见图3-16。

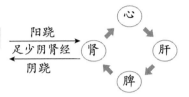

图 3-16　卫气自转运行示意图

平旦从足太阳膀胱经睛明穴开始→手太阳→手少阳→足少阳→足阳明→手阳明→通过阳跷脉交会于足少阴肾经→再通过阴跷脉回来循行于足太阳膀胱经。(二十五周后各通过阳跷脉到足少阴肾经→肾→心→肝→脾,夜行二十五周平旦到脾。)

第三条自转路线:卫气循行于脉外,它是散行的,既不是与营气并行,又不是循经脉而行,而是散行于三焦、气街、腠理,无处不至。

人体三焦空间能量、物质的公转与自转,与人体的大、小循环有着相似之处,人体的循环是小循环推动大循环,大循环的运动之大小与小循环的回流有着密切的关系。加大小循环的回流等于加大了大循环的动力,因回流的能量有助于刺激、推动大循环的运动力。自转与公转的关系与此类似,自转有助于能量的回流,加大公转的运动力。换言之,自转是能量的回流,公转是能量的输布。人体三焦空间能量物质运行之所以源远流长,在于百川能量回馈。百川入海归源,将各脏腑自转的能量注入公转圈,回到能量生发的源头。"新三焦"气化之公转与自转相互依存、相互促进,自转为公转提供运动动力,公转又带动刺激了自转的运行。

5. 人体公转系统

由命门系发出的人体内气血能量高度集中统一运行，牵动人体内部所有脏腑、经络的自转运动，贯穿于人体三焦空间，由任脉、督脉、足太阳膀胱经三条经络之汇，贯穿、统一调整阴阳。

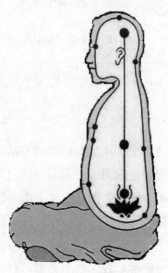

图 3-17 督脉运行图

（1）督脉：起于小腹内，下出于会阴部→向后行于脊柱内部→上达项后风府，进入脑→上行颠顶→沿前额下行鼻柱→龈交。见图 3-17。

（2）任脉：起于小腹内，下出会阴部→向上行于阴毛部→沿着腹内向上经过关元等穴→到达咽喉部位→再向上环绕口唇（龈交）→经面部→进入目眶。

（3）公转的穴位标识：以传统中医的穴位进行标识，公转的运行路线见图 3-18。

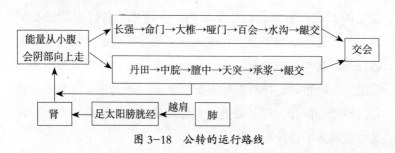

图 3-18 公转的运行路线

任脉属于奇经八脉。任脉总任一身之阴经，调节阴经气血，"为阴脉之海"；任脉循行于腹部正中，腹为阴，说明任脉对阴经脉气具有总览、总任的作用。另外，足三阴经在小腹与任脉相交，手三阴经借足三阴经与任脉相通，因此任脉对人的气血有调节作用。故有总任诸阴之说。任脉一共有24个穴位，其中中脘是足阳明胃经的募穴，八会穴之腑会；巨阙是手少阴心经的募穴；膻中是心包经募穴，气会；石门是手少阳三焦经的募穴；关元是手太阳小肠经的募穴；鸠尾是任脉络穴、膏之原穴；中极是足太阳膀胱经的募穴。任脉24个穴位中竟然有7个募穴（中极、关元、石门、中脘、巨阙、鸠尾、膻中），一个原穴鸠尾。显然说明了任脉的重要性。据《灵枢·五音五味》记载："冲脉、任脉皆起于胞中。"胞中，也是《难经·六十六难》所说的脐下肾间动气所在，一般称为丹田。督脉、任脉、冲脉皆发于此。

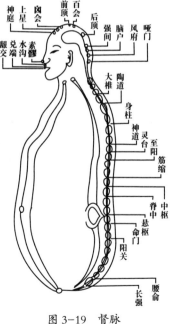

图3-19　督脉

　　督脉起于小腹部，在尾闾骨段与足少阴肾经、足太阳膀胱经会合，行于背部正中，其脉多次与手足三阳经及阳维脉交会，能总督一身之阳经，故称为"阳脉之海"。督脉行于脊里，上行入脑，并从脊里分出属肾，它与脑、脊髓、肾有着很大的关系。通过九宫的气化过程，将精化为气，气又化为精贮存于丹田的元气之海。随后由任脉经血的推动，元精元气出胞宫，经会阴，通过长强、腰阳关、命门等28穴到达龈交穴。见图3-19。这是人体的公转体系，也就是营养人体的四肢百骸、脊髓、脑、生殖的公转体系。道家的《内经图》中描述出了人体的气、气化、气机运行的三焦气化自转体系。而在公转体系的督脉循行其中有三个关隘：位于长强穴处的尾闾下关、位于至阳穴位的夹脊中关、位于风府穴的玉枕上关，这是练习气功气逆行最难过关之处。其中在命门穴处真火火焰旺盛，这是人体生命之火，产生于肾间动气，发生于元精、元阴，所以下焦是人体的动力系统。

通过九宫的气化过程，将精化为气，气又化为精贮存于丹田的元气之海。下面通过形象的"延寿仙图"又称"内经图"讲解人体督脉的运行过程：

"延寿仙图"又称"内经图"或称"内景图"，是历史上道家修身炼内丹的重要修习内容，又是导引养生"呼吸吐纳"的必修课。在这里提到"延寿仙图"是要证实作者提出的"人体公转"的循行路线及它的重要性。"延寿仙图"是道家的炼丹食气描述脏腑、经络的功能图。如图示，以躯体胸腹部为炼精化气（产气）的场所，以上焦心肺，中焦脾胃肝胆，下焦肾的相互作用转化成人体所需要的能量，输注入经络与人体全身的过程。督脉统领人体一身之阳气，小腹丹田与督脉是道家练气功的重要部位。看到内经图描述的髓海真是汹涌澎湃的海，在这样的肾精肾阳的推动下才是人体健康的根本。道家"延寿仙图"证实了作者提出的机体生化、气化的自转公转体系。同时也推崇了人体躯干的胸腹部为精化气的场所，但是道家关心点在于炼丹化气的作用，所以重点强调了丹田和督脉。而作者作为医家着重点在于精化气的过程，也就是说当三焦功能失常，变为病理状态时表述症状、体征更为重要。图中描述了人体的气、气化、气机运行的三焦气化互相作用（自转体系）。而更多描述了督脉作为人体阳气之主的具体功能。与作者提出的理论（下焦为动力系统，中焦为运化系统，上焦为交换系统的胸腹部炼精化气的场所。其中包括了四个海，元气之海、营气之海、宗气之海、髓之海；四个命门，肚脐命门、肾命门、胃脘命门、包络命门）有异曲同工之妙。见图3-20。

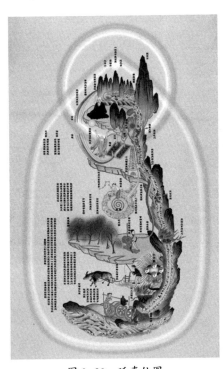

图3-20　延寿仙图

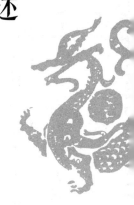

第四章 三焦论述

三焦乃人体一轮红日，运气医学的三焦不仅仅是部位上的三焦，更是功能上的三焦。三焦功能的君火、相火（命门系统）更是主导疾病诊疗的核心。①气街三焦为六腑之一的有形器官。其腑在气街（双胫气街、双腹气街、双胸气街、双头气街）。②人体组织最小单元的细胞间隙的"腠理三焦"。③下焦的肚脐命门与肾命门相火、中焦的胃脘命门相火与胆相火、包络命门相火、脑命门（目命门）相火形成的命门中轴，维持人体生命活动。④九宫三焦是部位功能三焦，是精化气（物质转变能量）的腹部九宫、胸腹部九宫、脐九宫，是侯氏针刺、艾灸、腹部推拿的理论基础。

三焦功能一，有通行元气及阳气的通道；有运行水谷谷道、运行水液的水道；有气机升降出入的通道；三焦内寄相火（胆、肾、命门、腠理）。三焦功能二，有滋养血脉、心主神明的君火功能。三焦功能三，有相火气化、相火生化的相火功能。三焦功能四，有下焦的肚脐命门与肾命门相火、中焦的胃脘命门相火与胆相火、包络命门相火、脑命门（目命门）相火形成的命门中轴，维持人体生命活动。

在三焦部位功能基础上建立的人体五大系统：下焦动力系统（肝、肾、肚脐命门、肾命门）；中焦的运化系统（脾、胃、肝、胆、胃脘命门、胆相火）；上焦的交换系统（心、肺、包络命门相火）；头为指挥系统［脑命门（目命门、脑垂体）、髓、肾命门］；四肢为网络系统（经络根结、胫气街、四肢百骸）。

三焦诊断包括：九宫腹诊（了解脏腑气血盈亏、气机升降通畅与否）；热断层扫描（三焦、九宫、舌象、脉象、人体自转、公转等）。

第一节 三焦器官

一、六腑三焦

《素问·灵兰秘典论》云："三焦者，决渎之官，水道出焉。"《灵枢·本输》亦云："三焦者，中渎之腑也，水道出焉，属膀胱，是孤之腑也。"前者把三焦作为人体脏腑十二官之一，后者把三焦列属为人体六腑中的一腑。《素问·五藏别论》曰："夫胃、大肠、小肠、三焦、膀胱，此五者……名曰传化之腑。"可以肯定，三焦是人体六腑中的一腑。但是自《黄帝内经》以来，历代医家对三焦多有争议，尤以《难经》为代表，认为三焦"有名而无形"。而以宋代陈无择、清代唐容川为代表，则认为三焦"有脂膜如掌大""即人身之膈膜"等。据《类经》所述，则是"三焦者，确有一腑，盖居脏腑之外，躯壳之内，包罗诸脏，一腔之大腑也"。作者持明确的态度认为"三焦为六腑之一"，既然是腑，那就有传化物而不藏的功能。那它传化物而不藏的具体部位在哪里？这就要从三焦的器官，腠理、气街、命门来看。如图4-1所示，表现了生理三焦与病理三焦。

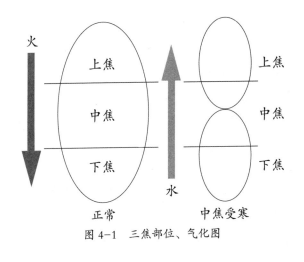

图 4-1　三焦部位、气化图

二、三焦器官（腠理、气街、命门）

1. 腠理三焦

　　腠理，《说文解字》解释为"肌肤之纹理也"。肌肤之纹理不仅仅包括了皮肤以下的肌肤纹理，也包括了全身上下内外的机体肌肤，即是细胞与细胞之间的间隙，中医叫作腠理。细胞与细胞的间隙，其大而无形，但是实实在在存在。人的新陈代谢分为两种，一种是我们能够感觉到的，那就是呼吸，吸进新鲜氧气，呼出二氧化碳，进行吐故纳新的肺循环；还有一种就是体循环，进行组织间代谢，细胞与细胞、细胞与组织之间的代谢，这是人们感觉不到的。但我们有了病的时候就会知道，手指被割伤了，没有用任何药，伤口就愈合了。风湿免疫性疾病引起的类风湿结节，经过治疗结节消除了，这些都是我们身体里的腠理气化的表现。

《黄帝内经》讲到腠理的地方，粗略统计有五十余处。曰"腠理""腠理疏""腠理密""腠理热""腠理致密""腠理乃发""腠理不开""腠理之间"等。既然是能闭能开，又是灌注气血，是邪气出入的地方，则必为有形之器。再从腠理和三焦的含义讲，《中华大字典》载："腠理，谓文理逢会之中。"文理同纹理，指纹理纵横交错。《金匮要略》说："五脏元真通畅，人即安和……若人能养慎，不令邪风干忤经络……不遗形体有衰，病则无由入其腠理。腠者，是三焦通会元真之处，为血气所注。理者是皮肤脏腑之文理也。"《医宗金鉴》说："腠者，一身气隙，血气往来之处，三焦通会真元之道路也；理者，皮肤、脏腑内外井然不乱之文理也。"由此看来纹理即是人原始出生后的机体物质，互相交错排列有序的机体组织结构。实际上就是机体组织的组织间隙，这个组织间隙就是腠理，无数个纵横交错的腠理就是三焦的基本组织。这样的腠理就好比现在的高铁一样，每节车厢都有动力。每个细胞之间都有气动力在推动，才能完成机体的新陈代谢。腠理既是三焦的器官，是有形的，又是人体组织的最小单元。

2. 气街三焦

气街，三焦之腑在气街。《黄帝内经》记载人体有四对气街，"胫气街，腹气街，胸气街，头气街"，以腠理为基本组织单元进行吐故纳新，将其精微物质运送到机体各个组织器官，然后把代谢后的垃圾废物通过气化组织代谢后排出体外，这样周而复始的气运动就是人体生命运动的根源。然而，光有腠理不行，还得有盛装精气、废物的器官，那就是这四对气街。既然气街是三焦的腑，腑不仅有传化物而不藏的功能，而且还必须具备进口、出口。为什么其他的腑只有一个，而三焦的腑有四对气街，这是因为三焦的特殊的生理所形成的。它不像是胃、小肠、大肠、胆、膀胱一样装的都是初级气化之前的物质。三焦盛纳的是初级气化后的精微物质。所以就有四对气街。而且气街多位于身体的两侧，属于阴经、阳经之间，阴经是物质，阳经是能量，起到能量的转输调节的作用。

《难经·三十一难》明确指出三焦腑在"气街"，是气汇聚运行的通道，主气的升降出入。如《灵枢·卫气》说："请言气街，胸气有街，腹气有街，头气有街，胫气有街。""街"，说文解字解释为"四通道也"。"四街者，气之径路也。"杨玄操注："气街者气之道路也。三焦既是行气之主，故曰腑在气街。街，衢也；四达之也。"张志聪注："气街者，气之径路、络绝则径通，乃经脉之血气，从此离绝而出于脉外者也。"此气街分布于头、胸、腹、胫，遍及全身，四对气街是气血会聚、气机开阖的枢机，纵横通行的网络通道。这与三焦"主持诸气"，运化输布命门生气通达于周身有关。

《灵枢·卫气》载："请言气街，胸气有街，腹气有街，头气有街，胫气有街。故气在头者，止之于脑；气在胸者，止之膺与背腧；气在腹者，止之背腧，与冲脉于脐左右之动脉者；气在胫者，止之于气街，与承山踝上以下。"

腹气街，"气在腹者，止之背腧，与冲脉于脐左右之动脉者"；其部位的描述相当于足厥阴肝经与足太阴脾经位置，"止之背腧"是其与足少阳胆经，足阳明胃经联系。

胸气街，"气在胸者，止之膺与背腧"，其部位的描述相当于足太阴脾经与足太阳膀胱经。"止之膺与背腧"是胸膺与背腧联系的前后关系。

头气街，"故气在头者，止之于脑"，其部位的描述相当于足少阳胆经，足少阳胆经起始于眼角外侧的瞳子髎穴，"止之于脑"为头气街与脑命门相合的横向联合。

胫气街，"气在胫者，止之于气街，与承山踝上以下"，其部位的描述相当于足少阳胆经与足太阳膀胱经。

四对气街皆在于人体前面及前面的偏两侧。前面属阴，前面的偏两侧属于阴中之阳。从胫气街，腹气街，胸气街皆由胆经的相火推动与其四海（元气之海，水谷之海，宗气之海，髓海）、四命门（胃脘命门，包络命门，肾命门——肚脐命门，脑命门）相联系，形成了三焦气街腑的功能，即运送阳气及精微物质至五脏六腑及全身，运送机体的废弃物浊气排出体外的功能。

"相火寄寓于三焦气街，寄寓于命门，寄寓于胆""……凡十一脏皆取决于胆……"这就是说人体生命之火的动力是"相火"，相火存在于三焦气街，统辖人体的组织代谢。

3. 命门三焦

命门，顾名思义，就是生命的门。命门为三焦之源，三焦为相火之用，并分布命门元气。这里所说的命门，并不指一个器官、一个穴位，而是一个系统，包括了：

（1）脑命门（脑垂体、目命门）。

（2）包络命门（甲状腺、甲状旁腺、胸腺、膻中气命门）。

（3）胃腑命门（胰腺、胆、胃肠、胃脘命门——中脘）。

（4）肾命门（肾上腺、睾丸、卵巢、前列腺、肚脐命门、肾命门——命门穴）。

四命门分布在人体的任脉督脉上。主要是调节人体气血能量的分布，是三焦相火的器官组织。它与西医讲的内分泌系统类同。如包络命门（相当于甲状腺、甲状旁腺、胸腺、腮腺）相火不足时，就导致了心血不足，心血亏虚的内伤火病，亦即血病。临床上就出现了亚急性甲状腺炎、干燥综合征、多发性软骨炎等风湿免疫性疾病。

命门系统可以概括为：脑垂体肾上腺皮质轴——肾、脑命门系统；脑垂体、甲状腺、胸腺——包络命门系统；胰腺、胃腺、小肠腺体——胃脘（胆相火）命门系统；性腺、前列腺、肾上腺——肾命门（肚脐命门）系统。

当命门相火不足或火衰时，就会出现代谢减弱的疾病。如果肾命门相火不足时，就会出现腰膝酸软，记忆力减退，脑血栓或脑栓塞，心肾功能不全水肿，或严重骨质疏松，夜间骨蒸潮热，疼痛难忍。如果包络命门不足时，就会导致君火上炎，心血亏虚，心不主神明，临床表现为风湿免疫性疾病，如红斑狼疮、干燥综合征、白塞病、成人斯蒂尔、儿童斯蒂尔、皮肌炎、多发性肌炎、亚急性甲状腺炎等。如果胃脘命门相火不足时，即会发生胆囊炎、脂肪肝、肝硬化、肝血管瘤、糖尿病、痛风、高血脂、高血压、高血黏度等中焦气化不利的代谢性疾病。如果脑命门相火不足时，就会出现头昏脑涨，记忆力减退，眼睛看不清物，耳朵听不见，鼻子没有嗅觉，嘴巴没有味觉的窍路闭塞的现象。

三、九宫三焦

内容详见第三章。

第二节　三焦、君火、相火、命门功能

一、三焦功能

将三焦按功能分为三个区域（上焦、中焦、下焦）。并按每焦的生理特点，将三个区域在整体上概括为三个系统：

即上焦包括心、肺等组织，功能概括为心主血脉，肺朝百脉，肺主气，吐旧纳新，输布津液，完成循环与交换。其功能靠"宗气"的推动，属交换系统。心在后天八卦是离卦，离卦是火卦。心主君火，心包主相火，维持生命的火系统。

中焦包括脾、胃、胆、小肠、大肠，其功能是化生气血，中焦主要靠中气的推动，包括脾的运化、胃的受纳、胆的疏泄功能，属于运化系统；脾在后天八卦是坤卦，坤卦主土。脾为死阴，脾强大的运化功能，还要依靠胆，胆在后天八卦是乾卦，主阳气的推动。胆相火与脾土相合叫作火土合德。

下焦包括肝、肾、大肠、膀胱，其功能是藏精、主生殖、主排泄，完成储藏与排泄，主要靠元气的推动，属于动力系统。肾在后天八卦中是坎卦。坎卦属水是阴卦，但是坎中一点火乃是真阳，是生命之火。还有肚脐命门相火、肾命门相火（肾间动气），是人体生长发育的原动力。肾水滋上，心火润下，谓之心肾相交，水火既济，是生命的轴线。

1. 通行元气

三焦通行元气之说，首见于《难经》。如《难经·三十一难》说：“三焦者，水谷之道路，气之所终始也。”《难经·三十八难》说：“所以腑有六者，谓三焦也，有原气之别使，主持诸气。”《难经·六十六难》说：“三焦者，原气之别使也，主通行三气，经历五脏六腑。”原文明确地说明三焦是人体元气（原气）升降出入的道路，人体元气是通过三焦而到达五脏六腑和全身各处的。

元气为人体最根本的气，是生命活动的原动力。元气根于肾，通过三焦别入十二经脉而达于五脏六腑，故称三焦为元气之别使。《中藏经·论三焦虚实寒热生死逆顺脉证之法》对三焦通行元气的生理作用做了更为具体的描述：“三焦者，人之三元之气也，号曰中清之府，总领五脏六腑、营卫、经络、内外、左右、上下之气也。三焦通，则内外左右上下皆通也，其于周身灌体，和内调外，营左养右，导上宣下，莫大于此也。”因为三焦通行元气于全身，是人体之气升降出入的通道，亦是气化的场所，故称三焦有主持诸气，总司全身气机和气化的功能。如果元气虚弱，三焦通道运行不畅或衰退，就会导致全身或某部位的病理现象。

2. 三焦是阳气（君火、相火）运行的通道（简称气道）

《难经·六十六难》曰：“三焦者，原气之别使也，主通行三气，经历五脏六腑。”人体的能源物质基础有二：一是相火，一是水谷之精微，先天之相火与后天之水谷精微物质相合，方可以产生动力。所谓的动力就是“阳气”，阳气之所以遍及脏腑、腠理而发挥作用，主要是通过三焦来实现的。因为三焦资始于肾，资生于胃，所以先天之相火必借助于三焦之通路与后天的胃气相接，才能布散周身而为用。正如今人卢玉起先生说："气至上焦则散布精微、充肌、泽毛、熏肤；气至中焦则腐熟水谷、蒸化精微、化生营血；气至下焦则泌别清浊、通利二便。"可见，三焦为全身肌肤、脏腑之腠理，为元真相会之处，是气血流动之所。说明三焦腠理就是"引导元气"之通道，是君火、相火之阳气运行的通道。

3. 运行水谷

《素问·金匮真言论》称三焦为六腑之一。《素问·五藏别论》称三焦为传化之府，其具有传化水谷的功能。《素问·六节藏象论》说："三焦……仓廪之本，营之居也，名曰器，能化糟粕，转味而入出者也。"指出三焦具有将水谷的精微变化为营气之功能，以及传化糟粕的作用。《难经》明确提出三焦运行水谷的作用。如《难经·三十一难》说："三焦者，水谷之道路，气之所终始也。上焦者，在心下，下膈，在胃上口，主内而不出……中焦者，在胃中脘，不上不下，主腐熟水谷……下焦者，当膀胱上口，主分别清浊，主出而不内。"水谷在人体运行道路及气之所终始，包括饮食物的消化、精微物质的吸收、糟粕的排泄全部过程，用"三焦者，水谷之道路"来概括。并根据上、中、下三焦所处部位的不同，对水谷运行过程中所起的作用也就不同。而有上焦主纳，中焦主腐熟，下焦主分别清浊、主出的具体描述。这是以三焦运行水谷来概括饮食物的消化、吸收及排泄的功能。

4. 运行水液

三焦为人体水液运行的主要通道，这在《黄帝内经》中有多处论述，如《素问·灵兰秘典论》说："三焦者，决渎之官，水道出焉。"《灵枢·本输》说："三焦者，中渎之腑，水道出焉，属膀胱，是孤之腑也。"说明三焦是人体管理水液的器官，有疏通水道，运行水液的作用。

人体水液代谢是一个复杂的生理过程，是多个脏腑的一系列生理功能的综合作用。如《素问·经脉别论》说："饮入于胃，游溢精气，上输于脾，脾气散精，上归于肺，通调水道，下输膀胱，水精四布，五经并行。"水液代谢虽由胃、脾、肺、肾、肠、膀胱等脏腑共同协作而完成，但人体水液的升降出入，周身环流，则必须以三焦为通道才能实现。因此，三焦水道的通利与否，不仅影响到水液运行的迟速，而且也必然影响到有关脏腑对水液的输布与排泄功能。也可以说，三焦运行水液，是对脾、肺、肾等脏腑主管水液代谢作用的综合概括。如果三焦水道不利，则脾、肺、肾等脏腑调节水液的功能将难以实现，引起水液代谢的失常，水液输布与排泄障碍，产生痰饮、水肿等病变。正如《类经·藏象类》所说："上焦不治，则水泛高原；中焦不治，则水留中脘；下焦不治，则水乱二便。"《黄帝内经》曰："三焦者，决渎之官，水道出焉。"三焦的水液运行是在相火的蒸化作用下，通过上焦肺的宣发，中焦脾（胃）的运化，下焦肾的开合，使水液发于腠理、毫毛，行于营卫之道，渗于三焦、膀胱。说明少阳相火统帅肺、脾、肾、三焦之水升降。《灵枢·本输》曰："少阳属肾，肾上连肺，故将两脏。"少阳相火寄于肾水中，相火蒸腾肾水化气，其气上升于肺则复凝化为水；其次，在相火的蒸腾作用下，脾、胃蒸化精微，化生营血。脾胃之水谷精微和肾水之清者皆上升于肺，故肺之真阴包括脾、胃、肾上升之阴。再者，肺金之肃降是阳气之肃降，不可虚降，必含阴气以降。肺之真阴即脾、胃、肾上升之阴和肺吸入之清气，唯脾、胃、肾之阴上升于肺，得肺之肃降敷布，水液阴气才能通过三焦水道布散周身，排出体外。

5. 三焦是气机的通道（即升、降、出、入的通道），气化的场所

肝的左升，肺的右降，脾随三焦相火而升，升至肺则降。胃随胆而降，降至肝则升；肾水随相火而上升，心火随心血而下交，均是在相火的作用下通过三焦气机的升、降、出、入来完成人体气血公转与自转运行的。升、降、出、入普遍存在于一切生命活动中，是阴阳变化的基本形式。故《素问·六微旨大论》说："升降出入，无器不有"，"非出入则无以生长壮老已，非升降则无以生长化收藏"。出入是一切生命活动的新陈代谢过程，升降则是一切生命活动的基本表现形式。升降出入伴随阴阳变化贯穿于一切生命活动的始终，一切生命活动不但起源于升降运动，也泯灭于升降运动之中，故古人云："出入废则神机化灭，升降息则气立孤危"，"死生之机，升降而已"。而"新三焦"大而无外，小而无内，大到整个体腔，小到一个细胞，只要有生命的地方，就有"新三焦"，亦就有升降出入、气化的存在，故曰，"新三焦"是气机的通道，气化的场所。

6. 三焦内寄相火

命门为三焦之源，三焦为相火之用，并分布命门元气。这里所说的命门，遵中医古人所说，并不指一个器官、一个穴位，而是一个系统。包括：①脑命门（腺垂体、目命门）；②包络命门（甲状腺、甲状旁腺、胸腺、膻中——气命门）；③

胃腑命门（胰腺、胆、胃肠分泌、胃脘命门——中脘）；④肾命门（肾上腺、睾丸、卵巢、前列腺、肚脐命门、肾命门）。正如孙一奎在接受了朱震亨"相火论"的观点基础上，进一步阐述了命门通过公转输布能量即"相火"并寄于肾、膀胱、胆、包络、三焦，三焦气化之能量回流是通过五行生克来完成自转的。由此可知，命门系为"三焦之原"，相火为三焦气化所用，三焦内寄相火，始于命门原气，出于三焦，为原气之别使。

7. 三焦是传化之腑中的一腑（胃、大肠、小肠、膀胱、三焦）

张景岳在《类经图翼》中说道："三焦是在脏腑之外、躯体之内，包罗诸脏，一腔之大腑也。""新三焦"不仅在结构上如此，同时还包括脏腑之内腔隙气化之所，体腔之外的气街——腠理，其所涵盖的范围更广泛，其大而无外，小而无内，大到整个机体，小到每个细胞均为"新三焦"之所；在功能上，仍具有六腑的功用，即"泻而不藏、满而不实、以通为用"。在 TTM（热断层扫描）上显示，如果三焦代谢热差值缩小，说明三焦气机不畅，气化失常，用数据体现了六腑传化失常，故曰三焦仍是传化之腑中的一腑。

附：上焦、中焦、下焦三焦的功能

三焦除了运行元气、水谷与水液的功能外，《灵枢·营卫生会》提出上焦如雾、中焦如沤、下焦如渎的三焦各自功能的体现。吴鞠通《温病条辨》据此提出了"治上焦如羽，非轻不举；治中焦如衡，非平不安；治下焦如权，非重不沉"的治疗温病三焦的原则。

（1）上焦如雾：根据三焦部位划分，上焦主要指胸中，包括心肺二脏。心主血，推动血液运行于全身。肺主气，主宣发肃降，将水谷精气布散于全身。因此，上焦的生理功能，主要是输布水谷精微（气血）。如《灵枢·决气》说："上焦开发，宣五谷味，熏肤、充身、泽毛，若雾露之溉……"《灵枢·营卫生会》又概括为"上焦如雾"。所谓"如雾"是形容上焦心肺敷布气血，犹如雾露弥漫之状，灌溉并温养全身脏腑组织的作用。

此外，《难经》认为上焦有受纳水谷的作用，如《难经·三十一难》说："三焦者，水谷之道路……上焦者，在心下，下膈，在胃上口，主内而不出。"

（2）中焦如沤：中焦主要指上腹部，包括脾、胃及肝、胆等内脏。胃主腐熟，脾主运化，肝胆主疏泄，并分泌、排泄胆汁以助消化。因此，中焦具有消化、吸收并转输水谷精微和化生气血的功能。《灵枢·营卫生会》说："中焦……此所受气者，泌糟粕，蒸津液，化其精微，上注于肺脉，乃化而为血，以奉生身。"并概括中焦的功能为"中焦如沤"。沤，是浸泡的意思。所谓"如沤"，是形容中焦脾胃腐熟、运化水谷，进而化生气血的作用。《难经·三十一难》亦持此说："中焦者，在胃中脘，不上不下，主腐熟水谷。"

（3）下焦如渎：下焦主要指下腹部，包括肾、膀胱及大小肠。《难经·三十一难》说："下焦……主分别清浊，主出而不内，以传道也。"是说下焦的主要生理功能为传导糟粕，排泄二便。糟粕的排泄，一是从大肠排出大便，一是从膀胱排出小便。如《灵枢·营卫生会》说："下焦者，别回肠，注于膀胱而渗入焉。故水谷者，常并居于胃中，成糟粕而俱下于大肠，而成下焦。渗而俱下，济泌别汁，循下焦而渗入膀胱焉。"就是说下焦有排泄二便的作用。

二、君火功能

君火为手少阴之火，属于心火。《素问·天元纪大论》说："少阴君火，少阳相火。""君火以明，相火以位"，"相火之下，水气承之"，"君火之下，阴精承之"。这说明君火和相火的生理特性既有差异，又有联系。治疗也不尽相同。

田合禄在《中医内伤火病学》[①]，对君火相火的生理功能表现的归纳如下：

1. 滋养血脉

君火属心，心主离卦，离卦外阳而内阴，阴有形，故君火为有形之火，位于胸中。心主血，君火走血分，以血为养。《景岳全书》云："血本阴精。"离卦中之阴为真阴精，坎卦中之阳为真阳气。故《黄帝内经》曰："君火之下，阴精承之。"

2. 心主神明

"君火以明"，明指光明。君火者何谓也？君指最高主持者；火指事物生长和变化的动力。故所谓君火者，即是使事物生长和变化的最高主持者和动力。以自然变化来说，有了它，生物的生长化收藏才能进行。以人体变化来说，它是人体生理活动的中枢，有了它，生理活动才能进行。此火乃君火也。

《灵枢·营卫生会》说："血者，神气也。"《灵枢·本神》

---

① 田合禄. 中医内伤火病学［M］. 太原：山西科学技术出版社，1993 年.

说："心藏脉，脉舍神。"君火能温养血脉，当然就能养神了。君主神明功能正常与否，可表现于精神状态、意识、思维能力和睡眠等方面。君火温养营血而四布，色泽光亮，精神旺盛则有"明"的象征。另外，君火主神明，是指人的精神意识思维活动。

朱丹溪在《脉因证治》说："湿热，相火病多。土火病多。气常有余，血常不足。"并全面概括了心火亢盛的发病情况。心火亢盛的内伤火病来源于手少阴，其病理变化有以下六个方面：

（1）心为脏属阴，主血脉，主神明。君火走血分，以血为养。血属阴，离为阳卦内涵真阴，属心火，故心火亢盛叫作阴火。阴火内伏阴血，在血脉之中。心火亢盛，则是血病。热在脉中，故一般临床表现为热势不高，身无大热，只云"热"。张元素《医学启源》说："热者，少阴君火之热，乃真心小肠之气也。"阴火伏于血脉之中，日渐煎熬，血气亏少，心无所养，致使心惑乱而烦闷不安，健忘、失眠、多梦。《灵枢·热病》叙述阴火是内伏血中的热病，有烦闷，唇、口、咽喉干燥等症状。心者，其华在面，开窍于舌。血热则脉流加快，面赤，舌红，心烦，不寐；热在血分，则口渴不欲饮，但欲嗽。血热扰心，轻者多喜笑无常，重者可见谵语，昏迷，不省人事。营血不能颐养于神，神无所养，津液不行，不能生血脉。脉者，神之舍。心生凝滞，七神离形，故阴火为七神之贼。阴火内伏血脉，消灼阴血，这就是血脉病变的根源。如果君主神明功能异常，则精神狂躁，发生免疫失调类疾病。如类风湿关节炎、强直性脊柱炎、红斑狼疮、皮肌炎、多发性肌炎、白塞氏综合征及肿瘤等疾患。

（2）心火亢盛，燥邪刑肺，肺阴受伤。证见咳嗽，喘促、短气、鼻干、不任风寒，腮腺肿大，偶有甲状腺肿大，发热，身体消瘦。临床上多见亚急性甲状腺炎，干燥综合征。心火亢盛，君火上炎临床表现为发热，消瘦，舌尖红，舌苔黄腻或灰腻，或舌中心无苔。包络命门相火不足导致的心火亢盛，君火上炎，属于心血亏虚的内伤火病。

（3）心火乘热为热中。在后天八卦方位图中，离在坤之左，心火出自地下，所以李东垣认为阴火乘于坤土之中。阴火就燥，兑肺在坤之右，燥火夹灼坤土，坤土日焦，营血之源日竭，其寿必短期。热中病，《脾胃论·脾胃盛衰》云："脾胃脉中见大而弦其病或烦躁闷乱。或四肢发热，或口苦，舌干，咽干。"属于胃脘命门相火不足，导致水谷精微物质变化的营气不能充分营养心脉。临床上多见自身免疫性肝病、萎缩性胃炎、糖尿病引起的胃阴不足等疾病。属于胃脘命门相火不足引发的心火乘脾土的"热中"。也有因坤土日焦，营血之源日竭，灼伤肺络引起"燥痹"，属于阴火血病。治法上以生血填精，通络化瘀为其正法。切莫苦寒清热，滋阴润燥。

（4）心火炎上则上热，水湿聚下则下寒。心火炎上则肺气不降，水湿聚下则下焦阻塞不通。心神不得相交，上下痞隔，逆乱内生，而发百病，如湿聚成饮，饮凝为痰。上热下寒，风起其间，心火炎上则肺气不降导致高血压，头晕，下肢水肿，腰以下重着常导致中风，痰火，湿热，痿痹等。其真正原因是脾虚中焦气化不利，中焦瘀滞或是中焦寒湿瘀堵所导致。这是中焦胃脘命门，胆相火不足所导致的。这种心肾不交，坎离不济的现象是属于心血不足，肾水不济的表象。

（5）子病及母，肝木夹心火之势，无所畏惧而妄行。震巽在坤之左，木郁地中，少阳风热之气陷于地下，不得生长，而木火过于有形之中。证见抑郁，目生内障，妄见妄闻、起妄心、夜梦亡人、四肢满闭转筋，或生痿，或生痹，或生厥，或中风，或恶疮，或为上热下寒等，为邪不一。

（6）心火亢盛而刑肺。金不生水，水上源日亏。肾水日虚，日久相火日渐偏盛，蒸灼津液，伤及肾阴，由血分而及阴分，其病尤深，阴竭则死。心火亢盛而刑肺金不生水与第2条心火亢盛，燥邪刑肺的肺阴受伤不同。都是心火亢盛灼伤肺阴，但程度上不同，第2条程度较轻，只是伤及肺导致肺阴不足，引起的咳嗽、喘促，短气，鼻干等症状。而本条则不同，肺津灼伤太过，日久导致水源上亏的金不生水的劳损病。而心火亢盛的热病，是心火有余，气血俱不足，是虚劳病和各种慢性病的根源。君火病就是血病，就是内伤火病，须以阴精承之。可见朱丹溪的分析甚是中肯得其要领，为后世医家所遵从。

三、相火功能

手少阳三焦经与手厥阴心包经为表里关系，心包属相火。相火是在君火指挥下，促进自然界多种生物成长变化或人体生长发育的火。它是在君火主持指挥下发挥作用的，处于臣使地位。有了它，君火的作用才能具体落实。此火乃相火也。明者何谓也："明"，光明之义，指君火的正常表现。《黄帝内经》曰："君火以明，相火以位。"位者何谓也？"位"，位置也，即安于本位充分发挥其本身应尽的职能。故所谓"君火以明，相火以位"者，即君火的主持作用正常，相火的作用才能正常。君火相火的作用正常，自然界物化现象及人体的生理活动才能够正常进行。《素问·天元纪大论》云："鬼臾区曰：寒暑燥湿风火，天之阴阳也，三阴三阳上奉之。木火土金水，地之阴阳也，生长化收藏下应之。"

朱丹溪指出寄居于肝肾二脏的阳火，是人体生命活动的动力。《格致余论·相火论》云："太极，动而生阳，静而生阴。阳动而变，阴静而合，而生水、火、木、金、土，各一其性。唯火有二，曰君火，人火也；相火，天火也。火内阴而外阳，主乎动也，故凡动皆属火。以名而言，形气相生，配于五行，故谓之君；以位而言，生于虚无，守位禀命，因其动而可见，故谓之相。天主生物，故恒于动，人有此生，亦恒于动，其所以恒于动，皆相火之为也。"

145

"具于人者，寄于肝肾二部，肝属木而肾主水也……天非此火，不能生物；人非此火，不能有生。肝肾之阴，悉具相火，人而同乎天也。"

"相火易起，五性厥阳之火相煽，则妄动矣。火起于妄，变化莫测，无时不有，煎熬真阴，阴虚则病，阴绝则死。君火之气，经以暑与湿言之；相火之气，经以火言之，盖表其暴悍酷烈，有甚于君火者也，故曰相火元气之贼。"朱子曰："必使道心常为一身之主，而人心每听命焉。此善处乎火者。人心听命乎道心，又能主之以静。彼五火之动皆中节，相火惟有裨补造化，以为生生不息之运用耳，何贼之有？""君火以明，相火以位"是来形象比喻君火与相火的地位，君火以明就是指君主（心）位置的至高无上，不可动摇的地位；相火就是相傅大臣，在君主的英明领导下，相傅大臣要领导群臣完成所有的工作。相火（心包、三焦）的任务主要就是"气化"与"生化"。

1. 相火气化

田合禄在《中医内伤火病学》讲："相火蒸化水气的过程叫作气化，气化便产生了生气，也叫元气。元气为五脏六腑，十二经脉之根蒂。元气通过三焦分布到全身。"张元素说："命门为相火之源……主三焦元气。"相火温肺则源泉不断，肺气宣发而存皮肤。所以肺气之肃降，无不是相火的作用。相火能主气之升降出入。

少阳之上，相火主之。少阳标本皆阳，是为纯阳，为乾卦之象，故乾卦主无形之相火。"在后天八卦方位图中，乾卦位于西北，左为坎，主肾水，右为兑位，主肺水。"《灵枢·本输》说："少阳属肾，肾上连肺，故将两脏……"少阳相火上下合肺、肾两脏。肺为水之上源，肾为水之下源。由是可知，相火与水的密切关系，故曰："相火之下，水气承之。"

2. 相火生化

乾为少阳三焦相火，坤为太阴脾土，乾坤相合于中宫，脾土随相火而生。脾之所以能化食，能替胃运输水谷精微于周身，全借少阳相火蒸腐生化之力。相火蒸腐水谷化生精微的过程叫作生化，生化便产生了胃气。人有胃气则生，无胃气则死。无形相火为胃气生。

由此可知，相火与肾、脾、肺有密切关系，肾脾肺三脏主水，故相火以水为养而走气分。肾主五脏之精，脾主五脏之胃气，两者俱主化以奉升浮，是知春生夏长皆从相火中出。相火有气化和生化两大功能，这两大功能主宰着人的生与死。故曰："相火以位。"何为位？《系辞》说："圣人之大宝曰位。""位"指政权。圣人最宝贵的是政权，政权是统治者的法宝。所以，"相火以位"是说相火主宰人的生命，是机体的大宝，是生命活动的原动力。

相火属三焦，三焦为腑属阳，主诸气。相火走气分，水化为气，以水为养。气属阳，乾为阳卦，故相火亢盛叫作阳火。相火属乾，属少阳，少阳胆火与脾胃之土相合，火土合德，乃能腐熟水谷，生化万物。当相火不足时，生化功能弱化，机体新陈代谢缓慢，就会出现相火不足的疾病。所以相火的病理也是相火亢盛，需要水气承之。是属于"水不足"。相火不足则是属于"火""土"不足，亦即脾阳肾阳不足。

3. 相火亢盛

其原因有：其一，七情交错，相火妄动，煎熬肾水；其二，房事不节，肾精日亏，肾水不足，相火炽盛；其三，温病后，津液未复，肾水不足，筋脉失濡，肝木失养，木随火燃，风助火威，燎原之势不可挡。

其次，相火亢盛的热还源于少阳三焦。其病理变化有以下几种：

（1）相火亢盛，七情交错，相火妄动，煎熬了肾水。灼伤肺、脾、肾之阴，出现口干舌燥，干咳无痰，手足心热，颧红，唇红，剥脱苔，镜面舌等，"壮水之主，以制阳光"，可应用滋补肾阴的药物，如六味地黄丸类药物。

（2）相火亢盛，房事不节，或手淫日久，肾精日亏，相火妄动，出现遗精、早泄、阳痿、梦交等症，治宜补肾填精，滋阴潜阳。药用熟地黄、山茱萸、菟丝子、龙骨、牡蛎、砂仁、黄柏、知母类药物。

（3）相火亢盛，温病后，津液未复，肾水不足，筋脉失濡，肝木失养，木随火燃，风助火威，燎原之势不可挡。心血亏虚，君火上炎导致心血不足，不能滋养血脉。心血不足，导致心不主明，可引发免疫失调、免疫亢进，发生风湿免疫性疾病，以发热、关节肿痛、晨僵发病，迅速导致人体消瘦，肌痿着骨。治宜补肾填精，壮水之主以制阳光。方药用六味地黄丸、大补阴丸、炙甘草汤、复脉汤，以及熟地黄、山茱萸、山药、知母、炙甘草、生地黄、党参、西洋参、龟甲、鳖甲、阿胶、黄连、鸡子黄类药物。

4. 相火不足

相火不足多由于饮食不节制，以酒为浆，以妄为常，经常熬夜导致的相火耗损、相火瘀滞，临床上的代谢性疾病属于相火不足；七情太过，耗伤气血，相火不足导致的乳腺增生、卵巢囊肿、子宫肌瘤，肝囊肿，胆结石等；久病气虚，导致阳气虚弱，相火不足，常表现为恶寒怕冷，四肢厥逆，水肿、癃闭等症。

（1）火上不合德，少阳胆火、胃脘命门、包络命门相火不足，营气不能营养心肺，导致心跳过缓，肺气肿，肺纤维化，肺结节的上焦相火不足的病证。治疗上则以温胃散寒，补其母而壮其子。

（2）火土不合德，少阳胆火、胃脘命门相火不足影响到中焦，临床上常见的胃溃疡、十二指肠溃疡、萎缩性胃炎、非萎缩性胃炎、胆囊炎、胆结石、胆囊息肉、肝结石、肝囊肿、糖尿病、痛风、肥胖症等。治疗上则用温中散寒，化瘀化积等药物。

（3）坎离不济，肾命门相火不足导致肝阳上亢的高血压，脑血管病，痿厥症，下肢水肿、腰以下重如带五千钱。如临床上常见的腰椎间盘突出、腰椎椎管狭窄、颈椎病、盆腔炎、附件炎、卵巢囊肿、前列腺炎等疾病。

四、命门功能

1. 历代医家命门学说

（1）元气之海、肾命门说，元气是人体生命原动力：精是生命物质运动最佳自稳态的生命物质，气则是生命物质（细胞等）的活力；生命物质的活力由生命物质的运动状态来体现，所以说精化气，没有精就没有气。气生精——生命物质（细胞等）的活力反过来又可帮助人体对生命物质的摄取和生成代谢。如果生命物质的活力不足，生命机体各脏腑器官活力不够，显然有碍于人体对生命物质的摄取和生成，所以由气生精。

元气又名"原气""真气"；是人体最基本、最重要的气，是人体生命活动的原动力。其组成以肾所藏的精气为主，依赖于肾中精气所化生。肾中精气以受之于父母的先天之精为基础，又赖后天水谷精气的培育。其主要功能是推动人体的生长和发育，温煦和激发各个脏腑，经络等组织器官的生理活动。所以说，元气是人体生命活动的原动力，是维持生命的活动的最基本物质。

注：元气是由元精（父母之精）所化生，由后天水谷精气和

自然清气结合而成。阴气（精、血、津、液）与阳气（卫气、宗气、营气、脏腑之气、经脉之气），阴阳二气相互转化，"气聚则生，气壮则康，气衰则弱，气散则亡"。"气聚则塞，气散则通。"阴气主物质，阳气主功能，阴阳二气相互转化。《辞海》载："元气，亦称'原气'，指人体组织、器官生理功能的基本物质与活动能力"，西医学所称人体新陈代谢。元气汇聚之处称作为元气之海，元气之海为任脉之气海穴，这个气海是元气储存之海。好多人认为元气储存于任脉的气海穴，其实气海穴与关元穴区别还是蛮大的。临床遇到腰背部疾病或是脑部疾病，若想要把炼精化气的元气调度一部分到达腰骶，腰背部，颈椎，脑部，那就首先将元气聚集在气海穴，使其盈满。操作顺序，运用九宫腹部推拿指压法，先点天枢穴位，再点神阙穴，再点气海穴（补法），最后再点压关元穴，只有打开关元穴才能够调动气海中的元气予以释放。这种方法在临床上屡验屡效。

（2）右肾命门说：命门为三焦，属三焦相火。肾脏有两个，肾为水脏。但是道家，医家历来把小腹部、腰骶部称之为丹田，是生命活动的源泉，是元气之根，这是中医的藏象学的说法，它不是解剖意义上的组织器官。中医藏象学说也是遵循天地日月运行气化所定，一直以来历代医家把右肾作为命门，右肾为命门说始于难经。《难经·三十六难》谓："肾两者，非皆肾也，其左者为肾，右者为命门。命门者，诸神精之所舍，原气之所系也。故男子以藏精，女子以系胞。"《难经·六十六难》谓："脐下肾间动气者，人之生命也。"《难经·八难》谓："五脏六腑之本，十二经脉之根，呼吸之门，生气之源。"《难经·三十九难》谓："左为肾，右为命门，命门者，诸精神之所舍也。男子以藏精，女子以系胞，其气与肾通。"为什么难经要提出右肾为命门呢？《难经》以后天八卦方位图为依据，取乾在西北之位，即在北之右。肾配北方，而肾有两，配在左右。天不满西北，而地最厚实，阴精盛满之地，以应肾精，乾阳下藏于肾精之中，故曰右肾为命门。是命门不离乾阳之象。乾阳为生命之根本也。

（3）两肾命门三焦说：元代滑寿《难经本义》言："其气与肾通，是肾之两者，其实则一尔。"滑氏此说，虽有左肾右命门之说，实际上已含两肾俱称命门之意。至明代虞抟《医学正传·医学或问》才明确提出"两肾总号命门之说"。他说："夫两肾固为真元根本，性命之所关，虽为水脏，而实有相火寓乎于其中，像水中之龙火，因其动而发也。愚意当以两肾总号为命门。其命门穴正像门中之振蘖，司开阖之象也，惟其静而阖，涵养手少阴之真水；动而开，鼓舞乎龙雷之相火。夫水者长也，火者变也，若独指乎右肾为相火，以为三焦之配，尚恐立言之未精也，未知识者以为何如？"

注： 由此看来，虞抟不但否定了左肾右命门说，而且指出了命门的重要作用是"真元之根本，性命之所关"。这为孙一奎、赵献可、张景岳等人的命门脱离右肾之说开了先河。而且虞抟还明确提出了三焦与相火的关系，这是对李东垣学说的继承和发扬。

（4）肾间动气命门说：从《难经》提出"肾间动气"后，历代医家对于"肾命门""两肾命门""左肾右命门""肾间动气命门"争论不休。《难经·八难》曰："寸口脉平而死者，何谓也？然：诸十二经脉者，皆系于生气之原。所谓生气之原者，谓十二经之根本也，谓肾间动气也。此五脏六腑之本，十二经脉之根，呼吸之门，三焦之原。一名守邪之神。故气者，人之根本也，根绝则茎叶枯矣。寸口脉平而死者，生气独绝于内也。"

滑寿将本条文的肾间动气解释为："肾间动气，人所得于天以生之气也。肾为子水，位乎坎，北方卦也。乃天一之数，而火木金土之先也。所以为生气之原，诸经之根本，又为守邪之神也。原气胜则邪不能侵，原气绝则死，如木根绝而茎叶枯矣。故寸口脉平而死者，以生气独绝于内也。此篇与第一难之说，义若相悖，然各有所指也，一难以寸口决死生者，谓寸口为脉之大会，而谷气之变见也。此篇以原气言也，人之原气盛则生，原气绝则寸口脉虽平犹死也。原气言其体，谷气言其用也。"徐大椿解释道："十二经见上。系，连属也。十二经之气皆从此出，故谓之根本。肾间，两肾之中间也。动气，气所开合出入之处，即所谓命门也。其说详见三十六难中。"《难经·六十六难》曰："经言肺之原，出于太渊；心之原，出于大陵；肝之原，出于太冲，脾之原，出于太白；肾之原，出于太溪；少阴之原，出于兑骨；胆之原，出于丘墟；胃之原，出于冲阳；三焦之原，出于阳池；膀胱之原，出于京骨；大肠之原，出于合谷；小肠之原，出于腕骨。十二经皆以俞为原者，何也？然：五脏俞者，三焦之所行，气之所留止也。三焦所行之俞为原者，何也？然：脐下肾间动气者，人之生命也，十二经之根本也，故名曰原。三焦者，原气之别使也，主通行三气，经历于五脏六腑。原者，三焦之尊号也，故所止辄为原。五脏六腑之有病者，皆取其原也。"

《难经·三十八难》曰："脏唯有五，腑独有六者，何也？

然：所以腑有六者，谓三焦也。有原气之别焉，主持诸气，有名而无形，其（经）属手少阳。此外腑也，故言腑有六焉。"

（5）目命门三焦说：《灵枢·根结》《灵枢·卫气》都提出"命门者，目也"的命题。后世注家多指此命门为晴明穴，是太阳经气聚集之处。而王冰注《素问·阴阳离合论》则说："命门者藏精，光照之所则两目也。"曰"精"曰"光照"不就是精明二字吗？意思是说，命门是储藏精气的，而命门的功能表现在两目。所以这里讲的"命门"，是髓海之命门，亦即脑命门。命根在脑，而显像于目。脑髓为体，目为之用。张景岳指此为"脑心"命门，为三焦气化之原。

2. 侯丽萍命门说

作者遵古人的四命门学说，认为命门（系）为三焦气化之原（泉），并特别重视脑命门、包络命门、胃腑命门、肾命门。从而提出了头为指挥系统，上焦为交换系统，中焦为运化系统，下焦为动力系统，四肢为网络系统之新说。

（1）上焦包络命门：上焦为心肺所在部位。心主血脉、心主神明。肺主气、肺朝百脉。心肺不仅仅完成了人体的气、血循环，组织代谢。包络命门相火的推动和调控，完成了人体呼出二氧化碳，吸进新鲜氧气的吐故纳新交换。也完成了通过有血氧的组织代谢。称之为"上焦交换系统"。而交换系统的推动力是"包络命门相火"。

（2）中焦胃脘命门、胆相火：中焦为脾、胃、肝、胆所在，脾运化水谷，运化水湿生成营气。肝主疏泄，调理气机。脾升胃降、肝升胆降的运化功能，依赖于胃脘命门相火、胆相火的温煦和调控。所以中焦运化系统与胃脘命门相火、胆相火相关。

（3）下焦肾命门、肚脐命门：下焦为肝、肾、女子胞、膀胱所在。肝藏血，肾主精，肾生髓，髓通于脑，脑为髓之海。肾位于北方，属水，八卦属坎卦。坎卦属阴，是阴中之阳。坎中一点火，乃是真火、真阳。为人体生命原动力。

肾主精、肾主水指的是肾阴、肾精，也是元阴元精。肾阳、真阳、真火属于肾命门相火。在肾命门相火、肚脐命门相火的发动下，肾精生髓，髓通于脑，脑为髓之海，主精、髓的生成。肾阳推动任脉的血、督脉的髓进行人体的公转。肾命门、肚脐命门是下焦动力系统。

（4）头部脑命门、肾命门：头为精明之腑。肾主精、生髓、髓通于脑、脑为髓之海。脑命门相当于脑垂体，肾命门相当于肾上腺。脑垂体、甲状腺、胸腺、胰腺、肾上腺称之为"下丘脑－垂体－肾上腺轴"，为激素内分泌的中轴系统。脑命门、肾命门为大脑的思维意识的物质源泉及气动力源泉。

（5）四肢、气街：四肢为诸阳之本，为五脏的肢体表现。四肢为经气流注之所。四肢和五脏的连接，四肢和经络气血的连接，依赖于气街的动力。气街为三焦之腑，有四对气街，胫气街位于足太阳膀胱经与足少阳胆经的中间，在小腿承山与外踝上五寸处，属于小腿的外侧，是四肢经气运行的推动力。

命门不是一个器官，也不是一个穴位，而是一个系统。命门最大的功能是释放出活力强的物质元阴、元阳，这与内分泌系统分泌出来的激素相吻合，是三焦气化的原动力。命门不离三焦，其布散与人体自转、公转关系密切。

中脘命门、包络命门、脑命门为人体气血运行的调控中枢，实际上就是下丘脑－垂体－肾上腺轴，这个轴线基本都在任督脉循行的路线上。由先天父母之精在后天水谷精微物质的给养下的"肾间动气"又名肾命门，肾命门是相火所在之处。肾命门分管小腹以下的生殖健康，又是髓海调节中枢。胃脘命门由脾胃（土）合胆火（相火），得水谷之海营养，火土合德，调节后天脾系统（食道、胃、十二指肠、小肠、大肠、肝、胆），即是西医所说的消化系统。包络命门相火位于胸中，膻中之位置。包络命门位于君火、相火所发生的脏腑（心、小肠、心包络、三焦经）之住所。包络命门合胸气街、宗气之海形成了调节人体甲状腺、甲状旁腺、胸腺、腮腺、胰腺的包络命门相火。

三焦的整体功能概括为：三焦维持着机体生命的稳态平衡（能够反映出人体结构与功能之间的关系）；三焦维持着脏腑之间的协调平衡（体现了脏腑之间的相互协同）；三焦维持着脏腑、经络之间的内平衡（体现了脏腑功能与精微物质之间的关系）；三焦维持着人体代谢的动态平衡（体现了能量与物质之间的转化）。三焦是水、火、气机的通道，气化的场所，是传化中的一腑，其腑内寄"相火"，相火皆由命门系产生与调节。

第三节　五大系统

人体五大系统建立的基础是以三焦君火、相火、命门为经，贯穿了三焦阳气学说的生命体系，当"阴平阳秘，精神乃治"的阴阳互根互用时，人体就不会发生疾病。以经络学说建立了四肢的网络系统，来调节人体的平衡。以脑"元神、元精"的肾，脑命门学说建立了奇恒之腑的指挥系统。以三焦部位和功能建立了上焦交换系统、中焦运化系统、下焦动力系统。五个系统既独立又合作，相互配合完成人体生命运动。气化命门系公转示意图见图4-2。

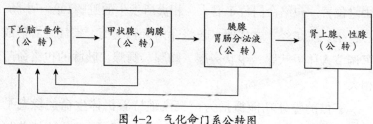

图4-2 气化命门系公转图

一、下焦动力系统（肝、肾、肚脐命门、肾命门）

动力是一个机械术语，动力分原动力和间接动力。人体是一个非常精密的自运转动力系统。它不仅仅有着西方医学认为的生物器官，还是自然医学界天人合一的藏象。是由三焦、阴阳、表里、寒热、虚实等纵横交错的信息源组成。

下焦作为人体的动力系统，是原动力系统。

1.肝肾同源（乙癸同源）是从功能上来说的，肝部位在中焦，但作用在下焦。肝主藏血，肝与胆相表里，相火寄寓于胆，寄寓于命门，寄寓于三焦气街。

2. 下焦器官还有肾、膀胱、子宫、卵巢、前列腺。属于西医的生殖内分泌系统、泌尿系统。生殖系统是人体繁衍后代重要的部位。没有完美的条件是难以胜任繁衍子嗣功能的。

3. 肾命门（肾间动气、肚脐命门）、胃脘命门（胆相火）都是元气（相火）最充足的部位。有的医家质疑，肾为水脏，阴藏，属阴，哪来的那么多的肾阳？其实不然，下焦乃人体的元气（相火）元精的源泉。他就像是树根，机器的发动机，取暖的锅炉一样，是人体的原动力系统。在道家养生的《内景图》中有关下焦（丹田）、元气（相火）的表述有几个方面：

（1）在元精元阳发生地（会阴穴）图中显示有一个童男、一个童女在不停地踩水车，这叫阴阳玄牝车。踏车的是一对少年男女，代表着阴阳，他们扶着横杆，一起脚踏着水车车水，是隐喻阴阳调和、水火交汇。阴阳玄牝车的运作周而复始、连续不断。平常人是顺转的，下面的滔滔真水就流失耗损掉了。但如果能炼出丹田真阳，就可以拨转机关，将下面的真水化炼成气，通过后面的髓路，逆行向上，闯过后背的尾闾、夹脊、玉京三关，送到头顶灵台，化作甘露下行，就是采炼的"丹药"。这个玄牝车看似是由人力转动，但其实是旁边丹田炉火的热力催动的。当然《内景图》是道家练气功修炼的图，同时也说明了阴阳精气发生源于下焦。会阴穴属于八卦中的坎位，坎地处下方是属于阴的地方，但坎中一点阳，这个阳才是真阳，也是真火。这个火就是动力，推动中焦、上焦气血运行。它与中焦形成先天之精、后天之精是人体的两本。它与上焦形成了水火既济也叫坎离既济，是心肾相交的生理状态。

（2）《内景图》中，下焦还有一幅图，就是一个健壮的男子驾着铁牛在耕地，旁边题辞曰："铁牛耕地种金钱。"意指的是下焦丹田是一块肥沃的土地，需要培育、养育、浇水、施肥。这里的寓意是说明下焦是人体的生命沃土。只有精心地耕种，才有了生命之火。在腹部和腰骶部的中间，也就是肾间动气（肾命门）有着强大的火力，这就是生命之火。道家的理论和医家高度匹配。现在人对死亡的概念是心脏停止跳动，一切生命指征消失，临床有脑死亡、心死亡等。中医对死亡只有一个判定标准，那就是元气将绝就是死亡到期。中医书籍里描述了许多元气将绝的亡阳、亡阴证，许多的"科学家"怀疑中医的这种理论，但是从10年前我院引进了热断层扫描仪器，通过细胞代谢来了解人体的疾病，结果发现了人体的脏腑、经络、气血、三焦。更有趣的是发现了元气将绝时脐温在逐渐变低、变细、形成一条下行的丝线，弯弯曲曲，这是一种元气将绝的特征。还有一个特征就是人体的元气外脱，看到了身体的周围发散出蓝光或黄光，就像是光环一样。当元气将绝之时，元气的开合枢转发生障碍，只能够开不能够合，所以就形成了元气外脱的"光环"特征。证实了古人对元气外脱的描述是正确的。因此下焦是生命的原动力，称作动力系统。

二、中焦运化系统（脾、胃、肝、胆、胃脘命门、胆相火）

运化乃为运输转化、运输生化、运输气化。中焦内的器官有脾、胃、肝、胆，胃脘命门、胆命门系统。《素问·经脉别论》曰："食气入胃，散精于肝，淫气于筋。食气入胃，浊气归心，淫精于脉。脉气流经，经气归于肺，肺朝百脉，输精于皮毛。毛脉合精，行气于府。府精神明，留于四藏，气归于权衡。权衡以平，气口成寸，以决死生。""饮入于胃，游溢精气，上输于脾。脾气散精，上归于肺，通调水道，下输膀胱。水精四布，五经并行，合于四时五藏阴阳，揆度以为常也。"脾胃为后天之本，无论先天肾气（先天禀赋）如何充足，但是如果没有后天脾胃的运化水谷，运化水湿的功能，或是胃的受纳功能不正常，都会影响到先天肾气。故人体是一个有机的整体，谁也离不开谁，需要互相配合，互相制约，共同完成人体生长发育的任务。脾为坤土属阴，怎么来消化水谷，运化水湿呢？依靠胆。胆为相火所在，火土合德就是最佳的配合。无论是受纳水谷，还是运化水谷、运化水湿都是需要胆火、肝的参与，才能进一步产生精微物质，产生中气（营气）营养全身，产生血、调节血。所以先天之本在肾，后天之本在脾。侯氏风湿三焦气化一直以来重视"两本"，临床上以调脾固肾为本。中焦从它的生理功能上讲为运化系统，从治疗角度说它还是调节系统。饮食不节、饮酒无度、熬夜不眠，是很多年轻人的习惯，这些习惯日久必导致疾病。现在年轻人的脂肪肝、高血压、高血脂、糖尿病、痛风、肥胖症、抑郁症发病率明显高于20世纪50、60、70年代的人当年的发病率。由于就业难、还车贷、还房贷、小孩子读书等问题，现在的人压力大，心理问题很多，由于情志异常导致的失眠、焦虑、忧郁等症增多。临床上女同志多见乳腺增生、月经不调、不孕症、子宫肌瘤、卵巢囊肿、多囊卵巢综合征等疾患。这些疾病可诱发人体气机紊乱，气滞血瘀。而寒湿瘀积、痰湿瘀积、气滞血瘀等，多生在中焦。

由于中焦寒湿、痰湿、气滞血瘀阻塞了上焦、下焦的气机，于是临床常见到上下不通的上热下寒证。严重的时候可发生头晕、头痛、高血压、反复性口疮、耳鸣、腰以下冷痛、下肢重着、腰椎间盘突出症、颈椎间盘突出、腰椎椎管狭窄等疾病。其实这些都是中焦发生了问题。中焦是上焦、下焦的枢机，只要抓住中焦的问题枢机就通了，疾病就解除了。好多医生不究其病原、病机，只是腰疼治腰、腿疼治腿、头疼治头。这些都不能切中要害，多会贻误病情。

三、上焦交换系统（心、肺、包络命门相火）

上焦包括了心、肺、膻中（包络命门）称之为交换系统。上焦内的器官还有胸腺、甲状腺、腮腺。

在三焦体系，君火、相火皆发生于心，君火发生在心的本身，也就是手少阴心经；相火发生在手厥阴心包经（手少阳三焦经）。心在八卦方位中为离 ☲，离乃真阴所在也，心包在八卦方位中为乾 ☰，乾卦乃真阳也。心主神明，温养血脉，倘若心血亏虚，血不养心，则神明惑乱。临床上多见自身免疫性疾病，如类风湿关节炎、红斑狼疮、干燥综合征、皮肌炎、多发性肌炎以及系统性硬化症、抗磷脂综合征、强直性脊柱炎等，均为君火病，是血病、是内伤火病。相火病则为气病，为寒病。上焦心肺皆在身体的上方，温病多从口鼻而入，所以温病受邪，首先犯肺。肺为清肃之娇嫩之脏，肺朝百脉，现在的人不懂得养生，很少练习腹式呼吸，只有胸式呼吸。远古的时候，一个人的呼吸为一呼气走三寸，一吸气也走三寸，一呼一吸气走六寸。也就是说按现在计算，一分钟呼吸 8 次。现在的人是 18~22 次/分钟。这说明了古人的肺活量比我们现在的人大，能够把每次的肺泡残留的废气排走，而今人肺活量远没有古人那么大了。再加上空气质量，环境污染的问题，所以现在的肺纤维化的患者越来越多。肺纤维化就像是天空中的雾霾一样，长期笼罩在这种状态中，所以肺部疾病，干燥综合征的病人越来越多。

肺的"雾霾"属于上焦气化不利的肺寒证，在五行中肺之母为脾，属土，肺在五行属金，土生金，脾之子是肺。肺寒的"雾霾"症，需要调理脾胃治疗。这是虚则补其母的道理。另外在心不主神明时发生的疾病，首先是包络命门相火受损，在这个时期可以在热断层扫描上发现，属于心包络的膻中、心区皆是血亏的热像。治疗则以养血凉血之药进行调理治疗。

《素问·经脉别论》曰："食气入胃，散精于肝，淫气于筋。食气入胃，浊气归心，淫精于脉。脉气流经，经气归于肺，肺朝百脉，输精于皮毛。毛脉合精，行气于府。府精神明，留于四藏，气归于权衡。权衡以平，气口成寸，以决死生。""饮入于胃，游溢精气，上输于脾。脾气散精，上归于肺，通调水道，下输膀胱。水精四布，五经并行，合于四时五藏阴阳，揆度以为常也。"这段经文，第一部分说明饮食之气，就是吃进去胃里的东西，这是后天的给养。浊气归心，这里指的不是污浊的浊，而是指有营养成分的浊，亦指血。亦指营气到达肺，肺还接受组织间的代谢产物，通过交换呼出二氧化碳，吸进新鲜氧气。食入胃的精去营养四脏。第二段经文则体现了肺、脾、肾的水液代谢过程。同时也明确了肺为水之上源的"金生水"的道理。

心为君主之官，肺为相傅之官，心包络为命门相火，在交换系统里负责人体最重要的气、血的交换输出。心、肺、君火、相火也受制于下焦与上焦的制约和营养供给，在其发生病理状态时疾病多为凶险。在治疗上，血病多以生血养血、滋阴，早期中上焦合治，中后期上下焦合治。气病早期多以温中散寒，宣通肺气论治。中后期则以补肾纳气的方法来治疗。

四、头为指挥系统［脑命门（脑垂体）、髓、肾命门］

脑主宰生命活动，《本草纲目》曰："脑为元神之府。"脑是生命的枢机，主宰人体的生命活动。在中国传统文化中，元气、元精、元神，称之为"先天之元"。《寿世传真》曰："元神，乃本来灵神，非思虑之神，"人在出生之前，形体毕具，形具而神生。人始生先成精，精成而脑髓生。人出生之前随形具而生之神，即为元神。元神藏于脑中，为生命的主宰。"元神，即吾真心中之主宰也。"元神存则有生命，元神败则人即死。得神则生，失神则死。因为脑为元神之府，元神为生命的枢机，故《素问·刺禁论》曰："脑不可伤，若针刺时，刺头，中脑户，人脑立死。"《类经·针刺类》曰："针人脑则真气泄，故立死。"脑主精神意识，人的精神活动，包括思维意识和情志活动等，都是外界客观事物反映于脑的结果。思维意识是精神活动的高级形式，是《灵枢·本神》"任物"的结果。中医学一方面强调"所以任物者谓之心"，心是思维的主要器官；另一方面在《医林改错》认识到"灵性记忆不在心而在脑"，《类证治裁·卷之三》载："脑为元神府，精髓之海，实记忆所凭也"，这种思维意识活动是在元神功能基础上，后天获得的思虑识见活动，属识神范畴。识神，又称思虑之神，是后天之神。《医学衷中参西录·人身神明诠》曰："脑中为元神，心中为识神。元神者，藏于脑，无思无虑，自然虚灵也。识神者，发于心，有思有虑，灵而不虚也。"情志活动是人对外界刺激的一种反应形式，也是一种精神活动，与人的情感、情绪、欲望等心身需求有关。属欲神范畴。总之，脑具有精神、意识、思维功能，为精神、意识、思维活动的枢纽。《修真十书》认为"一身之宗，百神之会，"脑主精神意识的功能正常，则精神饱满，意识清楚，思维灵敏，记忆力强，语言清晰，情志正常，否则，便出现神明功能异常。脑主感觉、运动，眼耳口鼻舌为五脏外窍，皆位于头面，与脑相通。人的视、听、言、动等，皆与脑有密切关系。《医学原始》曰："五官居于身上，为知觉之具，耳目口鼻聚于首，最显最高，便于接物。耳目口鼻之所导入，最近于脑，必以脑先受其象而觉之，而寄之，而存之也。"《医林改错》曰："两耳通脑，所听之声归脑；两目系如线长于脑，所见之物归脑；鼻通于脑，所闻香臭归于脑；小儿周岁脑渐生，舌能言一二字。"脑为元神之府，散动觉之气于筋而达百节，为周身连接之要领，而令之运动。脑统领肢体，与肢体运动紧密相关。《内镜》曰："脑散动觉之气，厥用在筋，第脑距身远，不及引筋以达四肢，复得颈节脊髓，连脑为一，因遍及焉。"脑髓充盈，身体轻劲有力。否则，胫酸乏力功能失常，不论虚实，都会表现为听觉失聪，视物不明，嗅觉不灵，感觉异常，运动失常。总之，脑实则神全。《医易一理》载："脑者人身之大主，又曰元神之府"，"脑气筋人五官脏腑，以司视听言动"，"人身能知觉运动，及能记忆古今，应对万物者，无非脑之权也"。

髓，是骨腔中一种膏样物质。髓因其在人体的分布部位不同，又有名称之异。髓有骨髓、脊髓和脑髓之分。髓藏于一般骨者为骨髓，藏于脊椎管内者为脊髓，脊髓经项后复骨（指第6颈椎以上的椎骨）下之骨孔，上通于脑，汇藏于脑的髓称为脑髓。《医学衷中参西录·脑气筋辨》载："脑为髓海……乃聚髓处，非生髓之处。究其本源，实由肾中真阴真阳之气，酝酿化合而成……缘督脉上升而贯注于脑。"脊髓和脑髓是上下升降，彼此交通的，合称为脑脊髓。故滑伯仁说：《难经本义》"髓自脑下注于大杼（足太阳膀胱经的经穴名，位于背部，当第1胸椎棘突下旁开一寸五分处），大杼渗入脊心，下贯尾骶，渗诸骨节"。

髓的功能如下：

（1）充养脑髓：髓以先天之精为主要物质基础，赖后天之精的不断充养，分布骨腔之中，由脊髓而上引入脑，成为脑髓。故曰脑为髓海，《素问·五脏生成》曰："诸髓者，皆属于脑。"脑得髓养，脑髓充盈，脑力充沛，则元神之功旺盛，耳聪目明，体健身强。故《医经玉屑》曰："内肾之命门，为生髓养脑之元气也。其精中之精气，上养脑神，精中之柔液，统养百骸；其液出脑，由项贯督人脊，旁络全体。"先天不足或后天失养，以致肾精不足，不能生髓充脑，可以导致髓海空虚，出现头晕耳鸣、两眼昏花、腰胫酸软、记忆减退，或小儿发育迟缓、囟门迟闭、身体矮小、智力动作迟钝等症状。

（2）滋养骨骼：髓藏骨中，骨赖髓以充养。精能生髓，髓能养骨。《类经·脏象类》故曰："髓者，骨之充也。"肾精充足，骨髓生化有源，骨骼得到骨髓的滋养，则生长发育正常，才能保持其坚刚之性。所以《中西汇通医经精义·上卷》说："盖髓者，肾精所生，精足则髓足；髓在骨内，髓足则骨强，所以能作强而才力过人也。"若肾精亏虚，骨髓失养，就会出现骨骼脆弱无力，或发育不良等症状。

（3）化生血液：精血可以互生，精生髓，髓亦可化血。《素问·阴阳应象大论》认为"肾生骨髓，髓生肝"。《素问·生气通天论》认为"骨髓坚固，气血皆从"。可见，中医学已认识到骨髓是造血器官，骨髓可以生血，精髓为化血之源。因此，血虚证，常可用补肾填精之法治之。

脑与五脏的关系如下：

脏象学说将脑的生理病理统归于心而分属于五脏，认为心是君主之官，五脏六腑之大主。神明之所出，精神之所舍，把人的精神意识和思维活动统归于心，称之曰"心藏神"。但是又把神分为神、魂、魄、意、志五种不同的表现，分别归属于心、肝、肺、脾、肾五脏，所谓"五神脏"。神虽分属于五脏，但与心、肝、肾的关系更为密切，尤以肾为最。因为心主神志，虽然五脏皆藏神，但都是在心的统领下而发挥作用的。肝主疏泄，又主谋虑，调节精神情志；肾藏精，精生髓，髓聚于脑，故脑的生理与肾的关系尤为密切。肾精充盈，髓海得养，脑的发育健全，则精力充沛，耳聪目明，思维敏捷，动作灵巧。若肾精亏少，髓海失养，脑髓不足，可见头晕、健忘、耳鸣，甚则记忆减退、思维迟钝等症。脑的功能隶属于五脏，五脏功能旺盛，精髓充盈，清阳升发，窍系通畅，才能发挥其生理功能。心脑相通，《医学衷中参西录·痫痉癫狂门》认为"心脑息息相通，其神明自湛然长醒"。心有血肉之心与神明之心，血肉之心即心脏，《医学入门·脏腑》中说"神明之心……主宰万事万物，虚灵不昧"，实质为脑。心主神明，脑为元神之腑，心主血，上供于脑，血足则脑髓充盈，故心与脑相通。临床上脑与五脏的关系有：

（1）脑病可从心论治，或心脑同治。

（2）脑肺相系：肺主一身之气，朝百脉，助心行血。肺之功能正常，则气充血足，髓海有余，故脑与肺有着密切关系。所以，在临床上脑病可以从肺论治。

（3）脑脾相关：脾为后天之本，气血生化之源，主升清。脾胃健旺，熏蒸腐熟五谷，化源充足，五脏安和，九窍通利，则清阳出上窍而上达于脑。脾胃虚衰则九窍不通，清阳之气不能上行达脑而脑失所养。所以，从脾胃入手益气升阳也是治疗脑病的主要方法之一。李东垣倡"脾胃虚则九窍不通论"，开升发脾胃清阳之气以治脑病的先河。

（4）肝脑相维：肝主疏泄，调畅气机，又主藏血，气机调畅，气血和调，则脑清神聪。若疏泄失常，或情志失调，或清窍闭塞，或血溢于脑，即"血之与气并走于上而为大厥"；若肝失藏血，脑失所主，或神物为两，或变生他疾。

（5）脑肾相济：脑为髓海，精生髓，肾藏精。《医碥·卷四》载："在下为肾，在上为脑，虚则皆虚"，故肾精充盛则脑髓充盈，肾精亏虚则髓海不足而变生诸症。程杏轩在《医述》中引《张氏医参》曰："脑为髓海……髓本精生，下通督脉，命火温养，则髓益之"，"精不足者，补之以味，皆上行至脑，以为生化之源。"所以，补肾填精益髓是治疗脑病的关键所在。

　　总之，脏象学说认为，五脏是一系统整体，人的神志活动虽分属于五脏，但以心为主导；脑虽为元神之府，但脑隶属于五脏，脑的生理、病理与五脏休戚相关。故脑之为病亦从脏腑论治，其关乎于肾又不独责于肾。对于精神意识、思维活动异常的精神情志疾病，决不能简单地归结为心藏神的病变，而与其他四脏无关。对于脑的病变，也不能简单地仅仅责之于肾，而与其他四脏无关。

　　人体首脑秉先天乾阳元精而生，与宇宙终极存在——大道本源相连，是人体生命的先天之本，是人体生机的发源地，同时又是人体后天精髓的大本营，即《黄帝内经》所说的"髓海"。大脑与大道相通，是人体经络系统的核心所在，是人体生命的元神所藏。元神又是后天识神（心神）的先天之母，所以大脑是人体生命意识活动的总机关。道教修炼家和中医都说肾是人体的命门，那么脑就是人的命根。《黄帝内经》说"脑为髓海""肾主骨髓"，这就指出了脑与肾的直接联系，也就指出了脑与人体后天生命系统的直接联系。过去我们不太清楚"肾主藏精"的意义，现在可以做出定解。中医讲的肾精就是髓，说肾主藏精就藏在大脑髓海里。大脑是胚胎最先发育的人体组织，这是因为人体生命两样根本的东西——精和神被先天地置入了大脑。人体生命的过程就是精和神的运化过程，也就是精和神的生长衰亡过程。元精发育出人的形体，元神发育出心神志意魂魄、五识分辨、五情正邪。河图所谓"天一生水"，也指出了生命最先发生"髓海"的道理。

大脑作为指挥系统，不是西医的观念，而是大脑为人体的精明奇恒之腑，能聚人身的元神、元精。说到这里大家会觉得是不是搞错了？元神、元精不是在肾吗？不是在肚脐命门吗？是的，元神、元精是在肾，在肚脐命门，但是也在奇恒之腑脑中，因为脑和肾是相连接的。其通道有：①通过"髓"将其肾与脑相连接；②通过肾命门、肚脐命门和脑命门相连接，这也就是"下丘脑－垂体－肾上腺轴"。

五、四肢为网络系统（经络、四肢百骸、气街相火）

1. 脾主四肢，四肢与躯干相对而言，是人体之末，故称"四末"。人体的四肢需要脾运化的水谷精微来营养，才能发挥其正常的生理活动。四肢的营养输送，全赖于清阳的升腾宣发，脾主运化和升清，因此，脾气健运，四肢的营养充足，活动轻劲有力。《素问·太阴阳明论》载："四肢皆禀气于胃，而不得至经，必因于脾，乃得禀也。"说明四肢功能的正常与否，与脾的运化水谷精微功能密切相关。《素问·阴阳应象大论》说"清阳实四肢"，若脾失健运，清阳不升，可导致肢体痿弱不用等。

四肢活动依靠水谷精微所化生的清阳之气，故《素问·阳明脉解》云："四肢者诸阳之本也，阳盛则四肢实，实则能登高也。"脾气健运，水谷精气充盛，阳气壮旺，四肢得到温养则强劲有力。反之，如果脾气虚弱，失其健运，清阳不升，营养缺乏，则肌肉痿软，四肢倦怠。故《素问·太阴阳明论》云："脾病而四肢不用何也？岐伯曰：四肢皆禀气于胃，而不得至经，必因于脾，乃得禀也。令脾病不能为胃行其津液，四肢不得禀水谷气，气日以衰，脉道不利，筋骨肌肉，皆无气以生，故不用焉。"因此医家认为四肢即是诸阳之本，又为太阴脾所主，四肢的强弱体现脾气的盛衰。在临床上，对于痿证的治疗，常用"独取阳明"，即健脾和胃的原则。

2. 经络：手三阴经从胸走手；手三阳经从手走头；足三阴经从足走胸；足三阳经从头走足。经络是连接人体脏脏之间，腑腑之间，经络之间的桥梁，故为网络系统。在身体有病的时候，经络会表现出特殊的反应，医者也可以以近端、远端取穴调理身体疾病。

经络的存在与否一直是历代医家争论的话题。我给大家报告一个临床影像现象：热断层扫描仪器在我院临床科研应用发现，当人体生病的时候，就会出现相对应的经络反应，等到疾病痊愈后，经络就不存在了。我们将有病经络出现称之为"显经"现象。那也就证明了经络是一种人体的能量反应，但是它确实存在着经络的部位。这就证实了古人在入定内观的时候发现了经络，并不是解剖意义上的经络。通过调整经络的循行即可调节人体五脏六腑，四肢百骸。

第四节　三焦诊断

一、侯氏九宫腹诊

（一）腹诊渊源

　　张仲景在《黄帝内经》的影响下，编撰了《伤寒论》《金匮要略》为中医学创立了理法方药辨证施治，该书成为了中医学经典名著。该经典中不仅仅创新了辨证施治，理法方药，在脉学、方药、病因病机、证候传变、六经欲解都是创造之作。不仅仅把切脉视为诊断疾病的手段，而且把触腹（切腹）作为中医诊病的主要内容。首次提出了腹部诊察（切腹）与方剂药物的方证，在后世引起了很大的反响。后代医家也多有发挥。对临床尤其有直接指导的意义。其中在经文里关于腹部诊察描述有胸中痞硬，小结胸，寒实结胸，心中痞满，胸胁痛，胁肋疼痛，心下痞坚，心下坚大如盘、边如旋杯、边如旋盘等。脉诊通过切脉可以了解人体脏腑、气血的充盈情况。腹诊则可以直接了解患者的气机升降情况，准确诊察出疾病的病机。在治疗疾病时切腹诊疗更为快捷，也更为客观，比起脉学来更便于医生掌握。腹诊这门诊断技法由于我国唐朝以后，受封建社会的思想的统治和约束，男女接触有授受不亲的社会风气，导致了戏剧性的搭丝诊脉的千古笑话。也就在这个时间段，日本人来中国学习，带回国后经过大量的临床实践，1300多年来不间断地研究实践，已经把中国的腹诊研究上升到新的境地。腹诊在学术方面分为难经腹诊、伤寒腹诊两个流派。难经腹诊切腹主要是为了解动气的，伤寒腹诊则是方证的必须。日本人诊病时望诊、切腹后开方，可以看得出切腹大于切脉。侯氏九宫腹诊是在石广济先生家族医学的基础上的传承与发扬，也是中国医学难经腹诊、伤寒腹诊综合运用的延续。

（二）侯氏九宫腹诊

侯氏九宫腹诊、九宫腹部推拿皆来自名老中医石广济先生的家传。其"九宫腹部推拿"是山西省非物质文化遗产。九宫腹诊，痹证辨证论治与三焦气化新论是一脉相承的。运气学说，三焦气化学说，君火、相火、命门学说，为侯丽萍三焦气化学术思想的基础理论部分；九宫腹诊、热断层扫描为侯氏三焦气化的临床诊断部分；九宫腹部推拿，九宫回阳，九宫腹针，灸神阙，督脉灸为外治部分；生血养血填精，温中散寒化积，补肾通督通络，补肾壮骨等痹证的治则为内治法。目前已经形成三焦气化理论体系，诊断体系，治疗体系（药物疗法、非药物疗法），康复体系（神养、术养、药养、食养、形养、性养、乐养）。这些都是来自百年的传承和不断的实践。是以理论为基础，从实践提炼出来的。

三焦部位作为精化气的场所，是气血能量调节的地方。由于七情、六淫及不内外因、饮食起居不当、人体虚弱，诱发疾病的发生，因体质的不同，先天禀赋遗传基因的不同，感染的疾病也各不相同。当人体处于疾病将至或疾病状态时，运用九宫腹诊，辅助以热断层扫描就能发现疾病的病性、病势及疾病的演变。同时也能够精准制定出治疗法则，药物、针灸、推拿处方以及食疗方案。

由于三焦的特殊功能，既能通过九宫腹诊了解人体气机的升降，了解脏腑、气血充盈与否的健康状况，也可以通过九宫腹诊的气机升降，了解疾病状况，从而决定精准的针对气机不通的"通"治疗。通过"通"达到身体平衡，元气归位，恢复四自（自调节，自免疫，自节律，自恢复）的痊愈目的。九宫腹诊是诊断中重要的手段。我曾经的一位患者，男，69岁。主诉关节疼痛，四肢厥逆，恶寒怕冷，背部寒冷，胃脘疼痛，左关脉沉弦，右关脉沉紧，舌体大，舌质瘀滞，边有齿痕。腹诊前诊断为脾胃虚寒肾阴不足的太阴少阴合病。后经腹诊，触及心下有坚硬竖性结节，压痛明显。左胸前神封穴压痛明显，左胸前中府穴压痛明显，左侧极泉穴压痛异常，当即修定了诊断，为胸阳不振的真心痛。

九宫腹诊纠正了诊断的偏差，阻止了胸痹真心痛的发生。所以当下处以经络导引法（井穴、合穴三棱针刺络，大椎、至阳穴梅花针点刺拔罐），遂以温阳开胸散结治法，方用瓜蒌薤白白酒汤加减治疗，四剂药后症状体征消失，再行腹诊时，上述体征已经基本消失。挽救了这位患者。

如果按照之前的太阴少阴合病，用理中汤或四逆汤虽然原则也没有错，但是就会贻误了时机，导致不好的结果出现。这就是腹诊的厉害之处。还有许多的案例详见待出版的《侯氏九宫腹诊》。

根据上述病例可以看到，腹诊是通过三焦气机升降直接了解脏腑气血充盈、气机运行情况的，其诊断简单，起效快，疗程短。我在临床时不经过腹诊，是不会制定治疗方案和开药方的。

（三）腹诊体会

九宫腹诊为侯氏三焦气化流派的传承，是要求弟子们在临证诊断中必学必会的手法。它与其学术思想体系是一脉相承的；其次是腹诊手法比脉学手法容易掌握得多，摸到的是圆形硬结，或是竖性硬结，是沙粒状还是团块状，代表的症状不同，确诊准确度就高。九宫腹诊是在天人合一基础理论层面建立的，这许多的感觉，其机理和临床意义是不同的。诊断准确，手法简单，容易传授，容易成就。

几十年来我诊病时都必须要摸腹，以腹诊的结果进行药物治疗，非药物治疗，每每有效。我自己的体会，摸腹（切腹）后能够让心中有一个明确的思路：能治还是不能治？治疗到什么程度？都是切腹后知道的。所以我在临床不管有多重的病人，我都会讲："等我检查后，我告诉你，我能不能够给你治疗好？治疗到什么程度？预后如何或属不治。"遇到一些棘手患者还必须和患者及其家属达成共识，忌口的问题，煎药方法的问题，服药方法的问题等。这也是我从导师那里学来的。与患者及其家属达成共识对于疾病的治疗、康复非常的重要。2009年后有了热断层扫描技术指标的支持，验证了九宫腹诊的准确性。临床上侯氏九宫腹诊与热断层扫描技术做过双盲对照，随机选择同一个病人，一组是以九宫腹诊诊断，一组是以热断层扫描技术诊断，其结果是一致的。见图4-3、图4-4。

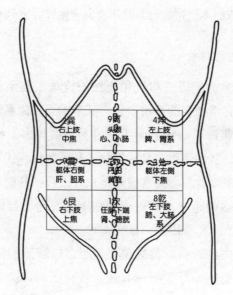

图 4-3　九宫全息腹诊图

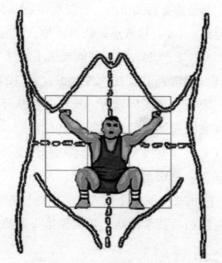

图 4-4　九宫气化腹诊图

二、热断层扫描技术

中医是国宝，几千年来为中华民族做出巨大的贡献。但是由于其认识人体生命的特殊性，都是看不见，摸不着的。现代人将中医称之为"黑箱理论"。一直被世人认为是一门经验医学，不属于科学的范畴。也就是说，中医只能是治好病，却不能够知道为什么治好了，无法用现在的科学仪器来证实。2009年结识了热断层扫描仪器，他的医用软件部分是中国科学院医用物理学家刘忠齐教授，用了近30年的时间研究出来的无损伤、绿色、环保的功能影像设备。利用红外线的原理，扫描摄取人体细胞的代谢热量来进一步判断已知的疾病和未知的疾病。作为中医人，中医的专科医院，无时无刻不在想着中医的可视化、数据化、客观化的问题。我院挑选了最优秀的医生作为热断层扫描的研究员。专门成立了团队，由刘丹冰主任、侯俊清老师带领团队进行临床研究，进行大量的临床实践。11年的时间里，我们拥有了2万多个病例，制定了风湿免疫性疾病：类风湿关节炎、强直性脊柱炎、骨性关节炎、痛风四个病的标准。具体详见即将出版的《热断层扫描——中医的CT》。

热断层扫描是用红外线的原理，将人体细胞代谢的热量摄取后进行分析。从西医学角度讲，热断层扫描核心理论锁定在"细胞代谢热"。从中医学角度讲，热断层扫描的核心理论是锁定在"气化"，以气血的分布情况进行辨证，并通过观察气血的分布是否均衡来判断疾病和了解机体的内环境。中医讲"气为血帅，血为气母"，气行则血行，气滞则血滞。无形的气人们是看不见，摸不着的，而有形的血是由气推动的。所以从热断层扫描观察到的细胞代谢热（气化）分布情况是从血的分布来看气的盛衰。我们医院热断层扫描研究团队，做了许多的课题，也制定了风湿免疫性疾病、风湿代谢性疾病、风湿脊柱关节病的热断层扫描的诊断标准。热断层扫描图是一张人体瞬间气化图，它是功能性的，他可以在 CT、MR 检查中病变小于 2 个毫米时提前发现。也就是说，人体从健康到亚健康到疾病是有一个过程的，这个过程有的长达数年。我们现在已经对于西医检查的实验室指标，放射学指标有了一定的认知。这个认知就是在形成器质性病变时才知道。但热断层扫描却在五六年前发现患者有血糖高的趋势，或有肿瘤的趋势，这个时候的表现是功能性的，是可以预防，是完全可以逆转的。但是在这个时候，所有目前的现代医学检测都不支持。这也就是说在器质性病变未出现之前，功能性的变化在热断层扫描下就已经发现，这时候的干预是可以大大地阻止重大疾病的发生的。2009 年后我们医院系统引进了 4 台热断层扫描仪器。在这十多年里我们干预过 100 多例重大疾病发生，这就是有了一台"中医的 CT"，临床才会得心应手。

而且这台仪器引进后，告别了中医"不科学"，中医是"黑箱论"的观点和看法，对中医的基础研究、临床研究、中药研究、针灸研究将会有很大的帮助。

热断层成像技术，从中医学观点锁定在"气化"上。由于药物的四气五味通过气化调整全身气机的升、降、出、入，从而调整三焦空间的"湿度与压力"，因此，我们可以通过观测 TTM 代谢热，来观察全身的气机、气化，确定机体的生理与病理。见图 4-5、图 4-6。

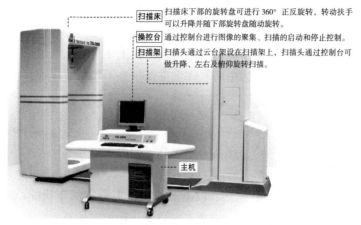

扫描床 —— 扫描床下部的旋转盘可进行 360° 正反旋转，转动扶手可以升降并随下部旋转盘随动旋转。

操控台 —— 通过控制台进行图像的聚集、扫描的启动和停止控制。

扫描架 —— 扫描头通过云台架设在扫描架上，扫描头通过控制台可做升降、左右及俯仰旋转扫描。

主机

图 4-5　热断层扫描仪

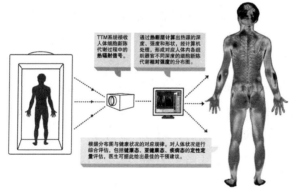

TTM系统接收人体组织新陈代谢过程中的热辐射信号。

通过热断层计算出热源的深度、强度和形状，经计算机处理，形成对应人体内各组织器官不同深度的细胞新陈代谢相对强度的分布图。

根据分布图与健康状况的对应规律，对人体状况进行综合评估，包括健康态、亚健康态、疾病的定性定量评估，医生可据此给出最佳的干预建议。

图 4-6　热断层扫描示意图

（一）热断层扫描与中医理论的关系

中医是中华民族五千多年来与疾病斗争的丰硕成果，是中华民族用无数生命换回的极其宝贵的人类财富，是揭示人类生命现象不可替代的手段，是中华民族赖以生存和强盛的保障。但现代人类还不能完全理解和掌握其中的科学规律。近百年来，由于种种原因，本应得到继续发展的中医未能得到应有的重视，在许多方面被西医所取代。以上这些不正常现象的出现，最主要的是因为中医有许多重要信息不能被直接地观察和测量，以定量来定性，妨碍了中医学的继承和发展。

热断层扫描技术，其目的是对中医的阴阳五行、四诊八纲、五脏六腑及寒热虚实、经络穴位的重要信息加以数字可视化，以促进中医的发展。TTM技术的出现已经使中医耳目一新，宣告原来中医只有说法，没有图像，没有数据的年代的结束。相信通过大量的临床应用和不断研发，中医一定会对人类的健康做出更大的贡献。

热断层扫描技术与中医内涵相同：从热断层扫描技术观察到的细胞代谢热（气化）分布情况是从血的分布来看气的盛衰。代谢热（气化）低的地方，代表该处气血少，气化功能差，气血流通不足（畅）。气化功能降低时，可能发生的疾病有颈、腰椎退行性改变，囊肿，脂肪瘤，结石，脑梗塞，脑室积水，心、脑供血不足，脂肪肝，结节，亚健康等。

反之，代谢热（气化）升高的地方，代表该处气化升、降、出、入失常，气血壅聚，能量不能正常运转而出现功能亢奋状态。可能发生的疾病有炎症，癌症，新近的出血，内分泌、免疫功能亢奋代偿状态等。

（1）热断层扫描技术的中医学理论（方法论）

1）从功能学的角度把握生命规律，而把解剖形态放到了第二位（即精于气化，略于形质），我们从热断层扫描上认识的五脏不仅指西医所说的五脏，而且是指中医脏象学说中的五脏的功能活动系统。

2）从整体的角度出发，并以多判据的方法来判断疾病，把握生命的规律。人体是一个有机的整体，应用热断层扫描技术判断疾病，了解机体的内环境，要从整体观并以多判据方法来寻求病源、把握全局。

3）从动态变化的角度来判断疾病，把握生命规律。气机、气化是中医理论的精髓，升、降、出、入，无处不有，其运动升已而降、降已而升，如环无端，造化万物，正如《素问·玉机真脏论》所说"神转不回，回则不转，乃失其化"。TTM实时地、原位地体现了机体气化的动态演变过程，为判断重大疾病和调整治疗方案，提供了客观的依据。

4）热断层扫描技术有独特的诊断方法。首先是通过对体表信息的定量收集，来判断疾病和了解机体的内环境性质，这与中医学说在内涵上是一致的，符合中医"形于外而藏于内，以外测内，内、外合揣"的法则；其次是从整体角度出发考虑问题，如在TTM上评估神志病变时要看心，同时还要关注心、肝、胆等脏（五脏皆藏神）。

（2）热断层扫描技术可使中医四诊、八纲客观化、可视化、数据化

传统中医强调的是三焦及其所属脏腑的功能状态，是"精于气化，略于形质"的理念，其核心是八纲辨证、四诊合参，并在整体观的指导下结合"揣外测内，有其外必有其内"的理念进行诊治疾病。而热断层扫描技术正是以"温变"的方式通过脏腑及其三焦代谢热在体表的表现并应用整体、多判据原理

来分析人体的病理状态，这些正与中医学重视三焦及其所属脏腑的功能、整体观、揣外测内观不谋而合。另一方面，中医学也不排斥脏腑的形态结构，古人历来对其也有明确的认识，而热断层扫描技术虽重视"温变早于病变"观，但不排除对脏腑形态结构的分析，这也与中医相合，实为结构与功能为一体的中医 CT，为中医学的发展创新提供客观化的依据。

传统中医望、切诊局限于以人的肉眼在可见光范围内辨形、色，借助于热断层扫描技术可以客观、可视、精确地测量被查部位代谢热影像，以定量的方法达到定性的目的，以可视化图像体现中医学内涵，为研究中医开辟了一条新的途径。

（二）热断层扫描技术在医学领域的应用

1. 西医方面

主要有健康（亚）状况整体评估，疾病的诊断与重大疾病的筛查，恶性肿瘤早期预警及监测，血糖、血压评估等，疾病疗效的动态监测，药品的研发筛选。

2. 应用热断层扫描技术对中医八纲进行辨证

（1）表里辨证：在热断层扫描技术里我们可以用热源的"深度"来确定疾病的病位。即热断层扫描技术上热源的"深度"与八纲中的"表里"高度呈正相关。如 0~1cm 为表面热源，1~2cm 为浅表热源，二者均属表证；＞2cm 以上的为深部热源，属里证。

（2）寒热辨证：人体热断层扫描技术中的"代谢热"高低与八纲中的寒热高度呈正相关。即在热断层扫描技术上病理性低代谢热图表示寒证，病理性高代谢或等代谢热图表示热证。

（3）虚实辨证：《黄帝内经》中对虚实的病机产生有两个方面的阐释。一方面从邪正盛衰立论，另一方面从气血逆乱、阴阳失调立论（气血已并，阴阳相倾）。在热断层扫描技术上，代谢热的高低、气血的分布情况、断层过程中代谢热的传递速度及方差，与八纲中的虚实高度呈正相关。一般机体高代谢为邪气有余，低代谢为正气不足（除外实寒证）；气并于血，则血实气虚；血并于气，则气实血虚；下并于上，则上实下虚；上并于下，则下实上虚。

（4）阴阳辨证：阴阳为八纲的总纲。从函数认识八纲，那么阴阳为因变量，表里为空间自变量，寒热、虚实为状态自变量。在热断层扫描技术上我们通过观察代谢的高低、疾病所发生的部位来判断阴阳属性，即表、实、热为阳，里、虚、寒为阴。

3. 应用热断层扫描技术对中医四诊中部分望、切诊的应用

热断层扫描技术可使中医四诊中部分望、切诊，通过代谢热数值、形态、走行、部位、均匀度客观可视化地体现出来，从而扩大了中医望、切诊的范围，深化了望、切诊的内容，提升了望、切诊的精准度。

具体应用如下：

（1）望头面部代谢热：正常人的热断层扫描技术面部代谢热显示左右两侧基本相等（相差不超过 0.2），面部代谢热的高低分布是一项重要的观测指标，通过对比不同患者可有较为明显的变化。如阳虚的患者其面部代谢热以低温代谢热图为优势，表现形式常为黑颊黑鼻、黑颊花鼻等；阳亢的病人常表现为头面部以高温代谢热图为主，表现形式常为面颊部热、额头部呈线形高代谢，且面部高温代谢热图先于全身任何部位出现，临床此类患者表现明显，诊断率可达90%。由此可见热断层扫描技术可以对中医一些临床证候进行很好的辅助诊断。

（2）望舌质的代谢热：正常人的舌质热断层扫描技术代谢热分布，由舌根向舌尖均匀地分布出现，舌尖代谢热降低或升高，提示心系供血发生障碍；舌质两边代谢热升高或降低，提示肝系代谢热发生改变；舌中间代谢热升高或降低，提示中焦脾胃代谢热发生改变；舌前 1/3 与中 2/3 交界处出现类圆形高代谢热图提示血糖异常；阴虚患者的舌质即刻温度或延时温度均高于正常人；阳虚患者的即刻温度或延时温度均低于正常人，因此使用热断层扫描技术通过舌面的温度与位置可提示诊断患者的体质及脏腑的功能状态。

（3）望经络的代谢热：中医对于疾病的诊治有其独特的方法，经络便是其中之一，热断层扫描技术通过代谢热的数值、走行、变化，来体现其生理、病理变化，这便是使经络更为可视化。以面瘫患者为例，该病患的面部双侧代谢热差，明显大于健康人，行针治疗以后，热断层扫描技术代谢热图显示出现升高反应区。如升温反应强，则病变恢复得较好、较快，反之则差。由此可见热断层扫描技术可帮助医生通过望面部经络代谢热来协助诊断、观测针灸疗效、调整治疗方案，以便达到最准确的诊断和最佳的临床效果。

（4）腹部九宫区代谢热图：切腹部是中医特色之一，五脏六腑与腹部均有直接和间接的联系。通过热断层扫描技术代谢热图的数值、形态、走行可以协助判断腹部九宫区的功能状态。具体望切法如下：正常"九宫区"的热断层扫描技术代谢热图一般呈均匀、有序的低温区热图（即无异常热源出现），随着断层深度的由表及里，代谢热分布自上而下、自脐向脐周、自躯干向四周、向中间均匀对称的扩散，代谢热值以任脉为对称轴，左右对称，且 $\Delta F < 0.2$，任何一点代谢热值小于或大于周围正常组织 0.5，即为异常。同时观测腹部代谢热图的性质（高温、低温热图）伴血管走行、对称性、深度、形态、走行，从而扩大四诊内涵，使异常热源精准化，为诊断疾病提供可靠的依据。

如观测腹部九宫区脐（神阙穴）代谢热的情况：

①脐部代谢热数值与元气的关系：脐部正常代谢热值 ΔF 为 1.8~2.2。当 $\Delta F < 1.5$ 时，提示元气不足；$\Delta F < 1.0$ 时，提示元气亏损；$\Delta F < 0.8$ 时，提示疾病很难康复。

②当脐部代谢热数值 $\Delta F > 2.2$ 时，提示经络不通，经气有余。此时应进一步观测代谢热的走向（向上、向下、向左、向右、向周围）观测优势代谢热的部位、走向，从而确定经络阻滞的部位性质。

③脐部代谢热的形态与气机、气化的关系：正常人的脐部代谢热一般呈圆形（男）或椭圆形（女），当脐部代谢热呈横"一"形，提示气机阻隔，疏泄失常；脐部代谢热图呈"1"形，提示气虚下陷，气化不利；脐部代谢热呈"△"提示气逆；脐部代谢热呈"▽"提示中气下陷，宣畅失调；脐部代谢热偏于左侧，提示血不足，偏于右侧，提示肝脾不调（肿瘤、手术影响除外）。

（5）望切"寸口"脉代谢热的性质、走行：切诊是四诊中的重中之重，临床上可以帮助医生验证其他诊断的正确与否，但由于其主观性很强，往往难以达成共识。热断层扫描技术通过观察"寸口"部位代谢热的性质、走行，用独异诊病的方式以客观、可视的形式来协助诊断。如左手"寸口"脉区关部高代谢热图，代谢热总趋势走向寸部，提示肝功能亢进并传向心；右手"寸口"脉区关部为低代谢热图，尺部为寒热错杂的低温热图，提示土虚乘水，阴气重叠，阳气不足，并有郁而化热之势。总之通过观测"寸口"部热断层扫描技术代谢热图客观地体现脉搏的代谢热情况，从而结合中医理论，协助四诊进行诊断。见图4-7、图4-8。

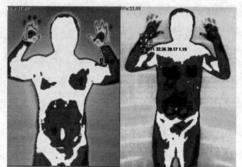

左"寸口脉"寸脉高代谢　右"寸口脉"寸脉高代谢

图4-7　热断层扫描寸口脉像图

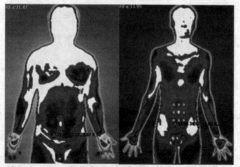

神阙穴（脐）高代谢3.16　神阙穴（脐）低代谢1.57

图4-8　热断层扫描神阙穴图

综观历代医家著作中有关痹证的论述和临床经验记载，可以清晰地看到，对痹证的认识与实践，发展到清朝末年已趋向成熟，且愈加规范，为后世临床起了指导作用。《黄帝内经》奠定了痹证的外因与内因相结合的病因、病理、证候、治则，为后世医家提供了理论基础及治疗的指导原则。此后历代医家又补充了"热、痰、瘀"等病理因素，同时认识到了内伤虚损（阴阳气血不足，肝肾脾之亏虚）在痹证形成过程中的作用。在治疗方面，从单纯的祛风散寒除湿，到后来的根据痹证表现在不同部位的治疗；从单纯的外治法，到内外合治法的应用，历代医家的认识也在不断深化。在临床实践过程中，尤推崇清代程钟龄的说法："治行痹者，散风为主，而以除寒祛湿佐之。大抵参以补血之剂，所谓治风先治血，血行风自灭也。治痛痹者，散寒为主，而以疏风燥湿佐之。大抵参以补火之剂，所谓热则流通，寒则凝塞，通则不痛也，痛则不通也。治着痹者，燥湿为主，而以祛风散寒佐之。大抵参以补脾之剂，盖土旺则能胜湿，而气足自无顽麻也。"实为中肯之见。另外，痹证迁延不愈，日以病进，以至骨痿筋缩，肢节痿废。

因此，综观全局，在疾病缓解期，补益肝肾以养筋骨，防止废用；在疾病发作期，以通痹止痛为先，减少患者之所苦，根据寒热之不同，选以乌头或石膏为主药，以速胜之。再者，应特别重视外治疗法之挖掘，如导引、按摩等，尤其导引可以活动筋骨，流通气血，符合现代医学"功能锻炼"之理念。因此，对于痹证的治疗，应建立内治与外治统一的综合治疗体系，以提高疗效，更好地展现中医特色。

第五章　历代医家对痹证的认识

一、夏商时期

最早出现"痹"字概念的医学文献，是 1973 年底长沙马王堆三号汉墓出土的帛书，在《足臂十一脉灸经》和《阴阳十一脉灸经》中有"疾畀（痹）""踝痹"以及"足小指痹"等文字记载，其他与痹证相关的症状有"手痛""四末痛""膝肿""足大小指废"等。《五十二病方》中还收载了现今治疗痹证的常用药物，如"乌喙"（乌头）、续断根、防风、白芷、牛膝等。尽管在这珍贵的古医帛书中，没用形成较完整的疾病概念，也没有像现在一样分门别类，但证明"痹"在夏商时期就已经作为病理名词或症状命名而存在，是现存最古老的记载。

二、春秋战国时期

该时期出现了标志着中医理论体系形成的《黄帝内经》，它不仅是这个时期具有总结性的医学典籍，同时也为痹病类疾病奠定了基本理论基础，并列了两篇有关痹证的专论——《素问·痹论》《灵枢·周痹》。首先提出了风寒湿邪与内在机体"外内相合"致痹的观点，如"风寒湿三气杂至，合而为痹也。""所谓痹者，各以其时重感于风寒湿之气也。""逆其气则病，从其气则愈，不与风寒湿气合，故不为痹。"强调痹证的发生除了风寒湿外邪的侵袭外，还由于机体内部脏腑经脉之气失调、逆乱，"两气相感"才会发病，强调了先由脏腑内伤，功能失调以及营卫不和，然后风寒湿邪乘虚内侵，发生各种痹证。《黄帝内经》还明确指出"血气皆少……感于寒湿，则善病骨痹"，又按病因而将痹证分为三种类型，"其风气胜者为行痹；寒气胜者为痛痹；湿气胜者为着痹。""其热者，阳气多，阴气少，病气胜，阳遭阴，故为痹热（也称热痹）。"

同时《黄帝内经》中体现了"天人相应"的整体观念，把四时阴阳与人之五体、五脏系统置于"五脏应四时，各有收受"这个整体，如"以冬遇此者为骨痹，以春遇此者为筋痹，以夏遇此者为脉痹，以至阴遇此者为肌痹，以秋遇此者为皮痹。"其病邪由外而内，由浅入深的传变规律是，"骨痹不已，复感于邪，内舍于肾。筋痹不已，复感于邪，内舍于肝。脉痹不已，复感于邪，内舍于心。肌痹不已，复感于邪，内舍于脾。皮痹不已，复感于邪，内舍于肺"。同时《黄帝内经》中分析了痹证的常见临床症状，如肢体疼痛、麻木、不仁或痹寒或痹热等。

在治疗方面，提出"寒痹益温"的治疗原则，还详细记述了针刺后运用药熨法治疗痹证的药物组成、炮制方法、临床操作程序及其注意事项等。在痹证预后及易感（患）痹方面，提出了"其风气胜者，其人易已也"，"其入脏者死，其留连筋骨间者疼久，其留皮肤间者易已"，以及"粗理而肉不坚者，善病痹"。

由上可知，《黄帝内经》对痹证的认识，从病名、病因、病机、证候、治疗、预后等方面进行了论述，对后世以及现代的医家诊治风湿痹证仍起着指导作用。《黄帝内经》中虽未具体论及药物的内治疗法，但主要记载了针刺和药熨等外治疗法。《灵枢·官针》云："毛刺者，刺浮痹于皮肤也……短刺者，刺骨痹。"根据病邪在何处，而分别采用不同的针刺方法。《灵枢·寿夭刚柔》云："刺布衣者，以火焠之。刺大人者，以药熨之……用淳酒二十升，蜀椒一升，干姜一斤，桂心一斤……用绵絮一斤，细白布四丈，并内酒中。置酒马矢中……以熨寒痹所刺之处，令热入至于病所，寒复炙巾以熨之，三十遍而止。"采用了淳酒、蜀椒、干姜、桂心等辛温之品外用治疗痹证，治疗方法基本是以辛温散寒为主。

三、东汉

华佗《中藏经》第一次提出了七情致痹说。"气痹者，愁忧思喜怒过多，则气结于上，久而不消则伤肺，肺伤则生气渐衰，则邪愈胜。留于上，则胸腹痹而不能食；注于下，则腰脚重而不能行。"肺主一身之气，情志抑郁或过亢皆可致脏腑过用越时，气机不畅，人而发生痹证。《中藏经》在当时的历史条件下，虽然在理论上提出了七情刺激可以引起"气痹"，但无验案和方证记载，只原则上提出了"宜节忧思以养气，慎喜怒以全真，此最为良法"。尽管如此，《中藏经》能认识到情志与痹病的发病关系，提出七情致痹说，值得重视。

四、东汉末年

张仲景详细论述了痹证的治疗，既有具体治法，又有具体方药，在《黄帝内经》的基础上有了较大的发挥。提出了利小便、发汗以治湿痹的具体治法，如《金匮要略·痉湿暍病脉证治第二》曰："湿痹之候，小便不利，大便反快，但当利其小便……若治风湿者，发其汗，但微微似欲出汗者，风湿俱去也。"在治疗中常用五苓散、麻黄加术汤等方剂。在《金匮要略·中风历节病脉证并治第五》中提出，"诸肢节疼痛，身体尪羸，脚肿如脱，头眩短气，温温欲吐，桂枝芍药知母汤主之"，"病历节不可屈伸，疼痛，乌头汤主之"，以调和营卫，温阳祛瘀，祛风除湿。张仲景还继承了《黄帝内经》的针刺之法，对于血痹轻证，用针法引动阳气，令阳气通行，血行通畅，风邪得解，而对于素体阴阳不足又感邪较重者，治宜温经通阳，和营行痹，方用黄芪桂枝五物汤。此外，白术附子汤、甘草附子汤、白虎加桂枝汤、甘姜苓术汤等诸多方剂，也都是治疗痹证的经典成方，这些方剂被后世统称为治痹经方。

张仲景首次以"历节病"来命名类风湿关节炎，指出"历节病"是一种特殊的顽固性痹证。他在论述历节病脉因证治中指出，"营气不通，卫不独行，营卫俱微，三焦无所御，四属断绝"；"寸口脉沉而弱，沉即主骨，弱即主筋，沉即为肾，弱即为肝。汗出入水中，如水伤心，历节黄汗出，故曰历节"。说明历节病机是肝肾先虚为病之本，寒湿外侵为病之标。即使是肥胖之人，也往往是有余于外，不足于内，"盛人脉涩小、短气、自汗出、历节痛，不可屈伸，此皆饮酒汗出当风所致"。指出血虚历节的病机、证候是"少阴脉浮而弱，弱则血不足，浮则为风，风血相搏，即疼痛如掣"，并且隐含了"治风先治血，血行风自灭"的治疗大法。

同时张仲景总结了乌头汤、白术附子汤、乌头汤治疗寒痹；桂枝白虎汤加减治热痹等方法，至今仍是治疗风湿免疫性疾病的有效方法。仲景还把历节病和中风及一般痹证相鉴别。这些论述开辟了医学史上认识风湿、风湿免疫性疾病的先河。《金匮要略·中风历节病脉证并治》曰："营气不通，卫不独行，营卫俱微，三焦无所御，四属断绝……假令发热，便为历节也"。首次提出历节病机与三焦有关，论述了痹证、营卫、三焦之间的关系。

《伤寒论》中涉及"三焦"名称的条文共有六条，如《伤寒论·平脉法》中指出三焦各部功能障碍，不能各司其职的常见病证有"三焦不归其部"，"上焦不归者，噫而酢吞；中焦不归者，不能消谷引食；下焦不归者，则遗溲"。《金匮要略·五脏风寒积聚病脉证并治》中亦有"热在上焦者，因咳为肺痿；热在中焦者，则为坚；热在下焦者，则尿血"的热邪侵犯上、中、下三焦后可见的热证。虽然论述较少，但也能充分体现张仲景将《黄帝内经》《难经》中的三焦名称、概念及含义理论，创造性地应用于临床实践中，与六经辨证相结合，论述三焦受邪后可出现的病证及辨治方法。

五、隋代

巢元方等编著的《诸病源候论》中，论述了"历节风候"，指出历节风的症状主要是短气、自汗出、历节疼痛不可忍、屈伸不得。《诸病源候论》中有关痹证的论述，既以《黄帝内经》为圭臬，又有所创新，对发展痹证的治法起到了承前启后的作用。《诸病源候论》中提及了以汤、熨、针、石等法治疗痹证，却未阐述具体方药。详细描述了按导疗法（包括气功、自我按摩、关节运动操等），治疗痹证的按导方法有 30 多条，认为按导疗法具有疏通经络、行气活血、祛风散寒、化痰消肿等作用。

六、唐代

孙思邈在《备急千金要方》与《千金翼方》中论述历节病的病因病机时，提出了"风毒"的概念，在描述其临床表现时提出了"骨节蹉跌"的证候特征。这在类风湿关节炎的学术发展史上是一个历史性的进步。用"毒"邪的病理概念去认识历节病的发病规律，为后世医家开拓了探讨思路。并且开始对历节病的辨证治疗确立了清热解毒的方法。"骨节蹉跌"临床体征的发现，则早于西方医学千余年。孙思邈为"热毒流入四肢，历节肿痛"所创设的犀角汤，是继张仲景桂枝芍药知母汤、乌头汤方证之后，又一个新的辨治证型。孙思邈《备急千金要方·诸风》云："夫腰背痛者，皆由肾气虚弱，卧冷湿地当风得之，不时速治，喜流入脚膝，为偏枯、冷痹、缓弱疼重，或腰痛挛脚重痹。"提出了痹证日久，则气血不足，肝肾亏虚，治疗以祛风散寒除湿为主，同时兼用补益气血、滋养肝肾之品，方选独活寄生汤。此方为后代直至今世医家广为运用。

七、中唐时期

王焘著《外台秘要》，在"卷十三·白虎方首"中称类风湿关节炎为"白虎历节"，其曰："白虎病者，大都是风寒暑湿之毒，因虚所致，将摄失理，受此风邪，经脉结滞，血气不行，蓄于骨节之间，或在四肢，肉色不变；其疾昼静而夜发，发即彻髓，酸疼不歇，其病如虎之啮，故名曰白虎之病也。"在历节病的外治方法上发展了古代的热熨法："取三年酽醋五升，热煎三五沸，切葱白三二升，煮一沸许，即爪篱漉出，布帛热裹，当病上熨之，以瘥为瘥。"这和现在使用的热醋疗法概念上是一致的。

八、宋代

1. 北宋王怀隐《太平圣惠方》、陈师文等《太平惠民和剂局方》集历代中药、方剂学之大成。尽管在其中把痹病归属在六极门中论述，显示出当时对"痹"的认识有模糊之处，但在当时已开始广泛使用乌蛇、白花蛇、全蝎等虫类搜剔药治疗痹病了，这比既往使用植物药治疗是一大进展。在同期出版的书中，也收载了多种治疗历节病的方法。《太平惠民和剂局方》中，用五痹汤来"治风寒湿邪，客留肌体，手足缓弱，麻痹不仁；或气血失顺，痹滞不仁，并皆治之"。南宋严用和创拟的蠲痹汤，主要治疗"身体烦疼，项背拘急，或痛或重，举动艰难，及手足冷痹，腰腿沉重，筋脉无力"，一直被后人所沿用，被认为是通用的基本方。

2. 许叔微《普济本事方》用"川乌粥，治风寒、湿痹、麻木不仁"；用麝香丸治疗历节风，"麝香丸，治白虎历节诸风疼痛，游走无定，状如虫啮，昼静夜剧，及一切手足疼痛……如绿豆大，每服七丸，甚者十丸，夜卧令膈空，温酒下，微出冷汗一身，便瘥。予得此方，凡是历节及不测疼痛，一二服便瘥"。

3.窦材《扁鹊心书》中介绍了用外治法治疗历节病的民间经验："于痛处灸五十壮自愈。汤药不效，惟此法最速。若轻者不必灸，用草乌末二两，白面二钱，醋调熬成稀糊，摊白布上，乘热贴患处，一宿自愈。"

4.宋代太医院所编《圣济总录》把诸痹分为痛痹、着痹、行痹、风冷痹、风湿痹等，指出寒邪甚者为痛痹，"治宜通引营卫，温润经络，血气得温则宣流，自无壅瘀也"，拟方有茯苓汤方、天雄丸方、去毒丸方、当归摩膏方、茵芋浸酒方；湿气胜者为着痹，"治宜除寒湿，通行经络则瘥"，拟方有石斛散方、侧子汤方、附子丸方、天雄浸酒方、白花蛇丸方、茯苓汤方、干蝎散方、摩风膏摩之方、龙虎膏方；风气胜者为行痹，"治法虽通行血气，宜多以治风之剂"，方有防风汤方、羚羊角丸方、萆薢丸方、山茱萸丸方、干地黄丸方、附子酒方；寒气多者，谓之冷痹，方有巴戟天汤方、牛膝散方、虎骨散方、菖蒲散方、萆薢丸方、白敛散方、羌活饮方、楮实丸方；而"风湿痹者，以风湿之气，伤人经络而为痹也"，用防己汤方、海桐皮汤方、白花蛇丸方、苍耳饮方等方药。

九、金元时期

此时期出现了金元四大家的学术争鸣的局面，痹证的治疗方面同样也有了进一步的发展。

1.刘完素以"六气皆从火化"和"五志过极皆为热病"立

论。对痹证的治疗，多主张据证治痹，寒热温凉攻补，各选其宜，并不是片面地、机械地运用寒凉药物。

2. 张从正则主张采用汗、吐、下法，在《儒门事亲》中指出："夫大人小儿，风、寒、湿三气，合而为痹。及手足麻木不仁者，可用郁金散吐之。吐讫，以导水丸、通经散泄之。泄讫，以辛温之剂，发散汗出，则可服当归、芍药、乳、没行经和血等药……"为后世攻逐邪气的痹证治疗方法提出了依据。

3. 李东垣重视"内伤脾胃，百病乃生"，认为脾胃虚弱，阳气不能上行充实皮毛，散布百脉，风寒湿乘虚而袭，经气郁而不行，不通则痛，证见痹证初起在上在表之候。治疗从脾胃入手，常用羌活、独活、蔓荆子、升麻、柴胡等升阳风燥药以辛香开泄，而风药又能除湿，湿除则经气流通，其病可疗。李东垣是补土派的创始人，以甘温除大热，以补中益气汤为代表方剂。岂不知李东垣秉承师学其实是真正的五运六气大家。其所著的《脾胃论》的核心思想是"脏气法时"。在上卷讲的是"脏气法时"及五脏之间的生克关系，"脏气法时"的关键是"时"，"时"的关键是升降浮沉，即所谓的"气运衰旺"。中卷讲的是"气运衰旺"，以"甲己化土"概括之。下卷讲的是胃脘阳气不升而百病生焉。李东垣为补土派，何以"补土"？就在一个"火"字。因为只有火才能够生土。但火有君火、相火之分，"补土"的是君火还是相火？这正是李东垣医学思想的核心理论。其重点阐述了君火、相火在生理病理方面的异同，开辟了三焦辨证医学的新天地。

4. 朱丹溪继承刘完素、张从正、李东垣诸家之说，结合临床实践，提出了"阳常有余，阴常不足"及"相火论"等学说。而对于痹证，朱丹溪主要对治疗痛风有独到之处，对后世影响很大。其治疗的主导思想是滋阴清热，活血通络，重点在阴分。其将痛风分为风热、风湿、血虚、有痰4种类型，并根据病邪类型提出了不同治法。朱丹溪在《局方发挥》中所说："火土二家之为病""悉是湿热内伤之病"。其实，朱丹溪已经看出了李东垣的"不传之秘"。其《格致余论·序》中指出，阴不足，是指上奉之阴不足；阳有余，是指心火有余，不是相火亢盛有余。因为心火亢盛是由于少阳三焦相火衰弱造成的。

朱丹溪作为滋阴派代表医家，在类风湿关节炎的病因、治疗方面都有一定贡献，他弃"痹证""历节病""白虎病"之名，而另立"痛风"一门，阐述了对类风湿关节炎的认识。《丹溪心法·痛风》论曰："四肢百节走痛是也，他方谓之白虎历节风证。大率有痰、风热、风湿、自虚。因于风者，小续命汤；因于湿者，苍术、白术之类，佐以竹沥；因于痰者，二陈汤加酒炒黄芩、羌活、苍术；因于血虚者，用芎归之类，佐以红花、桃仁。"朱丹溪明确提出"有痰"可以导致痹痛。他在《格致余论》分析痛风的病因病机时指出："彼痛风者，大率因血受热已自沸腾，其后或涉冷水，或立湿地，或扇取凉，或卧当风，寒凉外搏，热血得寒，汗浊凝涩，所以作痛。夜则痛甚，行于阴也。治法以辛热之剂，流散寒湿，开发腠理，其血得行，与气相和，其病自安。"从上可以看出朱丹溪对痛风、类风湿关节炎总的病机认识是湿痰浊血流注，突出内因。在临症治疗上，他认为"薄桂治痛风，乃无味而薄者，独此能横行手臂，引领南星、苍术等至痛处。下行用炒柏，引领南星、苍术等治"。其代表方剂如治上中下痛风方（姜制南星、川芎、白芷、桃仁、神曲、桂枝、汉防己、龙胆草、苍术、黄柏、红花、羌活、威灵仙），阴火痛风方（人参、白术、熟地黄、山药、海浮石、川黄柏、锁阳、南星、酒炙败龟甲、干姜烧灰），八珍丸（乳香、没药、代赭石、生穿山甲，生川乌、生草乌、羌活、全蝎），饮酒湿痰痛风（酒黄柏、威灵仙、苍术、陈皮、芍药、甘草、羌活）。可见，朱丹溪治疗痛风用药特点是注重气血痰郁，多以除湿祛痰、疏通气血为主。

5.戴思恭《秘传证治要诀及类方·中风》载："遍身骨节疼痛，昼静夜剧，如虎之啮，名曰白虎历节风。并宜加减地仙丹或青龙丸、乳香，有助于窗牖间梳洗。"戴思恭《秘传证治要诀及类方·臂痛》载："外有血虚一证，血不荣于筋，或致臂痛，宜蠲痹汤、四物汤各半贴，和匀煎服……若坐卧为风湿所搏，或睡后手在被外，为寒邪所袭，遂令臂痛，宜五积散及蠲痹汤。审知是湿，蠲痹汤每服加苍术三匙，防己四分。"

十、明代

此时期对痹证的治疗有了更进一步的发展。

1.刘纯在《杂病治例》中指出，治疗痹证有发散、温经、疏风养血、导痰等方法，采用宣明茯苓汤、茯苓川芎汤、通圣散等加减治疗。

2.施沛在《祖剂》提到用"五痹汤、三痹汤"治疗痹证。

3.李梴在《医学入门》中指出五痹汤治疗"风寒湿气客留肌体，手足缓弱，顽麻不仁"，用三痹汤即寄生汤"治血气涩滞，手足拘挛，风痹等疾"。

4.虞抟的《医学正传》继承和发展了朱丹溪的学说，认为"所谓痛痹者，即今之痛风也。诸方书又谓之白虎历节风，以其走痛于四肢骨节，如虎咬之状，而以其名之耳"。在病机方面宗朱丹溪之因"湿痰浊血流注"为病说。治疗上则更加明确，"治以辛温，监以辛凉，流散寒湿，开通郁结，使血行气和"。并且提出了"慎口节欲""须将鱼腥、面、酱、醋皆断去之"，这样可以避免或减轻病情的加重和复发。

5.方隅《医林绳墨》记载："顽痹……如湿痰者，或走注有核，肿起有形，但色白而已，治宜清湿降痰，用二陈汤加苍术、枳实、黄连、厚朴之类。"其中"走注有核，肿起有形"是中医文献中第一次详细出现类似类风湿关节炎皮下结节的描写。

6.王肯堂等著的《证治准绳》将历节走注归于行痹，痛风（白虎历节）之类。因历节病初起走注疼痛不定，久甚痛剧"如虎咬"，乃为一种病证的两个病理阶段，以疼痛证候的不同形状而分别归属于行痹、痛痹两类。这样分类，对于临床辨证治疗选方用药有很大裨益，亦证明古代医家对历节临床研究达到很精细的程度。同时，《证治准绳》中记载了当时对现代类风湿关节炎小关节症状的描写："两手十指，一指疼了一指疼，疼后又肿，骨头里痛。膝痛，左膝痛了右膝痛。发时多则五日，少则三日，昼轻夜重，痛时觉热，行则痛轻，肿却重。"与明代以前医家认识到的"骨节蹉跌""脚肿如脱"等一脉相承，相互补充。对历节的病机既肯定了以往"风毒走注"的认识，又提出了用控涎丹治疗，对历节的学术经验有了进一步发展。

十一、清代

1. 李用粹《证治汇补》认为，风胜者加白芷，湿胜者加苍术、南星，热胜者加黄柏，寒胜者加独活、肉桂，上体加桂枝、威灵仙，下体加牛膝、防己、萆薢、木通。

2. 喻昌曰："痹证非不有风，然风入在阴分，与寒湿互结，扰乱其血脉，致身中之阳不通于阴，故致痹也。古方多有用麻黄、白芷者，以麻黄能通阳气，白芷能行荣卫，然已入在四君、四物等药之内，非专发表明矣。至于攻里之药，从无用之者，以攻里之药皆属苦寒，用之则阳愈不通，其痹转入诸腑，而成危症者多矣。"

俞昌《医门法律》曰："痹在上，用桂枝五物汤。""痹在臂，用十味锉散。""痹在手足，风淫末疾，则用乌头粥。""痹在手足、湿流关节，则用薏苡汤。""痹在身半以下，用通痹散。""痹在遍身，走痛无定，用控涎丹。""痹在筋，用羚羊角散。""痹在皮，用羌活汤。""热痹，用升麻汤。""冷痹，用巴戟天汤。""痛风一名白虎历节风，实即痛痹也。""独千金犀角汤一方，深有合于经意，特表之为例。"

3. 张三锡曰："痛风即《黄帝内经》痛痹。但今人多内伤，气血亏损，湿痰阴火流滞经络，或在四肢，或在腰背，痛不可当，一名白虎历节风是也。大抵湿多则肿，热多则痛，阴虚则脉数而重在夜，气虚则脉大而重在昼。肢节痛须用羌活，去风湿亦宜用之。如肥人肢节痛，多是风湿，与痰饮流注经络而痛，宜南星、半夏。如瘦人肢节痛，是血虚，宜四物加防风、羌活。如瘦人性急躁、肢节痛、发热，是血热，宜四物加酒炒黄芩、黄柏。如肢节肿痛脉滑者，常用燥湿，宜苍术、南星，兼行气药木香、枳壳、槟榔，在下加汉防己。若肢节肿痛脉涩数者，此是瘀血，宜桃仁、红花、当归、川芎，及大黄微利之。如倦怠无力而肢节痛，此是气虚。兼有痰饮流注，宜参、术、星、半。"

4. 吴仪洛《成方切用》中载。治腰以下至足，风寒湿三气，合而成痹。两足至脐冷如冰，久成此疾，用通痹汤。治血痹多惊，筋脉挛急，用血痹汤。治气血凝滞，手足拘挛，风寒湿三痹，用三痹汤。

5. 陈修园《时方妙用》指出《金匮要略》治血痹的黄芪桂枝五物汤是痹证属虚者之总方，并提出五积散治疗痹证之实者。

6. 邹存淦《外治寿世方》治疗风冷寒痹腰痛用一味川乌头捣烂贴痛处，疗效甚佳。

7. 罗国纲《罗氏会约医镜》曰："五积散治一切痹证初起，凡风寒湿中之，身痛骨节痛等证。""小续命汤通治八风五痹，痿厥疼痛等证。""养血祛风汤治风邪外中，历节肿痛，脉浮涩者。""益火散寒汤治寒邪外中，身体切痛，脉弦紧者。""补土燥湿汤治湿邪外中，身痛沉重，脉沉细涩者。""加味二妙散治湿热痹痛，骨节疼痛，如火之燎，或麻木痿软。""大防风汤治足三阴亏损，风寒湿乘虚浸入，发为痹证。"

8. 清代程钟龄认为，此三阴本亏，寒邪袭于经络，遂成斯症。宜服虎骨潜丸，外贴普救万全膏，则渐次可愈。

9. 林珮琴《类证治裁》论治痹证方如下：

（1）行痹散风为主，兼去寒利湿，参以补血，血行风自灭也。防风汤。

（2）痛痹温寒为主，兼疏风渗湿，参以益火，辛温解凝寒也。加减五积散。

（3）着痹利湿为主，兼去风逐寒，参以补脾补气，土强可胜湿也。川芎茯苓汤加芪、术。

（4）风湿，羌活胜湿汤、史公酒。

（5）寒湿，苡仁汤、三痹汤。

（6）痹而身寒，如从水中出者，属寒湿，附子丸。

（7）有湿热，加味三妙散、苍术散。

（8）肩背沉重，肢节疼痛，下注足胫，属湿热。当归拈痛汤。

（9）有风热，肤麻瘾疹，消风散。

（10）有暑湿，清暑益气汤。

（11）有冷痹，风冷顽麻，巴戟天汤。

（12）有热痹，热毒流注骨节，千金犀角散。

（13）有营热，四物汤去川芎，加钩藤、丹皮。

（14）有营虚，当归建中汤。

（15）有卫虚，防己黄芪汤。

（16）有气痹，痹在气分，蠲痹汤。

（17）有血痹，痹在血分，因劳汗出，卧被风吹，血凝于肤，黄芪桂枝五物汤加当归。

（18）有瘀血，败血入络，桃红饮，煎成入麝香。

（19）有停痰，遍身走痛，二陈汤加羌活、白芥子、风化硝，姜汁泛丸。

（20）有支饮，臂痛不举，眩冒麻痹，指迷茯苓丸。

（21）有在经，木防己汤。

（22）有入络，活络饮加桑寄生、威灵仙、钩藤、牛膝，或活络丹。

（23）风寒湿合痹：气血凝滞，身重而痛，手足挛急。石顽改定三痹汤，或通痹散。

（24）周痹：真气不能周于身，浑身痹痛。风寒湿气客于肉分，内不在脏，外未发皮，命曰周痹。蠲痹汤加桂枝、白术、狗脊、薏米。

（25）行痹：遍身走注不定，上半身甚者，乌药顺气散。下半身甚者，虎骨散加减。

（26）痛痹：历节挛痛，疏风活血汤。痛甚者，五灵散。

（27）着痹：留着定处，身重酸痛，天阴即发，除湿蠲痛汤加蚕沙、防己、薏米。不应，补中益气汤加附子、羌活、黄柏。

（28）骨痹：即寒痹痛痹也，苦痛切骨。安肾丸。

（29）筋痹：即风痹也，风热攻注，筋弛脉缓，羚羊角散。若湿邪入筋，续断丸。

（30）脉痹：即热痹也，风湿郁热，经隧为壅。升麻汤去桂、麻，加萆薢、石膏，或秦艽四物汤，后用人参丸。

（31）肌痹：即湿痹着身也。浑身上下左右麻木，属卫气不行。神效黄芪汤。皮肤麻木，属肺气不行。本方去荆芥，倍黄芪，加防风。肌肉麻木，属营气不行。本方去蔓荆，加桂枝、羌活、防风。丹溪曰：麻为气虚，木为湿痰败血。

（32）皮痹：邪在皮毛，搔如隔帛，或瘾疹风疮，宜疏风养血。秦艽地黄汤。

（33）五脏痹：经病入脏，邪胜正虚，五痹汤（人参、茯苓、当归、白芍、川芎、白术、五味子、细辛）。肾痹，本方加独活、肉桂、杜仲、牛膝、黄芪、萆薢。肝痹，本方加枣仁、柴胡。心痹，本方加远志、茯苓、麦冬、犀角（犀角现代已经禁用，可以水牛角代之）。脾痹，本方加厚朴、枳实、砂仁、神曲。肺痹，本方加半夏、杏仁、麻黄、紫菀。治法总以补助真元，宣通脉络，加活血丹合续断丹，或人参散之类。使气血流畅，则痹自已。

附方：

"行痹"防风汤：防风、葛根、羌活、秦艽、桂枝、甘草、当归、杏仁、黄芩、茯苓、生姜、酒。

"痛痹"加减五积散：茯苓、半夏、陈皮、甘草、麻黄、白芷、当归、赤芍、川芎、干姜、桔梗、苍术、厚朴。

"着痹"川芎茯苓汤：茯苓、桑白皮、川芎、防风、麻黄、赤芍、当归、陈皮、甘草、大枣。

"风湿"羌活胜湿汤：羌活、独活、川芎、藁本、防风、甘草、蔓荆子。

"风湿"史公酒：羌活、防风、白术、当归、牛膝、萆薢、杜仲、松节、虎骨、鳖甲、蚕沙、秦艽、苍耳子、枸杞子、白茄根，各味粗研绢袋盛浸。此方去鳖甲、苍耳子，加龟甲、苍术，名换骨丹。

"寒湿"苡仁汤：薏苡仁、当归、川芎、干姜、桂枝、羌活、独活、防风、白术、甘草、川乌、麻黄。

"寒湿"三痹汤：当归、白芍、川芎、地黄、党参、黄芪、茯苓、甘草、防风、独活、杜仲、牛膝、续断、桂心、细辛、秦艽、生姜、大枣。

"合痹"改定三痹汤：人参、茯苓、白术、甘草、当归、白芍、川芎、黄芪、桂心、防己、防风、乌头、细辛、生姜、大枣。

"合痹"通痹散：天麻、独活、藁本、当归、川芎、白术，酒下。

10. 温病学派

（1）叶天士在《临症指南医案》中，指出对顽痹、久痹用虫类搜剔，常用药物如全蝎、地龙、蜈蚣、穿山甲、蜂房、蜣螂等。如他的"久病入络"说，认为"风寒湿三气合而为痹，经年累月，外邪留著，气血俱伤，其化为败瘀痰，混处经络，须用虫类搜剔，以动药使用权血无凝著，气可宣通"。当代已故名老中医朱进忠先生曾论到，叶天士治痹，诸书论治痹证者大多重视关节痛证，而全面进行论述者则比较少见，致使后学者遇见疑难问题时常感无方可施。惟叶氏医案论之颇为深刻，叶天士治痹法如下：

1）卫阳疏风邪入络而成痹者，以宣通经脉、甘寒去热为主。

2）经脉受伤，阳气不为护持而为痹者，以温养通补、扶持生气为主。

3）暑伤气湿热入络而为痹者，用舒通络脉之剂，使清阳流行为主。

4）风湿肿痛而为痹者，用参术益气，佐以风药壮气为主。

5）湿热伤气及温热入血络而成痹者，用固卫阳以祛邪及宣通营络，兼治奇经为主。

6）肝阴虚，疟邪入络而成痹者，以咸苦滋阴，兼以通逐缓攻为主。

7）寒湿入络而成痹者，以微通其阳，兼以通补为主。

8）气滞热郁而成痹者，从气分宣通为主。

9）肝胃虚滞而成痹者，以两补厥阴阳明为治。

10）有风寒湿入下焦经隧而为痹者，用辛温宣通经气为主。

11）肝胆风热而成痹者，用甘寒和阳，宣通脉络为主。

12）血虚络涩及营虚而成痹者，以养营养血为主。

又有周痹、行痹、肢痹、筋痹及风寒湿杂合之痹，亦不外乎流畅气血，祛邪养正，宣通肠络诸法。故张景岳云，治痹之法，只宜峻补真阴，宣通脉络，使气血得以流行。不得过用风燥等药，以再伤阴气，亦见道之言也。

附方：

①羌活胜湿汤：羌活、独活、藁本、防风、甘草、蔓荆子、川芎。

主治：脊痛项强，腰似折，项似拔，上冲头痛，及足太阳经不行。如身重腰痛沉沉然，乃经中有湿热也，加黄柏一钱、附子半钱、苍术二钱。

②黄芩滑石汤：黄芩9g，滑石9g，茯苓皮9g，猪苓9g，大腹皮6g，白蔻仁3g，通草3g。

主治：湿温病，身疼痛，口不渴，或渴不多饮，汗出热解，继而复热，舌苔淡黄而滑，脉缓。

③宣痹汤：防己15g，杏仁15g，滑石15g，连翘9g，山栀

9g，薏苡仁 15g，半夏 9g，晚蚕砂 9g，赤小豆皮 9g。

主治：湿热痹证。湿聚热蒸，阻于经络，寒战发热，骨节烦疼，面色萎黄，小便短赤，舌苔黄腻或灰滞，面目萎黄。

④薏苡竹叶散：薏苡 15g，竹叶 9g，滑石 15g，白蔻 4.5g，连翘 9g，茯苓 15g，通草 4.5g。

主治：湿郁经脉，身热疼痛，汗多自利，胸腹白疹。

⑤加减木防己汤：防己 18g，桂枝 9g，石膏 18g，杏仁 12g，滑石 12g，白通草 6g，薏苡仁 9g。

主治：暑湿痹。风胜则或上或下，四肢游走作痛，加桂枝、桑叶；湿胜则肿，加滑石、萆薢、苍术；寒胜则痛，加防己、桂枝、姜黄、海桐皮；面赤，口涎自出者，重加石膏、知母；绝无汗者，加羌活、苍术；汗多者，加黄芪、炙甘草；兼痰饮者，加半夏、厚朴、陈皮。

（2）吴鞠通在《温病条辨》中指出，"痹之因于寒者固多，痹之兼乎热者，亦复不少"，"湿聚热蒸，蕴于经络，寒战热炽，骨骱烦疼，舌色灰滞，面目痿黄，病名湿痹，宣痹汤主之"。吴鞠通是继汉代华佗首倡暑邪致痹之后的又一位医家，他不但在理论上发展了这一认识，而且在临床上付诸实践，总结暑湿痹、湿热痹、湿痹的辨证论治经验，使痹病专科理论更加全面、完善地发展。吴鞠通在学习叶天士治疗温病卫气营血的思想指导下，通过自己的丰富的临床实践，深刻地体会到，温病的发生发展与三焦所属脏腑病机变化有着密切的关系，而且在温病过程中，这些脏腑的传变和治疗有一定的规律，而这些规律可以用三焦来归纳，从而创立了三焦辨证理论。丰富了温病的祛邪扶正治法，提出了温病各种病证的理法方药，明确了温病的各种治疗与禁忌。

他在上、中、下焦根据六淫创立了风温、暑温、湿温、秋燥、寒湿的辨证，尤其是在中焦湿温篇提出，"脉缓身痛，舌淡黄而滑，渴不多饮，或竟不渴，汗出热解，继而复热，内不能运水谷之湿，外复感时令之湿，发表攻里，两不可施，误认伤寒，必转坏证，徒清热则湿不退，徒祛湿则热愈炽，黄芩滑石汤主之"；"湿聚热蒸，蕴于经络，寒战热炽，骨骱烦痛，舌色灰滞，面色萎黄，病名湿痹，宣痹汤主之"；"湿郁经脉、身热身痛，汗多自利，胸腹白疹，内外合邪，纯辛走表，纯苦清热，皆在所忌，辛凉淡法，薏苡竹叶散主之"；暑湿痹者，加减木防己汤主之。丰富了湿热痹证的理论及其诊治内容。

对于湿热痹，既然热痹是一个"阳气多，阴气少，病气胜，阳遭阴"的疾病，它自然就存在着阳气多、阴气少、湿多热少、热多湿少的不同问题。因此治疗上也必须有清热、养阴、除湿清热、清热除湿的区别。正如仲景《金匮要略》所说："病者一身尽疼，发热，日晡所剧者，名风湿，此病伤于汗出当风，或久伤取冷所致也，可与麻黄杏仁薏苡甘草汤。若发表攻里均不可施者，治宜清热利湿"，湿热痹从叶天士后，尤其是吴鞠通对于三焦湿温做了详细论述，其中中焦篇湿温里讲到"湿聚热蒸，蕴于经络……病名湿痹，宣痹汤主之"，风湿免疫性疾病如类风湿关节炎等关节红肿热痛及下肢肿胀、青紫、溃烂的血管炎症性疾病用宣痹汤方加减治疗，效果明显。

石广济名老中医将宣痹汤加减应用百余年，侯丽萍在80年代在此基础上研发了"通络止痛胶囊"国药准字号产品，临床对证使用，每每有效。

吴鞠通依据《黄帝内经》对三焦部位的论述，并结合自己对温病的实践体会，倡导三焦辨证说，遵照叶天士"三焦温病的治则"，即"治上焦如羽，非轻不举；治中焦如衡，非平不安；治下焦如权，非重不沉"，形成了以三焦辨证为经、卫气营血为纬、三焦为纲、病名为目的《温病条辨》。秦汉以来至清代，吴鞠通首次以"三焦辨证治疗温病"的理论著作专书。该书是探讨三焦辨证论治的一本实用性的临床著作，称为经典之学。但是吴鞠通在编写《温病条辨》时并没有涉及对三焦理论的认识，只是按照部位三焦，分部位而诊疗，进一步完善了叶天士治疗温病的卫气营血学说。

11. 王清任（《医林改错》）创立了治疗血瘀致痹的"身痛逐瘀汤"，对于跌仆损伤及久病后的身痛痹证有良效。

综合而言，历代医家在治疗风湿痹证方面，有以下的治法：

（1）祛风散寒：既然痹证是风寒湿杂至引起的疾病，那么祛风散寒除湿就成了本病的首选治法。因此历代医家都把祛风散寒除湿的药物作为治疗本病之药，例如把羌活、独活、防风、桂枝、白芷、细辛称为祛风湿药。但是由于这些药物辛散作用强而除湿作用弱，加之风之性动、善行、走散，湿之性黏滞而难化，所以在治疗本病时最容易发生"风去湿存"的现象。正如张仲景《金匮要略》所说："风湿相搏，一身尽疼痛，法当汗出而解，值天阴雨不止，医云此可发汗，汗之病不愈者何也？盖发其汗，汗大出者，但风气去，湿气在，是故不愈也。若治风湿者，发其汗，但微微似欲汗出者，风湿俱去也。"其实湿为阴邪，辛温发散为阳药，多劫阴（耗伤阴血），在唐代以前医家多用张仲景方治疗风湿、湿热等关节疼痛的痹证。

（2）祛湿利湿：湿为阴邪，性黏滞，且郁久容易化热，损阳，又常与其他诸邪相兼为病，因此治疗时，常常根据发病的部位与相兼的病邪不同而治疗。例如，《金匮要略》称："湿家病身疼发热，面黄而喘，头痛鼻塞而烦，其脉大，自能饮食，腹中和无病，病在头中寒湿，故鼻塞，内药鼻中则愈。"东垣称："肩背痛不可回顾，此手太阳气郁而不行，以风药散之。如脊痛项强，腰似折，项似拔，上冲头痛者，乃足太阳经之不行也，以羌活胜湿汤主之。"若偏里偏下者则应利小便。《金匮要略》云："太阳病，关节疼痛而烦，脉沉而细者，此名湿痹。湿痹之候，小便不利，大便反快，但当利其小便。"祛湿利小便是张仲景为风湿创建的一个治法，临床上确实是很有效。

（3）清热利湿：既然热痹是一个"阳气多，阴气少，病气胜，阳遭阴"的疾病，它自然就存在着阳气多、阴气少、湿多热少、热多湿少的不同问题。因此治疗上也必须有清热、养阴、除湿清热、清热除湿的区别。

（4）补益气血：五脏是藏精气的器官，正如《素问·五脏别论》所说："五脏者，藏精气而不泻也。"若痹证久延内舍则伤五脏之精气，正如《素问·痹论》所说："五脏皆有合，病久而不去者，内舍于其合也。故骨痹不已，复感于邪，内舍于肾；筋痹不已，复感于邪，内舍于肝；脉痹不已，复感于邪，内舍于心；肌痹不已，复感于邪，内舍于脾；皮痹不已，复感于邪，内舍于肺。"所以痹证较久者大多均予补益，或补心，或补肺，或补肝，或补脾，或补肾，或补气补血。正如仲景《金匮要略》"风湿脉浮，身重汗出恶风者，防己黄芪汤主之"中用黄芪、白术，楼英《医学纲目》"两手麻木，四肢困倦，怠惰嗜卧，乃热伤元气也"中用人参益气汤。临床补益药使用，首先是应用补血养心药治疗君火上炎的风湿免疫性疾病，如大量的当归、生地黄、熟地黄、玄参等。也可加用清热解毒药，如草河车、黄连、黄柏、苦参、黄芩、虎杖、白花蛇舌草、蒲公英等。到了疾病的中后期可以加用补益药，如黄芪、党参、人参、五味子、白术、甘草等。

（5）补阳通阳：既然痛痹是一个阳气少、阴气多所致的疾病，那么自然而然就存在着寒邪盛和阳气少的不同问题，所以治疗上也就有着祛风散寒、散寒搜风、温补阳气的不同治法。正如《金匮要略》所说："病历节不可屈伸疼痛，乌头汤主之。""伤寒八九日风湿相搏，身体疼烦，不能自转侧，不呕不渴，脉浮虚而涩者，桂枝附子汤主之。若大便坚，小便自利者，去桂加白术汤主之。""风湿相搏，骨节疼烦，掣痛不得屈伸，近之则痛剧，汗出短气，小便不利，恶风不欲去衣，或身微肿者，甘草附子汤主之。"因此后人若欲祛风散寒者，常用麻黄、桂枝、独活、白芷、细辛；搜风散寒通阳者，常用川乌、草乌、附子；阳气不足者，常用黄芪、党参、白术、鹿茸、鹿角、肉苁蓉、巴戟天、淫羊藿、附子、肉桂等进行治疗。

（6）补血活血：既然风寒湿三气不与荣气合则不为痹，与荣气合则为痹，那么痹的形成也就当然存在着荣气之行涩和荣血衰少的不同问题，所以医家之治疗很多采用活血通络与养血补血之法以事区别。其中活血止痛者，如乳香、没药、桃仁、红花、赤芍、当归、川芎、鸡血藤、蜈蚣、全蝎、蜂房、地龙、䗪虫。养血药，如当归、白芍、熟地黄、杜仲、续断、鹿茸、鹿角、鹿角胶。正如孙一奎《赤水玄珠》说："活血丹，治遍身骨节疼痛如神。熟地、当归、白术、白芍、续断、人参各一两。""麒麟散：治寒湿传于经络，疼痛不可忍。血竭、乳香、没药、白芍、当归、水蛭、麝香、虎胫骨。"

（7）化痰通络：既然《灵枢·周痹》认为"风寒湿气，客于外分肉之间，迫切而为沫，沫得寒则聚，聚则排分肉而分裂也，分裂则痛，痛则神归之，神归之则热，热则痛解，痛解则厥，厥则他痹发，发则如是"，那么痹证当然常常存在一个痰的问题，但痰有夹风、夹寒、夹热的不同，所以治疗起来就有着化痰祛风、温化寒痰、清化热痰的不同。正如方隅《医林绳墨》所说："不疼不痒而麻木者，此属气虚湿痰死血之为病也。又曰手麻气虚，手木湿痰或死血病，其足亦然。又曰遍体麻木者，多因湿痰为病，非死血也……如湿痰者，或走注有核，肿起有形，但色白而已，治宜清湿降痰，用二陈汤加苍术、枳实、黄连、厚朴之类。"

（8）辨五脏痹：既然治疗疾病不明脏腑经络，开口动手便错。那么自然若"淫气喘息，痹聚在肺"者，当治在肺；"淫气忧思，痹聚在心"者，当治在心；"淫气遗溺，痹聚在肾"者，当治在肾；"淫气乏竭，痹聚在肝"者，当治在肝；"淫气肌绝，痹聚在脾"者，当治在脾。正如林珮琴《类证治裁》所说："五脏痹，经病入脏，邪胜正虚，五痹汤（人参、茯苓、当归、白芍、川芎、白术、五味子、细辛）。肾痹，本方加独活、肉桂、杜仲、牛膝、黄芪、萆薢。肝痹，本方加枣仁、柴胡。心痹，本方加远志、茯苓、麦冬、犀角。脾痹，本方加厚朴、枳实、砂仁、神曲。肺痹，本方加半夏、杏仁、麻黄、紫菀。"

（9）辨五体痹：既然痹有筋骨脉肌皮痹的区别，那么痹证的治疗就应该根据筋骨脉肌皮痹的不同分别论治。正如朱橚在《普济方》所说："筋痹……其状拘急，屈而不伸是也……筋痹，四肢挛踡……天麻丸。""筋痹不能屈伸……舒筋丸。""筋痹多悲思，颜色苍白，四肢不敛，诸筋挛急，伸动缩急，肠中转痛……五加皮酒。""筋挛缩，腰背不伸，强直时痛……牛膝汤。""筋痹，肢体拘急，不得伸展……独活散。""肝虚气痹，两胁胀满，筋脉拘急，不得喘息，四肢少力，且不明……细辛汤。""筋痹，肢节束痛……羚羊角汤。""脉痹……则皮毛萎悴，肌肉痛痹……脉痹，血道壅涩……导痹汤。""脉痹，面脱颜色，脉空，口唇赤色干燥，消痹蠋热，润悦颜色……升麻汤。""脉痹，荣卫不通，四肢疼痛……芍药汤。""麻痹身体不仁……黄芪汤。""肌痹，其状皮肤弗荣，肌肉痛痹而不仁是也……肌肉痛痹，肢体怠惰缓溺，恶风头痛，舌本强，言语謇涩……天麻丸。""内热极，则体上如鼠走，或如风痹，唇口干，皮肤色变……石南散。""肌肤淫淫，如鼠走四肢，津液脱，腠理开，汗大泄，此为脾风……麻黄汤。""肌痹，淫淫如虫行，或腠理开疏，汗出皮肤，肉色不泽，唇鼻黄……细辛汤。""皮痹……皮肤不荣，而为不仁……皮肤痛痹，项强痛，四肢缓弱，目昏塞，心脑短气者……赤箭丸。""皮痹如虫行，腹胀大便不利，语言不出……羌活汤。""肺中寒湿，项强头昏，胸满短气，嘘吸颤掉，言语声嘶，四肢缓弱，皮肤顽痛……防风汤。""皮痹，肌肉不仁，心烦气促，项背硬强……天麻散。""风寒湿气感于肺经，皮肤顽痹不仁……麻黄汤。""皮痹不仁……蔓荆实丸。""皮肤痛痹……天麻丸。""皮肤间有麻木……补气汤。"

综观历代医家著作中有关痹病的论述和临床经验记载，可以清晰地看到，对痹证的认识与实践，发展到清朝末年已趋向成熟，且愈加规范。为后世临床起了指导作用。《黄帝内经》奠定了痹证的基本病理因素，即"风寒湿三气杂至"。此后历代医家，又补充了"热、痰、瘀"等病理因素，同时认识到了内伤虚损（阴阳气血不足，肝肾脾之亏虚）在疾病形成过程中的作用。在治疗方面，从单纯的祛风散寒除湿，到后来的根据痹证表现在不同部位的治疗；从单纯的外治法，到内外合治法的应用，历代医家的认识也是在不断深化。我们在临床实践过程中，特别推崇清代程钟龄的说法："治行痹，散风为主，而以除寒祛湿佐之。大抵参以补血之剂，所谓治风先治血，血行风自灭也。治痛痹者，散寒为主，而以疏风燥湿佐之。大抵参以补火之剂，所谓热则流通，寒则凝塞，通则不通也，痛则不通也。治着痹者，燥湿为主，而以祛风散寒佐之。大抵参以补脾之剂，盖土旺则能胜湿，而气足自无顽麻也。"实为中肯之见。另外，痹证迁延不愈，日以病进，以至骨痿筋缩，肢节痿废。因此，综观全局，在疾病缓解期，补益肝肾以养筋骨，防止废用；在疾病发作期，以通痹止痛为先，减少患者之所苦，根据寒热之不同，选以乌头或石膏为主药，以速胜之。再者，应特别重视外治疗法之挖掘，如导引、按摩等，尤其导引可以活动筋骨，流通气血，符合西医学"功能锻炼"之理念。因此，对于痹证的治疗，应建立内治与外治统一的综合的治疗体系，以提高疗效，更好地展现中医特色。

第六章 痹证三焦辨证论治

风湿痹证是常见的慢性的疑难病证，分为9个领域。痹证的发生，有急性起病、慢性起病的不同，有男性多、女性多的不同，有风湿免疫性、代谢性、脊柱关节病、血管炎症性病的不同。痹证的发生与体质因素有关，体质因素与出生年月日的五运六气有关，与遗传禀赋有关，与生长环境及饮食习惯有关，与情志有关。

痹证的形成及治疗与三焦有密切的关系。三焦痹证多以脏腑损伤或脏腑虚损有关。急性的意外创伤、运动损伤不属于三焦范畴。

痹证在三焦分为上焦、中焦、下焦。在外感邪气有风湿、寒湿、湿热、湿毒、燥（燥毒、寒毒），三焦以相火不足为基本病机，临床上以调脾（胆）固肾、通调三焦为主要治法。湿热、湿毒、燥毒的内伤火病，皆是阴证血病。属于君火上炎、心血亏虚的证候。临床上常以甘寒、咸寒、苦寒药物滋养心血，交通心肾，坚阴固阴。

中焦为运化系统，是上焦与下焦的枢纽。治上焦重中焦固下焦，治下焦重中焦调上焦。痹证的表现部位多为肢体躯干，实际上都与三焦（脏腑、气血、经络）相连。临证要标本结合治疗。

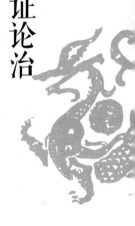

一、痹证的发生

1. 体质因素和痹证

体质因素和痹证的关系非常密切，体质是什么？体质主要受以下几个方面影响：

（1）出生年月日，是自然界每个人出生时气候特征的烙印特征。如在每逢土运不及、金运不及的年份出生的孩子，脾胃功能都较弱，运化水谷，运化水湿的能力比较弱。当脾胃功能不好的时候就会诱发出先天禀赋（遗传基因）的不好的遗传基因，好多的风湿免疫性疾病也都是有遗传的。《黄帝内经》曰："正气存内，邪不可干，邪之所凑，其气必虚。"当正气虚弱之时，就感染上了疾病。

（2）每个人身体里都有父母的遗传密码，有好的遗传基因和不好的遗传基因，不好的遗传基因就会有一些不好的遗传疾病。如风湿免疫性疾病、肿瘤、糖尿病、高血压等，出生在有某种遗传基因的家庭中，如果平时不注重保养身体，就会诱发出这种基因来。

（3）出生、生长地域对于一个人身体、体质的影响也是大的，在《素问·异法方宜论》："黄帝问曰：医之治病也，一病而治各不同，皆愈何也？岐伯对曰：地势使然也，故东方之域，天地之所始生也。鱼盐之地，海滨傍水，其民食鱼而嗜咸，皆安其处，美其食，鱼者使人热中，盐者胜血，故其民皆黑色疏理，其病皆为痈疡，其治宜砭石。故砭石者，亦从东方来……"每个方域的饮食习惯、口味各不相同，北方人口味重，喜盐，喜欢吃大肉，所以心脑血管病多，日晒短所以骨关节炎的风湿病人多，沿海则痛风患者多。

（4）由于各地域习俗、饮食生活起居不同，导致了气血、脏腑、阴阳偏盛的不同。

（5）文化教育等诸多因素也和体质形成有关。

2. 情志与痹证

中医的致病因素分为外因和内因。外因"风、寒、暑、湿、燥、火"称之为六淫。就是六种不正常的气候导致人体产生疾病。内因"喜、怒、忧、思、悲、恐、惊"，情志导致痹证的发生，临床可以经常见到。当精神创伤后人体免疫系统发生紊乱，就得了自身免疫性风湿病。我曾经的一位患者，就是在丈夫得了脑瘤后，自己精神崩溃了，一个月后就得了类风湿关节炎。另一个患者是因为儿子出了车祸死去，妈妈两个月之内得了红斑狼疮。又一位患者由于家庭不和睦大量饮酒，时而暴怒，悲痛欲绝，诱发硬皮病（系统性硬化病）……由此可知，外感六淫合内伤七情，是导致风湿痹证发生的重要原因。因此中医诊疗风湿不是依靠化验结果决定，靠的是一人一证，一人一方的辨证论治，所以才有了同病异治，异病同治的临床案例，这也是中医诊疗的特色。

二、痹证与三焦

1. 三焦与痹证

人体三焦由上焦、中焦、下焦组成。其脏腑分布为：上焦，心肺；中焦，脾、胃、肝、胆；下焦，肾、小肠、大肠、膀胱。部位三焦是脏腑所在地，五脏六腑皆生存于此。在生理上，五脏和六腑是表里关系。其中心主血，脉痹和心有关系；肝主筋，筋痹和肝有关系；脾主肌肉，肌痹和脾有关系；肺主皮毛，皮痹和肺有关系；肾主骨，骨痹和肾有关系。这就是五脏和五痹之间的关系。

2. 运气医学与三焦

五运中主运与客运的规律，六气中的客运加临主运、客气加临主气对地球的运化与气化的作用，影响到了人的三焦气化。君火，相火，四命门，四气海的功能三焦：上焦有君火、有包络命门相火、有膻中气海，主神明，主血脉，主气，朝百脉。当包络命门相火不足时，引动了心不主神明，导致君火上炎引发诸多的风湿免疫性疾病。当包络命门相火不足时，肺、心无力推动气血流动交换，导致肺脉不张，或是君火上炎，灼伤脉络，导致肺热叶焦的燥痹证。

中焦胃脘命门相火不足，胆相火不足时导致饮入于胃，脾气散精，上归于肺的水谷精微物质的生化能力不足，气化功能低下导致中气不足，气血瘀滞，流动缓慢，导致其脂肪、糖、嘌呤等物质的代谢物逐渐堆积在血管、组织间隙内，形成了痰湿瘀滞的病理产物。治疗上用温中散寒化积，祛风化痰等治法。

下焦肚脐命门相火不足，肾相火不足时产生的肝肾亏虚，阴阳虚损性疾病当以补益肝肾，补肾通督等法治之。相火亢盛有余的遗精早泄，五劳七伤虚损性疾患，当以补益肾精，潜阳封髓治之。

综上所述，人体三焦有统领五脏六腑，调节人体气机升降，气化营卫气血之功能。人体三焦之气运行在上焦为大气（宗气），在中焦为中气，在下焦为元气。上焦之大气由水谷精微所化生的营气布散濡养人体，主散；中焦之中气主升降运化，将精专之谷气由脾输送于心肺，化生血气，另一方面运化浊阳之物，进一步升清降浊，下行；下焦之气主转化运输，肝血化生肾精，转化为元气，并使脏腑和肠道之气下行，排泄水液，糟粕之物。这就是人体上、中、下三焦之气气化功能的特异之处，也是人体正常的三焦气化。

《素问·痹论》说："黄帝曰：痹之安生？岐伯对曰：风寒湿三气杂至，合而为痹也。其风气胜者为行痹，寒气胜者为痛痹，湿气胜者为著痹也。帝曰：其有五者何也？岐伯曰：以冬遇此者为骨痹，以春遇此者为筋痹，以夏遇此者为脉痹，以至阴遇此者为肌痹，以秋遇此者为皮痹。"

致痹者，营卫气血紊乱，三焦气化失调，使得气乱于卫，血逆于经，气血不行于常道，则遇风寒湿三气杂至之时产生的是复杂的邪气，此三气受侵于人体就会导致痹证的发生。

经文中，"行痹"指感受风邪，肢体关节疼痛，游走不定的证候。"痛痹"指感受寒邪出现肢体关节受累部分疼痛剧烈，肿胀的证候。"著痹"指感受湿邪出现的肢体疼痛，沉重，肿胀，屈伸不利，活动受限，肌肤麻木的证候。如按痹病发生的部位分类，可划分为五类：骨痹，筋痹，脉痹，肌痹，皮痹。

《黄帝内经》认为，骨痹不愈，可内伤于肾；筋痹不愈，可内伤于肝；脉痹不愈，可内伤于心；肌痹不愈，可内伤于脾；皮痹不愈，可内伤于肺。其五体痹病久影响到五脏痹。五脏痹又可以加重五体痹的相互关系。

《素问·痹论》说："凡痹之客五脏者，肺痹者，烦满喘而呕；心痹者，脉不通，烦则心下鼓，暴上气而喘，嗌干善噫，厥气上则恐；肝痹者，夜卧则惊，多饮数小便，上为引如杯；肾痹者，善胀，尻以代踵，脊以代头；脾痹者，四肢解堕，发咳呕汁，上为大塞。"又说："淫气喘息，痹聚在肺；淫气忧思，痹聚在心；淫气遗溺，痹聚在肾；淫气乏竭，痹聚在肝；淫气肌绝，痹聚在脾。"

《黄帝内经》中五脏之淫气讲的是内客五脏之邪气，称之为五邪。外感六淫，内生五邪而脏器致病。在自然界中，阴阳相移，寒暑更作，六气运转产生了风、寒、暑、湿、燥、火（热），为四季六气运行之常，是人体生存的必然条件。但六气在两种情况下可使人体致病。六气发生太过或不及。气候变化异常，如春温反寒，冬寒反温或暴寒暴热，气候变化急骤等，都可使六气变为六淫。入侵人体后营卫气血运行瘀滞不畅，三焦气机失调。

三、痹证的调治

治痹先调气，治痹先治脾，脾健三焦通。不论是风痹或著痹，初痹或久痹都是正气不足淫邪入侵。痹在筋骨肌肤者，皆为卫外之卫气不固所致。痹病侵入五脏者皆为气乱于卫，血逆于经，气血不行于常道，则遇六淫，痹病不愈，内伤于脏器。此亦应先行调整三焦气机和营卫气血，以调升脏腑的运行能力为前提。如何调升脏腑的运行能力？治痹先治脾，脾健三焦通。"通调三焦""调脾固肾"是治疗痹证的前提。脾胃是后天之本，脾主升，胃主降。脾是化生营卫气血之源，胃主运化浊阳之物，升清降浊，脾胃升降有序，是人体中焦运化动力之源。脾胃承担着承上启下的功能，协调人体上下二焦的运转。因此调整脾胃功能，即是调整人体三焦气化的关键。脾胃健，气血生，肾气足，肝血旺，即可提高五脏六腑的运动机能。是时再针对各类痹病的证型，施用对证方药或体质疗法治疗痹病。

三焦是人体气化的重要场所，气机的重要通道。上气海为宗气之海，位于膻中区域，是气降之始；中气海为中气之海，位于中脘区域，是气机交换之枢纽；下气海为元气之海，位于神阙、气海、关元区域，是气升之始。三个气海组成了气的生化、储备、运行体系。其中，神阙、关元、中脘、左右天枢、左右梁门、左右水道九个穴位，共同组成了"九宫"的图形，是人体阳气生成储备与维护的根本区域，也是人体重要的气化系统。中气为后天之气，对上濡养心肺，对下濡养肝肾，是上下调节之枢纽，也是人体的运化系统。宗气是一身之气运动输布的出发点，也是人与大气的交换系统，只有动力、运化、交换系统相互协调，人体才可以平衡健康。

君火、相火、命门的病变，是体现上焦君火上炎，心血亏虚的功能三焦。上焦有心包（相火）、包络命门相火。君火相火是相辅相成的（见本书第三章），诸如亚急性甲状腺炎、干燥综合征的腮腺炎等的发生就与包络命门相火，心包络相火相关。中焦有胆相火、胃脘命门相火，形成了人体的少火，少火生气，源源不断地资助人体的生长发育是生理之火（见本书第三章）。倘若中焦相火不足产生的痹证多有痛风、颈椎病、腰椎病、骨性关节炎等。中焦相火不足引发的病理产物的堆积，形成病理的湿、痰、瘀、毒等病理产物，影响了人体气血的正常运行，产生了中焦相火不足引发的代谢性疾病的痹证。下焦有肾命门相火、有肚脐命门相火，下焦是人体阴阳的发生地，肾阴（肾精）肾阳（相火）皆产生于此，承担着人体健康长寿的责任，承担着人类繁衍不息的男女生育功能。当下焦相火不足或亏少时就会发生痹证。最常见的就是骨质疏松、骨性关节炎、腰腿疼的疾病等。痹证与三焦的关系，不仅仅是部位三焦，更主要的是功能三焦。临床能够适时掌握君火、相火的生理及病理状况，适当地使用调理君火、相火的方药，就能治疗难治的风湿病。

吴鞠通《温病条辨》讲："温邪上犯，首先犯肺"，指的是部位三焦。侯氏三焦指的是功能三焦，是痹证功能三焦。上焦是心肺所在地，也是包络命门相火所在。有人会说，上焦也能有痹证吗？答案是，是的！不仅上焦有痹证的存在，而且这些痹证的发生轻则致残，重则可以导致人体生命的危险。

石广济名老中医在临诊时，遇到发热的患者，无恶寒、无寒热往来，无身大热、口大渴、脉洪大的阳明经证，而高热持续不退（短则一个月，长则半年乃至一年）。诊脉时左寸脉沉细数，右寸脉大，即用养阴清热汤，方中生地黄、熟地黄、玄参、青蒿等大量的养心血之药，热势很快就得以消除。作者在山西医科大学第一附属医院跟师期间，到儿科会诊。一个9岁的小男孩，高烧不退已经40多天了，诊断为"金黄色葡萄球菌感染"的败血症，所有的抗生素都耐药，孩子发热，热型成稽留热，不思饮食，精神萎靡，数日不大便。舌红绛，舌质有芒刺，舌苔中间黄厚腻，左寸脉沉细数，右寸脉大数。石老说道："患儿心血亏虚，阴津将脱，速以生地黄凉血生血以补其阴精。用玄参补肾阴，解毒消火。青蒿清利肝胆热急救其阴。"遂处方：生地黄30g，熟地黄30g，玄参100g，麦冬12g，杭菊花12g，青蒿12g，车前子15g（布包），肉桂9g，三剂，水煎服。另西洋参12g炖服，频饮，食粳米粥，日数次当茶点。

三剂药后，患者热势已降至37℃多，也能少量进食。大便通畅。遂又开了两剂，痊愈。再做血培养阴性。

从这一案例看到了石广济名老中医的辨证思维，是以三焦君火相火辨证的。患儿长期高烧不退，已经耗伤了大量的心血阴精，导致了阴脱证。张锡纯在《中药亲试记·地黄解》中说：地黄冯楚瞻谓其大补肾中元气之说，非尽无凭，盖阴者阳之守，血者气之配，地黄能滋阴养血，大剂服之，使阴血充足，人身元阳之气，自不至上脱下陷也。石广济名老中医看病特点是重视脾肾，调脾固肾是其治病的原则，调脾关键是火土的关系，也就是胆相火与脾土的关系，也是甲己化土的思想。胃脘命门相火、胆相火、包络命门相火不足导致的心血亏虚，一定是血分病，治宜峻急补益心血，方能救阴防脱。这种病临床上多为内伤火病，是虚证不是实证。还有阴伤血络，络脉瘀阻的风湿痹证多用滋养心血之药。

从《黄帝内经》、张仲景、李东垣、吴鞠通至石广济历代医家的脉络传承，历取诸贤精妙，考之《黄帝内经》《伤寒论》《金匮要略》《脾胃论》《温病条辨》等经典，不断地临床实践，不断地总结提升，结合自己多年来读经典、做临床的经验，参以心得，形成了"以三焦辨证为经，以六经辨证为纬，以气机升降为手段，以君火、相火理论为指导的侯氏痹证三焦新论。吴鞠通的三焦辨证不单为湿热病而立，温热病也可以用。同样，"痹证三焦新论"不仅可应用于风湿病的辨证论治，内科疑难杂病、养生、保健皆可用之。为中医风湿、内科杂病、养生保健的辨治又开辟了一条蹊径，是对中医学"异病同治"的诠释。

四、痹证的三焦脉症方药并治

痹证之为病包括了寒湿、风湿、湿热、燥、湿毒（虫毒、痰毒、瘀毒），以寒热辨识阴阳，用八纲辨证分析寒热虚实，辨识阴阳表里就必须懂得寒热虚实。其余痰、毒、瘀这些都是病理产物。

临床症状繁纷杂陈，首先不能被西医的病名所束缚，按照病名来遣方用药，也不能跟着症状来施治，变成头疼医头，脚疼医脚的庸医。要根据采集到的患者信息，进行归纳整理，辨识阴阳（寒热）、谨察病机来定病性、定病位。治疗以阴阳内守，疏解郁结达到三焦约制，六经守度，中气从之，复气自调（自调节、自免疫、自节律、自恢复）。达到疾病治愈的目的。

上焦作为君主（心）、相傅（肺）、三焦（心包）、宗气之海（膻中）包络命门相火所在，具有主神明、主血脉、朝百脉之功能。但由于好多患者经常熬夜、起居不节，暴饮暴食，或暴怒、忧思、惊恐，耗伤阴血（相火虚衰），引发君不主神明的心血亏虚。这时候免疫功能紊乱，诱发了机体内部的遗传禀赋，就发生了自身免疫性疾病如类风湿关节炎、幼年特发性关节炎、干燥综合征、红斑狼疮、皮肌炎、多发性肌炎、成人斯蒂尔病、儿童斯蒂尔病、系统性硬化症等疾病。这些疾病都和心血不足有关系，治疗上也常以甘寒滋阴填精，滋养心血，方能熄灭君火上炎的"火"。这个火不是实火，是虚火，也叫"阴火"，是血病。

上焦包络命门相火不足时，肺气虚弱，不能够充分地呼吸吐纳，导致的肺纤维化、肺部结节、老慢支等肺部疾患，要用温中散寒、温肺理气的方药。包络命门相火不足，胸阳不振引起的胸痹、真心痛，要用开胸散结，振奋胸阳的方药。

中焦痹证论治，中焦在三焦所处的位置是中间部位，是向上联络上焦，向下联络下焦的枢纽；中焦是后天之本，是产生营血、运化水谷、运化水湿营养补给的粮仓。中焦脾的运化决定于胆火的襄助才能完成运化水谷、运化水湿的作用。当中焦火土不能够合德时，中焦的功能就减弱，不能代谢机体多余的糖、脂肪、嘌呤等物质，让这些优良的物质变成了病理产物，产生代谢性疾病。因为血糖、血脂、嘌呤、骨代谢不平衡引致的风湿痹证，如痛风、骨性关节炎、糖尿病性关节炎、高脂血症性关节炎、高血黏度性关节炎、空调病关节炎等。这些患者临床上多表现为肥胖，恶寒怕冷，关节冷痛，怕吹空调，也常常表现为上热下寒的症状。在治疗可以采用异病同治的方法，以温中散寒化积、回阳救逆、健脾益气的温通疗法，达到病理产物得已排除，气血经络得以通畅，脏腑恢复，疾病消除的目的。中焦痹证属于脾胃失调，三焦瘀滞的运用姜附通痹汤、五积散；属于中焦虚寒的，运用理中汤、附子理中汤、丁蔻理中汤；属于四肢厥逆、大便溏泻的，运用四逆汤、通脉四逆汤；

属于痰湿、痰毒蕴结堵塞经络气血者，运用乌头及虫类药祛风化痰，搜风剔骨药进行治疗。

下焦痹证的产生原因有三种：一种是肾精亏虚（年龄较大），与自然规律有关的痹证发生；第二种是上中焦痹证迁延不愈而导致的肾精虚损性疾病；第三种是青少年由于生长过快，导致肾精不能够及时补给而致的痹证。下焦的痹证除青少年以外，多属于疾病的后期，治疗疗程长见效慢。尤其现在处于老龄化时代，骨质疏松、骨性关节炎很多，也是风湿专科医生要攻克的方向。肾精亏虚的治疗多以补益肝肾，生髓填精通督的原则治疗。下焦痹证多属于久病迁延而致，或年龄大肾精亏虚导致，或属于青少年生长发育太快导致。青少年肾精不足者容易治疗，精不足者补之以味，运用六味地黄丸、补肾通痹壮骨丸、济生肾气丸等配合食疗（排骨藕汤、鲫鱼汤等）；久病迁延而致病情较为复杂，既有原发病，又有肝肾亏虚症状，临床上要联合用药配合食疗进行调理。做到补虚不恋邪，祛邪不伤正；年龄较大的肝肾亏虚患者临诊需要仔细小心，患者因为年龄较大，久坐或久卧，经常遇到骨质疏松导致的压缩性骨折（注意搬动，防止意外），这些病调脾固肾是原则，结合治疗康复，根据病情制定个性食谱，不能急于治病，要循序渐进，因为老年人大部分疾病多，器官老化，代谢慢，恢复慢，要与患者及其家属沟通好。

无论是上焦痹证、中焦痹证、下焦痹证，治疗固然是重要的，但是康复养生更为重要，因为患者大多数的时间是在家中，所以每种病制定的康复养生方法要形成系统（神养——心理疏导、形养——做操练功、食养——药食同源、术养——

针、灸、药浴、按摩等）。教会患者及其家属，让患者自助救治，加速患者疾病的痊愈过程。这些内容会在以后的丛书《侯氏痹证康复》里介绍。

第一节　上焦痹证辨证论治

1. 上焦痹证要领

凡上焦痹证之为病，病位在肌肤腠理。或红肿热痛，或肌肤变薄如腊肠状，或肌肤红白相间、紫白相间；病势剧烈、病症严重、病程长久伴发热（高烧或低烧、久热或短期热或间歇热）。有20%的风湿免疫性疾病伴有发热，关节红肿热痛，拒按、拒压，晨僵超过30分钟以上；或伴有皮疹、咽喉肿痛、腹泻等，为心血亏虚，君火上炎引发的热毒、湿毒、湿热毒的表现；舌质红或有芒刺，少苔或舌中间无苔，心下正中间空虚或半空虚，弹性差；或脉浮滑数，或心下有竖性硬结节，或脉浮细数，或脉濡数，为湿毒、热毒、湿热毒日久耗伤心血，心火乘脾，阴火燥热，灼伤脾土，心火亢盛刑肺，水上源日亏，肾水日虚的表现。四肢肌肤菲薄似腊肠状，抬举无力，皮疹，舌质红或绛，舌苔黄腻；有时肌肤肿胀，红肿热痛，不能抬举屈伸。

肺气虚弱，百脉失和致血管收缩功能下降，临床上见四肢厥逆，四肢末端肌肤红白相间、指压褪色，皮肤弹性差，吞咽困难，腹泻或便秘，全身倦怠乏力，腹部凉，舌质瘀滞，舌体大，苔薄白，脉沉弦紧等证候。

包络命门相火不足，导致阴火持续发热，腮颊肿大疼痛，常不对称；关节疼痛肿胀，口干舌燥，眼睛干涩，皮疹，舌质瘦小、红绛有芒刺，或剥脱苔，或镜面舌，脉细数。腹诊心下天位虚空，人位、地位有细小沙粒状结节。

上焦痹证多以风湿免疫性疾患多见。早期：发热、关节红肿热痛，晨僵超过 30 分钟。中期：快则三个月之内关节变形，除关节损伤外，伴有贫血、血小板高、心包炎、血管炎，合并亚甲炎、干燥综合征等身体乏力消瘦。后期：四肢关节肌萎着骨，生活不能够自理，肺部间质纤维化，肝、肾功能不全，血液表现为血小板低、红细胞低等器官损害性症状和体征。

病机及证候演变：上焦痹证的发生，根源在心肺，其在心者，病家衣食起居不节，五志之火郁火耗血，心血不足，君不主神明，妄自肆虐，出现自毁样的风湿免疫性疾病。多数发病以热为表现，高热或低热，长热或短热，致使肢体毁坏，脏腑器官受损。其在心者，皆以大量养血填精的甘寒药进行滋补，如用大量的生地黄、熟地黄、玄参、当归、炙甘草、麦冬、龟甲、阿胶、牛角丝、羊角丝、生龙骨、生牡蛎等。其在肺者，皆有心血不足，肺动力不足，血少气不足，导致肺泡逐渐的不张或少张，此为肺的相火不足，与中焦脾、下焦肾有密切的关系。众所周知，干燥综合征近年来患病率越来越高，患者表现症状和体征多以缺少津液为表现，所以众医只晓得燥者润之的养阴润燥，滋阴填精的治法，却不晓得燥热者多属于寒，在临床上多以温脾、温肺理气、疏肝解郁、活血化瘀的治疗有效。包络命门相火不足、肺相火不足，胆中焦相火不足导致的燥痹，在临床上包括：干燥综合征、肺间质纤维化、亚甲炎等疾病。在临床治疗上焦燥痹的时候，还是以急性炎症为主。所以除用以上甘寒养血方药外，加用草河车、沙苑子、石见穿、黄芩、牛蒡子、玄参、僵蚕、蝉衣、忍冬藤、络石藤、凌霄花等方药。上焦湿热、湿毒痹证，是正气虚，邪毒盛，这个时候疾病在上焦、在太阳经和少阳经；如果处理不及时，病性就会转变，进入阳明经或太阴经；进而发展成全身系统性的损害性疾病。痹证的发生与传变决定于正气的强弱与邪毒的强弱，正气强（虽有先天禀赋因素）但是机体阴阳尚属平衡状态，这时正是正邪斗争的时候，正气胜于邪气，疾病逆转从皮毛肌肤而排出，疾病治愈。倘若正气不足，邪毒强盛，邪毒很快就突破防线，入里侵袭脏腑，导致身体每况愈下。

作为中医风湿科的医生，了解患者疾病发生发展的规律，如病机、证候的传变和转归是至关重要的，也要了解患者的体质。疾病的兼症和夹症（合病和并病）。辨识阴阳，谨察病机，准确诊断，次第用药，药食调养，疗程保障是治疗这些疑难疾病诊疗的原则。

2. 治则及方药

上焦痹证在治疗上应分为：属于心血不足、心血亏虚的君火上炎的证候，应予甘寒滋阴养血法，方用养阴清热汤、消肿止痛合剂、小建中汤、黄芪建中汤、清热消肿止痛药酒、宣痹汤、炙甘草汤、当归补血汤等。

属于燥症的包络相火不足、中焦胆相火不足者，用小建中汤、黄芪建中汤、瓜蒌薤白半夏汤、瓜蒌薤白白酒汤、瓜蒌薤白枳实厚朴汤、大黄䗪虫丸等。

属于雷诺氏综合征、系统性硬化症等，用四逆汤、通脉四逆汤、理中丸、附子理中丸、温胃汤、乌头汤等。

属于寒湿闭阻肌肤腠理者，用麻黄白术薏仁汤。

属于营卫不和，胃气虚弱，腠理疏松者，用桂枝汤、桂枝附子汤、白术附子汤、小建中汤、黄芪建中汤。

上焦由于六淫及其病理产物所产生的寒湿、风湿、湿热、湿毒（虫毒、痰毒）的上焦痹证，以条辨形式由以下五个方面进行阐述。

一、上焦寒湿痹证脉症方药并治

1. 寒湿郁于肌肤，晨僵，关节冷痛，恶寒怕冷，四肢厥逆、肤色红白相间，肌肤菲薄，抬举无力，脉浮滑或弦紧，心口触凉，压之微紧，为太阳经症，寒湿痹阻经脉。治以辛温散寒，温经止痛，方宜麻黄加术汤或麻黄白术薏仁汤，或补肾通督汤。

注： 脾阳虚衰，营气不足，卫气亦不足，周身恶寒、四肢厥逆；相火不足，土不合德，肝血调节失常，血管痉挛导致末端肤色红白相间，脉浮滑或弦紧。该症虽然发生在肌肤属上焦，但是病机已经涉及脾、肝、肾，症在其表，其标当以太阳经症治疗。

（1）麻黄白术薏仁汤加减（自拟方）：麻黄12g，白术15g，生薏苡仁20g，杏仁12g，炙甘草12g，苍术15g，石斛12g，生姜15g，水煎服。

该方出自《金匮要略》麻黄薏仁杏仁甘草汤，治疗湿痹。

注： 方中麻黄、杏仁、甘草发汗解表，治疗寒湿痹阻于体

表，症见恶寒；白术、苍术、薏苡仁、石斛健脾养胃以生发中气，助麻黄发汗之源。对于肌肤红肿菲薄，抬举无力的皮肌炎病，加重麻黄15g，白术30g，生薏苡仁30g，忍冬藤30g，虎杖30g。若有大便溏稀，加防己20g，车前子、车前草各30g。若有胸疼，心口疼痛，脉弦紧，用瓜蒌薤白半夏汤。若有肌肤红白相间，或紫白相间时是因为肝血不足，血管收缩能力降低，使血液流动减慢。这个阶段为太阳少阴并病。在这时候要加补肾通督方，或用四逆汤，通脉四逆汤等。痛甚加用六轴子2g，沙苑子20g。

（2）补肾通督方（自拟方）（胶囊）：熟地黄240g，鹿角片45g，龟甲片30g，麻黄30g，制马钱子12g，白芥子15g，肉桂30g，朱砂2g，酒地龙15g。方中鹿角片、龟甲片加水蒸90分钟，留汤，将鹿角片、龟甲片焙干，白芥子炒黄，朱砂水共研细末，干燥装胶囊。

注：方中要掌握方证，还要了解脉症及疾病的病机，掌握炮制和如何使用马钱子是关键。此方为奇经方，奇经是冲脉、任脉、督脉在会阴部分出的一元三歧。方中用大量熟地黄补肾填精，鹿角胶、龟甲胶填补阴阳亏虚，大补冲脉、任脉、督脉之精血亏虚。麻黄、肉桂温里通阳，白芥子化寒痰瘀毒。地龙、马钱子化寒通督，恢复督脉之一身阳气之主，散去督脉的寒毒之邪。不仅可以治疗寒湿痹阻的风湿免疫性疾病，也可治疗脊柱疾病，腰椎间盘突出症、腰椎椎管狭窄症、类风湿痰毒瘀滞性的风湿结节，痛风结节等，用途很广，疗效斐然。

2.上焦寒湿痹证之为病，晨僵，四肢末端关节疼痛肿胀，无发热，时有腹泻纳呆，脉沉紧，方宜加味四逆汤。疼痛明显者，用消肿止痛药酒。

（1）加味四逆汤（自拟方）：人参15g（另炖），炙甘草15g，干姜15g，制附子30g（先煎45分钟），蒲公英45g，草河车30g，麻黄12g，桂枝15g。

注：太阴湿土不能与胆相火相合，火土不能合德，脾虚湿盛，寒湿阻遏营卫，故发生上焦寒湿痹证。方中用人参四逆汤温暖脾阳，回阳救逆以救太阴之里。方中加蒲公英、草河车清热解毒，消除咽喉部的毒热之邪。麻黄、桂枝、炙甘草解表散寒止痛。

上焦寒湿痹证是太阴脾湿阻遏脾阳温煦营卫，这种痹证之外邪不同寻常，严重时可以热化，可以寒化。热化之邪为热毒，寒化之邪为寒毒。寒毒之邪侵袭肌肤腠理，或肌肤筋膜表现不同，治疗也不尽相同。无论是寒湿痹阻营卫还是痹阻肌肤筋膜，都要加用雷公藤药酒，方可效果明显。

（2）雷公藤药酒（自拟方）：雷公藤45g，苍术45g，苦参20g，甘草20g，当归20g，石斛30g。

制法：①将上药加45度以上白酒1000mL，泡21天。把酒倒出静置。②将以上药渣加水煎煮，取500mL药汁，静置。③将其炮制的酒和汤混合，加蜂蜜300g搅匀即可。

用法：20mL/次，3次/日。妇女经期停服。孕妇禁服。哺乳期禁服。儿童减量服用。

注：雷公藤虽然在中药书籍里早有记载，是一味有毒的药。但是在治疗风湿免疫性疾病及其他自身免疫性疾患方面都有一定的疗效。作者师从石广济名老中医从70年代后期就开始诊疗风湿类疾病，石老当时对这些风湿免疫性疾病的患者采用的是雷公藤、马钱子、川乌、草乌等一些有毒的药物进行治疗。石老曾经说过："治疗痹证没有吃透疾病的病机不行，不会掌握使用雷公藤、马钱

子、川乌、草乌等有毒的药品就治不了风湿痹证。"也就是说，临床风湿痹证专科的医生，首先明了痹证的病因病机，识得了病才能够看病。其二就是熟练了解和掌握治疗痹证的毒性药材，并注重产地地道药材（如雷公藤），以毒攻毒是为上策。所以石老在治疗风湿痹证方面有几大特色：善用温经散寒的辛温药，善用甘寒生血养血之品，滋阴养血填精以消阴火；善用痹证毒性药物治疗痰湿瘀毒，采集炮制配伍运用毒性药以毒攻毒多治不治之症；善用虫类药物，治疗每每有效。诊疗始终贯穿调脾固肾以达阴平阳秘精神乃治。现在有一些人听到雷公藤就反对用，认为雷公藤毒性大，其实作者用了几十年雷公藤，也没有发现有那么大的毒性。这里主要是如何掌握药物配伍及投放药物剂量是关键。再大的毒性也不会像"化疗"的毒副作用大。用中药毒性药物需要掌握它的生长环境，药用部位，配伍、用量，制作方法。

雷公藤是酒溶性药，煎煮几乎无效。雷公藤有西药激素样的作用但是没有激素的副作用。据有些文献报道：雷公藤有增强肾上腺皮质的功能，及免疫的双向调节作用。雷公藤对于风湿免疫性疾病疗效好，配伍得当很快就会把疾病消灭在萌芽状态。

禁忌：患者服药后微微汗出为宜，避风寒，食清淡，少进咸食。

二、上焦风湿痹证脉症方药并治

1.风湿之为病，脉浮身重，肌肤麻痒，关节疼痛，汗出恶风，防己黄芪汤主之。

草薢防己黄芪汤（自拟方）：防己15g，生黄芪30g，白术

15g，炙甘草 12g，萆薢 12g，豨莶草 15g。

注：该方用于风湿痹证脾肺气弱，感受风湿。方中用防己、萆薢、豨莶草利湿祛风，生黄芪益气利水，白术健脾益气，炙甘草补中益气，共同起到补益脾肺之气的作用。临床上对于大病后身体虚弱，感受风湿，亚甲炎、流产后风湿都有效果。

2. 风湿相搏，身体疼烦，不能自转侧，午前严重，午后晚上轻，脉浮虚而涩者，桂枝附子汤加减。

桂枝附子汤加减（自拟方）：桂枝 12g，制附子 15g（先煎半小时），炙甘草 12g，羌活 12g，蒲公英 30g，草河车 30g，生姜 15g，大枣 15g。

注：素体气虚，感受风湿，风湿相搏，身体疼烦为太阳经被风湿所困。以桂枝、羌活、生姜辛温解表祛风，炙甘草、大枣补中益气以助正气托邪外出。制附子温里散寒，配合桂枝、羌活、生姜散肌肤之风湿。加草河车、蒲公英清热解毒以清除口鼻咽喉之邪毒，防风湿之邪日久生热。

1）也可治产后风湿，汗出湿渍（昼夜，以夜间明显）日久不愈，脉细数涩，心下空，少腹疼痛。此方制附子 30g（先煎 30 分），桂枝 15g，去羌活、蒲公英、草河车，加白术 15g，苍术 15g，炮姜 12g，白芍 15g，当归 20g。

黄酒为引，忌食油腻生冷，慎房事、劳作。

2）若有腰部沉重，脘腹胀疼，加白术 20g，干姜 30g，白芍 12g。

3）若有汗出短气，小便不利，或身体浮肿者，上方去炮姜、干姜、羌活，加人参 10g，炙甘草加量为 15g，防己 15g，补气利水。

3. 风湿淫于筋骨，劳累或气交时加重。脉沉紧，宜追风透骨丸。

追风透骨丸加味：制川乌45g，制草乌45g，制香附30g，焦白术30g，甘草20g，乳香15g，没药15g，麻黄30g，川芎20g，秦艽18g，地龙15g，当归30g，赤小豆20g，羌活15g，天麻20g，赤芍20g，细辛15g，防风20g，天南星30g，桂枝30g，甘松20。共研细末，泛丸制成如绿豆大的水丸，每服3~6g，每日3次。

该方祛风除湿，通经活络，散寒止痛，治疗风寒湿痹，肢节疼痛，肢体麻木的痹证。

4. 若有肢体麻木、关节疼痛剧烈，夜间尤甚；屈伸不利，脉沉弦细，方用离拐丹（千年通痹丸）配伍养血舒筋药酒。

（1）千年通痹丸（自拟方，又称离拐丹）：千年健30g，追地风30g，当归45g，川芎20g，青风藤30g，海风藤30g，制川乌40g（先煎煮2小时、浓缩成浸膏、焙干），制草乌40g（先煎煮2小时、浓缩成浸膏、焙干），酒白芍20g，炙甘草20g，全蝎15g，蜈蚣15g，白花蛇15g，乌蛇30g，制南星45g，马钱子（沙烫毛）20g，麻黄30g，威灵仙30g，独活20g，炒杜仲30g，炒续断30g，巴戟天30g，乳香15g，没药15g，血竭15g。

研细粉、炼蜜为丸。每丸重6g，2丸/次，2次/日，服药时黄酒送服。

注： 该方补益气血，化痰通络，搜风剔骨。治疗关节疼痛日久不愈，屈伸不利之风寒湿痹痛。此方用药后，疼痛的部位会增多或疼痛会加重，该方中药性猛烈，走窜性强，药后疼痛加重，这是排病的过程，嘱咐患者要坚持用药，完成从疼痛部位多到少

到不疼的一个祛病疗愈过程。

（2）养血舒筋药酒（自拟方）：当归20g，桂枝20g，木瓜20g，川牛膝30g，羌活15g，独活30g，香附30g，熟地黄40g，荜茇20g，杜仲30g，枸杞子30g，酒乌梢蛇60g，酒蜈蚣15g，白芍30g，三七20g，制马钱子12g，酒地龙20g，丹参30g，红花15g，酒土鳖虫15g，酒全蝎15g，大枣15g，川芎20g，制草乌30g，制川乌30g。

制法：先用黑豆30g，生姜60g，甘草30g，制川乌30g，制草乌30g，煎煮120分钟。再行煎煮其他的药，共煎煮汤汁1000mL，冷却后，用45度以上白酒1000mL加入，静置21天后即可使用。

用法用量：20mL/次，3次/日。用于虚性风湿性关节炎，效果明显。

三、上焦湿热痹证脉症方药并治

1.上焦湿热痹证为之病，发热，晨僵，肌肉关节红肿热痛，疼痛剧烈，活动受限，脉浮数或浮滑，治宜养阴清热汤。若咽痛化脓用解毒利咽汤，配伍雷公藤药酒效果突出。

（1）养阴清热汤（自拟方）：生地黄30g，玄参60g，麦冬12g，菊花15g，青蒿15g，白芥子10g，车前子30g（布包），沙苑子15g，蚕砂12g。

注：该方治疗心血亏虚，君火上炎的痹证，有滋补阴血，清热化痰，通络凉血之功能。方中大量生地黄、玄参滋阴凉血，补血生津入血分，走手少阴心经。菊花、青蒿清理肝胆风热入肝经，

白芥子清除痰瘀，车前子利水清热，沙苑子、蚕砂通络止痛。

（2）解毒利咽汤（自拟方）：锦灯笼15g，射干12g，山豆根9g，生地黄30g，玄参120g，连翘20g，牛蒡子20g，薄荷15g，黄芩12g，麦冬20g，甘草20g，桔梗12g，僵蚕12g，天花粉30g，草河车30g，灯心草6g。

注： 该方清热解毒利咽，治疗风湿热毒蕴于咽喉，引发周身四肢关节肿胀疼痛的风湿免疫性疾病。也可以治疗风湿热（链球菌感染引发的变态反应性疾病），反应性关节炎，风湿性关节炎。方中加沙苑子、蚕砂、苦参可以预防肾小球肾炎的发生，但需抓住时机。

（3）雷公藤药酒（自拟方）：见上焦寒湿痹证脉症方药并治。

2. 热毒蕴盛，湿聚热蒸，蕴于经络，寒战热炽，骨骺烦疼，舌苔黄腻，宣痹汤加减。

注： 这段条文乃吴鞠通《温病条辨》所记载，名老中医石广济家族在应用吴鞠通宣痹汤方时多有体会，进行了药味调整，临床上治疗风湿免疫性疾病的湿热阻络型效果明显。作者已于80年代与中国中医科学院中药研究所联合开发，成为国药准字产品。

宣痹汤加味（自拟方——通络止痛胶囊）：木防己15g，滑石20g，姜半夏15g，蚕砂15g，杏仁12g，连翘30g，通草12g，甘草20g，生薏苡仁30g，苦参12g，黄柏12g，百部20g，豨莶草30g。

注： 宣痹汤原方是吴鞠通《温病条辨》中焦湿温病篇的条文。后经石广济老中医家族在临床使用中将此方作了修订。临床甚是好用。方中针对病证是湿热（湿温），病位是上、中、下焦，病机是湿热蕴结。方中防己、豨莶草利水清热祛除风湿，其中杏仁、

百部、连翘清利上焦湿热，使其疾病从呼吸而出。中焦生薏苡仁、半夏、甘草燥湿渗湿补益中气，固护脾气。下焦黄柏、苦参、通草、蚕砂燥湿利湿清热。三焦用药，以中焦入手作为枢纽，联通上下焦，把邪气从呼吸、肌肤、小便排出体外。是治疗风湿痹证的良药。全方归纳功能有：健脾利湿清热，通络止痛杀虫。所谓"虫"乃病理产物导致脏腑筋骨自毁样变化的象形比喻。此方对风湿免疫性疾病引起的血管炎，滑膜炎效果明显。2004年申报了国家中医药管理局的科研课题"通络止痛胶囊TH1/TH2细胞网络调控的研究"。该项课题获得了山西省科技进步三等奖；获得了中华中医药学会科技进步二等奖。证实了该药在生物研究方面有双向免疫调控作用。并对该方的防己、苦参、黄柏进行了药效学及免疫学方面的研究，认为该药对风湿免疫性疾病的治疗有着较大的前景。

四、上焦湿毒痹证脉症方药并治

1. 上焦痹证湿毒之为病，发热不退，关节红肿热痛，肌肤下多有痰湿流注结节，皮疹，脉沉细数。方宜地黄解毒汤，养阴清热汤。

注： 条文中上焦痹证指的是病本位在上焦，那就是和心肺有关系；湿毒指的是病因为湿，病机为毒，实则指上焦心不主神明，心血亏虚，包络命门相火不足所致。发热日久必耗及阴津（肺津）心血，关节为阳位，湿毒之邪侵犯于关节，湿性黏滞，湿毒之性停留关节、自毁破坏关节导致不仅仅红肿热痛，而且多有痰湿流注形成的结节痰核，甚则热入营分，出现各种类型的皮疹，皆为

上焦心肺之病。

（1）地黄解毒汤（自拟方）：生地黄30g，玄参60g，生石膏60g（先煎30分钟），水牛角30g（先煎45分钟），牡丹皮15g，赤芍20g，羚羊角15g（先煎45分钟），龟甲片30g（先煎45分钟），苦参15g，山慈菇15g，虎杖15g，甘草梢15g。

注： 方中生地黄、玄参补益心血，滋阴降火，生石膏辛凉解肌退热。水牛角、羚羊角、牡丹皮、赤芍、生地黄，仿犀角地黄汤清营凉血之意。龟甲片滋肾阴清肺热。山慈菇、苦参、甘草梢解毒清热。为什么不用白虎汤，人参白虎汤呢？白虎汤为阳明经证，属于实热证，方中以生石膏性寒解肌退热，知母养阴生津，生甘草泄热解毒，粳米养阴和胃。治疗的是阳明经证实热型。与地黄解毒汤性质不同，地黄解毒汤是治疗热入营分的营血证，属于心血亏虚，营血受伤所致的内伤火病。

该方治疗成人斯蒂尔病、儿童斯蒂尔病、红斑狼疮疗效明显。方中玄参补肾泻无根之火，可以根据病情加大用量，作者临证时玄参常可加量为100g以上。除腹泻外无不良反应。

（2）养阴清热汤：发热轻者可用养阴清热汤，见上焦湿热痹证脉症方药并治。

2.湿毒阴伤之为病，一身尽疼，恶寒怕冷，持续发热（低热），肌肤腠理红肿炽热，肌肤菲薄，抬举无力，脉沉细涩，方宜麻黄解毒汤，宣痹汤。

（1）麻黄解毒汤（自拟方）：麻黄10g，焦白术15g，生薏苡仁30g，杏仁12g，蒲公英30g，熟地黄30g，生地黄30g，肉桂10g，白茅根20g，防风20g，金银花30g，赤芍15g，牡丹皮15g，炙甘草12g，生姜15g。

注：方中麻黄、焦白术、生薏苡仁、杏仁、炙甘草、防风、生姜取麻黄杏仁薏仁甘草汤之义。针对湿痹瘀于肌肤不得外出，故恶寒发热，一身尽疼，抬举无力所备。方中白术健脾燥湿，生薏苡仁健脾渗湿，炙甘草补益中气，以上三味药联合使用调理脾气以助发散或小便排出；加麻黄辛温解表，排泄外出；防风疏通腠理起推动作用祛湿。方中生地黄、熟地黄、牡丹皮、赤芍，用肉桂引火归原（引其虚火下纳肾命门）；金银花、蒲公英、炙甘草清热解毒。全方共奏健脾利湿清热、滋阴凉血生血、清热解毒祛瘀之功。对于皮肌炎、红斑狼疮（皮肤型）、干燥综合征（皮疹、血管炎）、类风湿关节炎血管炎型效果明显。

（2）宣痹汤（通络止痛胶囊）（自拟方）：见上焦湿热痹证脉症方药并治。

3.若疼痛午后夜间加重，此谓气阴、肝肾不足，宜鹿茸关节散。

鹿茸关节散（自拟方）：鹿茸30g，三七参10g，冬虫夏草（破壁）5g，醋制鳖甲10g，乳香5g，没药5g，合欢皮5g。

制法：先将合欢皮炒黄，鹿茸烤干，鳖甲醋制7次，冬虫夏草破壁，上药共研细末，每次服用3g，每日1次，每晚临睡前服，用黄酒或米酒吞服，不能用酒者，温开水亦可。连服10天。鹿茸关节散止痛作用好，尤其是对于下午晚上疼痛者，疗效明显。

4.寒湿毒之为病，肌肤红白相间，指压褪色，甚则面具脸，四肢肌肤紧绷，或肌肤如革，脉沉紧或弦数，宜用麻黄解毒汤，鹿茸虫草散，或补肾通督汤。

（1）麻黄解毒汤（自拟方）：见本条。

（2）鹿茸虫草散（自拟方）：见本条。

（3）补肾通督汤（自拟方）：见上焦寒湿痹证脉症方药并治。

5．寒毒瘀于腰脊，脊柱强直不能俯仰转侧，尻以代踵，脊以代头，宜散结通痹药酒，或益肾通痹丸，补肾通督汤。

注：当督脉空虚感受寒湿，寒性收引，寒性凝聚形成寒痰瘀积。形成腰脊强直，俯仰不能够转侧。腰椎两旁肌腱韧带硬化，失去了活动的功能。这种寒毒瘀积的证候其实表现为几个阶段：第一阶段是湿热痹阻或是寒湿痹阻，症状主要表现在下肢不对称性的疼痛肿胀。第二阶段则是腰骶关节疼痛伴有下肢关节疼痛肿胀。第三阶段脊柱逐渐强直，失去关节功能。归纳起来，本病发病男性为多，男女之比为（9~13）：1，遗传概率高；其二，病情发展为上行性的变化；其三，不及时治疗，导致尻以代踵，脊以代头的面朝黄土背朝天的佝偻畸形。这种病西医叫作强直性脊柱炎，中医叫作"大偻"。在第三期之前是好治疗的，一般都能够治愈。但是由于患有该病的病人，有的以疼痛为主，有的并不是以疼痛为主，也就是说不知不觉就到了第三期，疼痛感觉差的患者，往往无法引起重视，耽误了治疗的时机。还有在疾病的晚期，患者多合并股骨头坏死，治疗起来就很棘手。

（1）散结通痹药酒（自拟方）：雷公藤（全皮根茎）60g，款冬花40g，山慈菇40g，羌活30g，制天南星30g，制川乌40g，制草乌30g，红大戟20g，巴戟天30g，酒炒杜仲30g，酒炒续断30g，酒炙土鳖虫15g，酒炙全蝎15g，酒炙白花蛇15g，威灵仙30g，露蜂房30g，蜂蜜300g。

1）制法：制川乌、制草乌加凉水1500mL，煎煮60分钟，水沸腾时计算。煎取药液500mL。加入蜂蜜后搅拌混匀，静置冷藏。制川乌、制草乌捞出后留待后用。

2）凡是虫类药，都以白酒浸泡一个小时后，在锅中炙至黄色为度。

3）取45度以上白酒3500mL，把以上药材放入进行浸泡21天，后将所泡药材捞出，兑入川草乌蜂蜜水500mL，搅匀即成。

服用方法：成年人每次30mL，每日3次。

禁忌：经常腹泻者慎用。

注：散结通痹药酒，顾名思义，能够散风湿免疫性疾病导致的风湿结节（恶性类风湿），能散骨性关节炎的中后期关节肿大，能散强直性脊柱炎的佝偻驼背寒痰瘀积，还能够散除痛风的肌肤脏腑寒痰瘀积。但是在痛风肾功能不全时禁用，急性期禁用。该方中制川乌、制草乌，温经散寒，化痰解毒止痛；雷公藤燥湿解毒，杀虫止痛。三种药皆为大毒之药，但是合理炮制后毒性会消除，化风痰止痛作用是最强的。配伍以酒炙土鳖虫、酒炙全蝎、酒炙白花蛇、露蜂房，虫类药搜风剔骨，祛除风痰寒毒，效果更佳。寒痰瘀积其根源主要是正气虚弱，肝肾亏虚，所以加用巴戟天、酒炒杜仲、酒炒续断，补益肝肾，强筋壮骨，增强肾阳的推动力。《本草纲目》载红大戟具有补肝益肾，滋肾壮阳，利尿消肿，排毒养颜等功效。近年来，中医临床上又有新的发现，红大戟对癌症，痈肿，腹水，排毒散结有一定的疗效。该方中用红大戟是取其峻烈的荡涤作用与他药合用，共同达到祛风化痰，散结消肿的目的。蜂蜜既有解诸药之毒作用，又有调和脾胃、矫味的作用。

（2）益肾通痹丸（自拟方）：淫羊藿（羊油炙）30g，巴戟天30g，金毛狗脊（烫毛）20g，续断30g，杜仲30g，旱莲草 30g，女贞子 30g，当归 30g，鸡血藤 45g，丝瓜络 30g，桑枝 20g，苏木 15g，皂角刺 15g，刘寄奴 15g，乳香（制）12g，没药（制）12g，白茄根 30g，威灵仙 30g，白花蛇 20g，鹿衔草 30g，乌梢蛇 30g，鹿角片（蒸 90 分钟）60g，穿山甲（制）18g，马钱子（沙烫）20g，白芥子 12g，独活 20g。

制法：以上诸药经炮制后，焙干研细粉，炼蜜为丸。每丸重 9g，每次 2 丸，每日 2 次。饭前服用，黄酒送服。

注：益肾通痹丸，补肾壮腰通督。方中用羊油炙淫羊藿，巴戟天补肾阴肾阳；二至丸补益肝肾，用于肝肾阴虚，眩晕耳鸣，腰膝酸痛，此方要补益肝肾，就必须先行补益肾精，然后与淫羊藿、巴戟天共同达到补益肝肾的作用；炒续断、炒杜仲强腰壮肾；当归、鸡血藤、乌梢蛇、鹿衔草、丝瓜络、桑枝补血祛风；苏木、皂角刺、刘寄奴、制乳香、制没药，活血化瘀，行气止痛；鹿角片、制穿山甲、沙烫马钱子、白芥子，生髓填精，化痰散瘀消积；独活辛温走窜，加入阴药血药辛温散寒，温通经络，带领诸药抵达病所。益肾通痹丸对强直性脊柱炎、增生性脊柱炎、腰椎压缩性骨折、骨质疏松症、腰椎结核及腰椎手术后遗症等都有明显的补益肝肾，益肾通督，化痰散积的功效。

（3）补肾通督汤或补肾通督胶囊：见上焦寒湿痹证脉症方药并治。

（4）雷公藤药酒：见上焦寒湿痹证脉症方药并治。

五、上焦燥痹脉症方药并治

燥痹常见于干燥综合征引起的外分泌腺体的炎症，导致唾液腺、泪腺等的免疫紊乱。属于中医上焦痹证的范畴，是由于包络命门相火不足，导致心血亏少，使君不主神明而导致。燥痹有热燥、寒燥之分，历代医家对燥痹，多以"燥者润之"为治疗法则，收效甚微，却不知燥痹有热燥寒燥之分。热燥不是实火而是虚火，属于三焦痹证的"内伤火病"，主要症状表现为发热，腮颊肿大疼痛，口干少津，四肢关节肿痛，脉细数，寸脉大而无力，以养血填精为主。宜服地黄解毒汤。寒性燥痹，主要表现的症状是恶寒怕冷，口舌干燥，牙齿脱落（猖獗齿），乏力少气，胸部憋胀，心口疼痛，背寒冷如掌大；咽痒干咳，重则有喘息，关脉沉缓，寸脉无力。临床上患者CT片子显示：都有不同程度的肺间质纤维化的变化。病机为寒邪瘀滞于肺络，阻塞了气机，影响了呼吸吐纳。起先是有残留气在肺泡，会有不同程度的肺气肿，继而肺间质纤维变，导致肺功能下降。肺朝百脉，肺为宗气之海，肺与心同在胸中，是气血的统帅，肺与肾是母子关系，肺呼吸吐纳的气变化成血要进入肾小管（回流肾小管液体叫作原尿，70%需要肾的滤过再生变化成血液），所以干燥综合征的患者不仅仅有肺纤维化，很快就会有肾功能损伤、肾功能不全的表现。这时候的病证为寒邪阻遏阳气，导致的胸痹、肺痹。胸痹者宜加味瓜蒌薤白半夏汤，加味瓜蒌薤白白酒汤；肺痹者用加味小青龙汤。

1. 上焦燥痹之为病，发热，口渴少津，颊腮肿大疼痛，或瘿瘤肿大疼痛。四肢关节红肿热痛，脉浮数，或细数。方宜地黄解毒汤，或心下坚，后背痛宜加味瓜蒌薤白白酒汤。

（1）地黄解毒汤（见上焦湿毒痹证脉症方药并治）加用草河车 30g，沙苑子 20g。

（2）加味瓜蒌薤白白酒汤（自拟方）：人参15g（炖服），柴胡15g，姜半夏30g，黄芩12g，牡丹皮15g，炒桃仁（捣）15g，炙甘草30g，桂枝30g，瓜蒌30g，薤白20g，紫草15g，葛根30g，酒土鳖虫12g，水蛭3g（研细粉冲服），白酒250mL加入药中，生姜15g，大枣15g。

注： 加味瓜蒌薤白白酒汤是名老中医石广济的家传方。在《金匮要略·胸痹心痛短气病脉证治第九》瓜蒌薤白白酒汤的基础上做了大的调整。这个方不仅仅治疗胸痹证，而且对于胸痹合并肺痹证者也很有效果。对于上焦燥痹凡有心下坚、背寒冷者用之必效。不能饮酒者就去掉白酒。加味瓜蒌薤白白酒汤与原方有很大的差异：瓜蒌薤白半夏汤，瓜蒌薤白白酒汤出于《金匮要略·胸痹心痛短气病脉证治第九》"师曰：夫脉当取太过不及，阳微阴弦，即胸痹而痛，所以然者，责其极虚也。今阳虚知在上焦，所以胸痹、心痛者，以其阴弦故也。平人无寒热，短气不足以息者，实也。""胸痹之为病，喘息咳唾，胸背痛，短气，寸口脉沉而迟，关上小紧数，瓜蒌薤白白酒汤主之。"

瓜蒌薤白白酒汤方：瓜蒌实一枚（捣）、薤白半升、白酒七升，上三味，同煮，取二升，分温再服。

又云："胸痹不得卧，心痛彻背者，瓜蒌薤白半夏汤主之。"

瓜蒌薤白半夏汤方：瓜蒌实一枚、薤白三两、半夏半斤、白酒一斗，上四味，同煮，取四升，温服一升，日三服。

上焦燥痹首先犯肺及心包络，包络壅堵涩滞，包络命门相火不足。方中以小柴胡汤为主，合瓜蒌薤白白酒汤，瓜蒌薤白半夏汤加味而成。小柴胡汤为阴旦汤，桂枝汤为阳旦汤。当阴霾之邪蒙蔽胸阳就会发生心痛，以小柴胡汤为基础方，方中用小柴胡汤、桂枝汤、瓜蒌薤白白酒汤、瓜蒌薤白半夏汤的合方。方中以人参、柴胡、半夏、黄芩、炙甘草、生姜、大枣和解少阳，解郁化痰散结，尤以姜半夏30g的用量，能够荡涤胸中有形之邪。桂枝、炙甘草、生姜、大枣，虽然没有白芍，缺少酸甘化阴的调和营卫的作用，但是桂枝、炙甘草与半夏、瓜蒌、薤白、枳壳、紫草、葛根配伍起到振奋胸阳，蠲除胸中阴霾之邪的功效，使得胸阳振奋，包络命门相火滞开络通，病势趋于稳定。根据该方用药的准则，具备背寒冷如掌大的痰饮症，寸脉细弦有力，心下触压坚性或不规则形硬结，就可以使用此方，临床上常常有意想不到的效果。

2. 若有口舌干燥，口中少津，夜间尤甚，短气乏力，胃脘胀满不舒，大便或便秘或便溏，舌质红绛，剥脱苔，或光苔、裂纹，脉沉细数，方宜加味黄芪建中汤配伍良附连理中丸。

注：病机为子病及母，肺络受损，食道、胃黏膜、十二指肠黏膜，胃液、肠液均受到影响，分泌减少，形成红斑性胃炎，萎缩性胃炎，非萎缩性胃炎，食道炎等消化系统疾病。

加味黄芪建中汤（自拟方）：蜜炙黄芪30g，桂枝18g，酒白芍20g，炙甘草20g，半枝莲20g，饴糖30g（烊化），大枣15g（掰开），当归20g，乌药12g，五灵脂12g，炮姜30g，生姜15g，水煎服。

张仲景《金匮要略·血痹虚劳病脉证并治第六》载："虚劳里急，悸，衄，腹中痛，梦失精，四肢酸疼，手足烦热，咽干口燥，小建中汤主之。""虚劳里急，诸不足，黄芪建中汤主之。"该原方是为虚劳生发胃气而设，因为口舌干燥，短气乏力，干燥综合征在上焦的表现，已经影响到了食道、胃液腺、肠液腺，甚至于胰腺都有不同程度侵犯。小建中汤、黄芪建中汤皆为桂枝汤化裁而来，方中桂枝辛温散寒通阳气，白芍酸甘化阴，炙甘草、饴糖、大枣甘温化阴，辛甘化阳，酸甘化阴达到阳生阴长的作用。而黄芪建中汤生发胃气加当归、乌药、五灵脂行气，补血活血，改善胃肠道内环境；半枝莲苦寒，解毒清燥；生姜、炮姜温中散寒，和解诸药。加味黄芪建中汤治疗燥痹引发的脏器内腺体萎缩，津液不流动的虚劳证屡见成效。临床可治疗食道炎，萎缩性胃炎，非萎缩性胃炎，胃红斑病，肠黏膜脱落等阴伤津脱之症。配合良附连理中丸效果更加明显。

3.若有脘腹胀满，便稀或便秘，良附连理中丸主之。

良附连理中丸（自拟方）：高良姜 30g，制附子 40g（先煎60 分钟），制香附 30g，酒黄连 30g，酒黄芩 30g，干姜 30g，制枳壳 30g，荜茇 30g，广木香 30g。

制法：①将制附子冷水浸泡 40 分钟，文火煎煮 60 分钟，滤出药液 300mL，随后将其药渣晾干；②将 300mL 的制附子药液喷洒在其他药材上，盖焖 2 小时，再将所有药材晾干，炒制成焦黄色；③将炒制成焦黄色的药材研成细粉，泛水为丸。

用法用量：每次空腹服用 6g，用生姜煎煮液送服。禁忌：忌食生冷饮品。

注：高良姜、制香附为《良方集腋》所载，称之为良附丸，治疗胃脘胀满疼痛及宫寒腹痛。石广济名老中医将此方用到极致，临床每每有胃脘胀满不舒，呃逆吐酸，胁肋胀痛的萎缩性胃炎，非萎缩性胃炎，食道返流等难治的胃脘疼痛效果明显。该方有几个特点：①高良姜、干姜、制附子温中散寒化瘀；②制香附、广木香、荜茇、炒枳壳疏肝行气，和血止痛。③酒黄连、酒黄芩苦

寒解毒，与温中散寒的辛温药配伍，有辛开苦降的作用。况且该方的药味都以炒制研粉，减少了原生药辛温的热力，又减少了苦寒药的寒性，所以患者服用后很快就会改善食道、胃脘、肠道的环境。对于早期、中期干燥综合征导致的食道、胃、十二指肠、小肠、大肠黏膜损害，胃液肠液减少的患者疗效好。但是须药量足、疗程够方能有效。

4. 燥痹之为病，不能吞咽，面具脸，肌肤甲错，胃脘烧灼疼痛，腹泻或便秘，手足僵硬不能弯曲，皮肤弹性差，压之褪色，或指趾溃破不愈合，左胁肋下硬性索条状结节、疼痛，中脘处、脐周硬性结节，脉沉细紧或沉细数。为寒毒瘀滞，心肺失养。方宜温胃理中汤，伍以大黄䗪虫丸。

注：这一证型的燥痹临床上也可以称之为"皮痹"，之所以归到燥痹范畴，是因为患者肌肤僵硬，皮肤不会出汗(汗腺萎缩)、口干不能下咽等症状。在西医的病理上，这两种病乃是一个根系，都属于风湿免疫性疾病。中医则认为都是属于心失神明而致，但是干燥综合征归到了燥痹，属于湿热、热毒、寒毒，而系统性硬化症或混合性结缔组织病纯属寒毒瘀滞。该症型不能吞咽、面具脸、肌肤甲错、手足僵硬等皆属于寒毒导致肝肾不足，属于疾病的中后期。既然病机为寒毒瘀滞，心肺失养，但是方用温胃理中汤是何意？若要该病逆转，首先是心血充足，加大心脏供血动力，肺朝百脉，让全身四肢百骸得到气血的营养。但是心肺功能如何才能复原？其治疗还是在中焦的相火，中焦的相火有胃脘命门相火、胆相火。启动中焦成为治疗该病的关键。中焦相火足，就会滋养心肺使其心肺功能恢复。

（1）温胃理中汤（自拟方）：党参30g，三七15g，生白芍

20g，当归 30g，桂枝 30g，苍术 15g，厚朴 15g，吴茱萸 12g，炒枳壳 15g，炒桃仁（捣）15g，红花 10g，干姜 30g，制附子 30g（先煎 45 分），酒大黄 6g，酒土鳖虫 12g。

温胃理中汤源于张仲景太阴证的主方。太阴属于脾，脾主运化水谷，脾主运化水湿。脾之所以能够运化水谷、运化水湿是因为有胆相火的少火生气温煦的作用。正常生理情况下脾与胆，即土与火相合就是火土合德。当胃肠道所处的环境已经不再是黄芪建中汤证候，到了胃肠道黏膜萎缩的阶段，这个时期必须以温中散寒化瘀的方法才能够阻断胃肠道黏膜继续萎缩恶化。温胃理中汤方包括有四逆汤：苍术、干姜、制附子回阳救逆；桂枝、白芍辛甘化阳，温化寒温；吴茱萸、炒枳壳，行气祛寒；炒桃仁、红花、酒大黄、酒土鳖虫，活血破瘀化燥。口中少津，口渴，夜间尤甚属于阴伤，为什么用附子理中之大热药物？岂不知，燥之下为寒为瘀，便秘或便溏皆属于寒燥象征，是胃肠道黏膜萎缩的原因。

（2）加味大黄䗪虫丸（自拟方）：炙黄芪 60g，人参 20g（炖服），三七 20g（炖服），制川乌 45g（先煎 90 分钟），制南星 30g，清半夏 30g，郁金 20g，炒枳壳 30g，酒蒸大黄 30g，生地黄 90g，黄芩 25g，酒赤芍 30g，炒杏仁 30g，炒干漆 30g，酒制虻虫 30g，酒制水蛭 30g，酒制蛴螬 30g，酒制土鳖虫 30g。

制法：将制川乌先煎 90 分钟，取药液 200mL，取人参、三七、炙黄芪药液 400mL 与制川乌药液混匀；余药研细粉；以上药液将细粉拌匀，晾干，过细筛，炼蜜为丸。每丸重 3g。

服用方法：每次 3g，每日 2 次，黄酒或米酒送服。

服药后禁忌：药后忌食肥甘厚腻之物。忌劳作，忌房事。

注： 大黄䗪虫丸源于《金匮要略·血痹虚劳病脉证并治第六》："五劳虚极羸瘦，腹满不能饮食，食伤、忧伤、饮伤、房室伤、饥伤、劳伤，经络营卫气伤。内有干血，肌肤甲错，两目黯黑，缓中补虚，大黄䗪虫丸主之。"虚劳皆为补益，张仲景为虚劳羸弱的肿瘤患者，干燥综合征的患者，硬皮症中晚期的患者开创了有效的治疗途径。我曾随石广济导师多次出诊遇到命悬一线的患者，石老不仅仅用破瘀法，而且有的还用涌吐法，效果都是意想不到的。但是必须与患者及其家属交代清楚，患者及家属不同意时切勿勉强，因为必定是有风险的。中焦痹证多和运化有关：首先是代谢性疾病，如脂代谢、嘌呤代谢、糖代谢、骨代谢紊乱，血液黏度高引发的痛风、高脂血症性关节炎、高血糖关节炎、高血糖血管炎、颈项腰椎病等；其次由于中气不足，气血失调引发胃肠道机能紊乱，引起的胃、十二指肠溃疡，胃肠道功能紊乱，非特异性结肠炎，引发风湿肌肉关节疼痛；最后由于风湿免疫性疾病迁延不愈，导致脾肾不足等疾病。

第二节　中焦痹证脉证方药并治

中焦是脾产生营气，与胃一升一降调整气机的升降的场所。在人体中，上焦为天，下焦为地，中焦为人。中焦也是天地气化气交的重要场所，是上下焦的枢纽。痹者痹阻不通，由于脾气虚弱，生化营血功能减弱导致痹证，临床上多以加味建中汤主之。若中焦寒湿壅滞了气机，使寒凝血滞于经络气血，筋骨脏腑，则以祛寒消积、破坚化瘀为其临床的治则，当以温胃理中汤或姜附通痹汤治疗，方能中其要害。若脾胃营络受伤，导致营血寒燥之病，须化其风痰，荡涤瘀毒之邪方能使脉络再生，方用乌头解毒汤，大黄䗪虫丸等。

1. 病机及证候演变

李东垣《脾胃论》指出："上焦之病……在中焦。"由于中焦痹证多由胆相火不足，不能温煦脾阳而导致的。中焦的火（动力）来源于胆的相火，胆的相火就是三焦相火，《黄帝内经》认为"凡十一脏皆取决于胆"，肝胆属于春生、春升之气，肝主疏泄，五行生克的火是生土的火，不是指藏象学说的心脏之火，而是指胆火，属于三焦辨证体系。正常情况下，火土合德时，脾胃功能强健，身体就会健康，否则百病丛生。中焦属于上焦和下焦的枢纽，又是后天之本，先天要靠后天养，以保持禀赋好的基因充分发挥，不好的基因不要被诱发出来。后天先天两本就是脾要调，肾要固，这是中焦和下焦的关系。中焦脾和上焦肺是母子关系，所以肺的病要治疗首先是治脾，虚则补其母。尤其是燥痹发生在肺，肺热叶焦的燥痹，肺不张的燥痹，肺纤维化的燥痹，其病机为热伤肺络，脾阳不足，是肺络瘀滞所导致。肺为清灵之脏，不能有任何阴浊之邪侵入留驻。治疗则当养阴润肺，温中健脾，温中逐瘀，而达到润肺通络的功效，证候的传变与其脾肾功能的强弱有很大的关系。脾肾强健正气足，祛邪及时，病情演变的趋势将会逆转疏解，使疾病得到提前阻断。如类风湿关节炎早期在滑膜炎、血管炎阶段就将其消灭在萌芽状态，这个疾病就不会肆意妄为自损筋骨、脏腑，阻断了病情的发展。专科医生不能是见招拆招，患者来就诊时只针对患者症状来解决患者的疼痛、肿胀等问题，这纯属"下工"。其实风湿类疾病的疼痛问题是比较容易解决的，解决疼痛只是风湿科医生的初级技术，真正要解决的是如何防止风湿类疾病的发展与致残，就是要在疾病初期防止疾病演变导致的病情加重与致残。医者就是要阻断其演变之路径，在疾病中期时，要固护其脏器气血，尽量让其疾病演化程度变缓。尽可能使病情逆转。在疾病后期时，要在稳定病情的情况下，配合食疗、康复增加患者的生活能力，保持生活自理。综观风湿痹证的症状无非就是疼痛、肿胀、麻木、关节变形，脏器受损。

2. 治则及方药

中焦属于六腑所在地，所以饮食不节（洁），长期膏粱厚味，睡眠不足，或长期睡眠时间颠倒，或心情不悦，压力大，都会造成脾胃功能的下降，从而使其痹证缠绵难愈。所以治疗上焦痹证必先调整中焦，食积、气积、痰积、瘀积、寒积均与中焦瘀滞有关系，也与脾胃虚弱、虚寒的中焦虚弱有关。无论是本脏病或是他脏病的治疗皆赖于脾胃的强健，使其疾病枢转从阴到阳，从里出表到治愈。其中在辨识阴阳寒热方面，仍然运用三焦辨证。其中中焦瘀滞，气机不利导致的痛风等代谢性疾病，应运用温中化积的姜附通痹合剂（五积散）通其积滞，化其寒湿，使中气复原归位。因脏腑虚羸无力化气，导致肢体脏腑全身上下痰湿流注，气血瘀滞经络逆行的痰毒、湿毒症，则用乌头解毒汤进行治疗，都会有不同程度的疗效。

一、中焦寒湿痹证脉症方药并治

1.中焦寒湿之为病，形体丰盛，腹部膨隆（上腹部），喜食肥甘，四肢厥逆；恶寒怕冷，时有腹泻，腰强不能俯仰；按之脐周牢若痛，喜怒，舌质瘀暗，舌体胖有齿痕，关脉沉紧有力，为中焦寒湿瘀滞；胃脘疼痛吐酸，持久腹泻，宜用姜附通痹散。若四肢厥逆，形寒怕冷，宜四逆汤。

姜附通痹散（自拟方）：党参30g，白术20g，茯苓20g，桂枝30g，炙甘草30g，当归30g，川芎20g，白芍30g，干姜30g，制附子45g，独活20g，厚朴20g，白芷20g，降香12g，麻黄15g，枳实20g，桔梗15g，乌药12g，陈皮15g。

制法：上述药焙干，共研细粉。用量：3g/次，2次/日，黄酒送服。

注： 方中以四君子汤补益中气；桂枝附子汤兼顾表里卫气；当归、川芎、白芍补血活血，消除气滞血瘀；合桂枝、干姜温中健脾；厚朴、枳实消除食积；厚朴、枳实、降香消除气积；桂枝、制附子、麻黄、独活温里散寒，消除中焦寒积。中焦如同笼屉一般，这些积滞瘀积日久，有如堵塞了蒸笼的眼儿，原因是锅里的水温度不够，使通往上焦气道的气不够充分，加重上焦燥痹的病情。同时也堵塞了下焦及任督二脉气的运行。此时就会导致腰部督脉寒湿瘀阻，发生腰背疼痛，腰椎间盘突出症，腰椎椎管狭窄症，坐骨神经痛，骨性关节炎。在温中散寒化积药的调理下，痰湿瘀积逐渐消失融化，被堵塞的笼屉眼就复原了，原本被堵塞压制的气就释放出来，也就是元气这时候复位了，原有的症状就会

得到缓解。这就是我们强调的四自系统（自调节、自免疫、自节律、自恢复）的恢复。中医看病是调节病家体质的偏颇性，疾病痊愈是病家通过医者调理而自愈的，所以中医治病是自愈，而西医则是治愈。西药是靶向性用药，如雷米封、链霉素治疗结核，其药可以直接杀灭结核杆菌，所以它的靶向性很强。但是在治疗结核的同时，出现了链霉素致终身耳聋等不可逆的情况，是其药物的副作用。一般的中焦寒湿痹证，尤以腰脊、下肢疼痛，腹部疼痛为主，得温则痛减。妇女痛经宫寒不孕，服用姜附通痹散效果明显。痛风不在急性期时，长时间服用此药，可以使全身上下的痛风石消除。但是必须交代患者，用药后会时有小的痛风发作，而且还会时有尿道炎、尿道结石发作，这是痛风疾病向外枢转病邪的征象，不是疾病加重，要坚持服用药物，并遵医嘱配合外治法，即"九宫腹部推拿"（山西省非物质文化遗产）一个疗程（10次）效果更好。

2. 中焦寒湿之为病，双腿肚憋胀难忍，午后夜间加重，喜捶喜压，或双足踝憋胀疼痛，或自觉灼热；胃脘胀痛，吐酸烧心呃逆，恶生冷饮食，证属中焦寒湿，宜用温胃理中汤。

注： 临床常常见到患者双小腿肚憋胀难忍，或双踝向上约20cm之处憋胀难忍，一般医生多以木瓜、白芍、甘草等酸甘化阴，缓急止痛，罔效。小腿肚子按照经络循行的位置应该是属于足太阳膀胱经。然而午后、夜间小腿肚子憋胀难忍是何种原因？该条文病位在双小腿肚子，属于足太阳膀胱经循行的位置，在五行属水。病本在中焦脾，因为脾虚寒盛，脾在五行属土，土虚乃不能制约水所致。证属中焦虚寒，治则温中散寒，行滞化瘀，方宜温胃理中汤。

温胃理中汤（自拟方）：党参30g，红参12g，三七15g，生白芍20g，当归30g，桂枝30g，制附子30g（先煎45分钟），苍术15g，姜厚朴15g，吴茱萸12g，炒桃仁（捣）15g，红花12g，干姜30g，炒枳壳20g，炒小茴香12g，酒大黄6g(后下）。

注：温胃理中汤是六经当中的太阴用药。源于理中汤、附子理中汤，又有其发挥。胃为六腑之一，传化物而不藏，喜温。若长期进食阴冷食物、膏粱厚味、零食，生活压力大，忧虑、忧郁、悲愤、恐惧、惊吓等七情与积滞相搏在一起，阻塞了中焦，导致了中焦寒湿、寒实痹证的发生。观其方义，能够了解到中焦痹证的病机是不通，需要管道工，需要清洗剂，所以治疗寒湿痹是相对容易的，只要掌握其要领，以寒热辨识阴阳，以三焦为轴线，抓住时机，发力当下，用药要准要狠，用量要足，疗程要够。临床时我经常会与弟子们讲：治病如同做饭一般，就像蒸馒头一样，要先选面，发面，发面的时间温度，放碱的时间及数量，要上笼屉蒸，蒸多长时间等，每个步骤都不得马虎。所以治病也是同样的，治疗的方法步骤、次第，务必做到心中有数。疾病的病因、病机、脉症、方症在你脑海里就是清晰的一张图表，才能做到遇到病情不惊慌，心中有数，指下明了。

方中党参、红参、三七补气益气；生白芍、桂枝、当归酸甘化阴，缓急止痛；桂枝发坎中之真阳；制附子、干姜温中散寒化积；苍术燥湿健脾；厚朴宽胸腹理中气；桃仁、红花、三七益气化瘀；炒小茴香化寒暖胃。共同达到温中散寒，化积通滞的功效。临床上治愈了数以千例的胃肠道疾患，及胃肠道疾患引起的各种痹证。

该方在石广济名老中医80年代出版的《中医秘方治疗溃

疡病》一书中就有记载，该书出版约 8 个月后，山西科技出版社责任编辑范其云老师前后接到两封信，一封信是来自原中国中医研究院西苑医院消化科，用温胃理中汤治疗了一个胃巨大瘤；一封信是来自北京中日友好医院普外科，用温胃理中汤治疗了一个胃巨大瘤。当时看到信后很激动，那么大的肿瘤不用手术，中药就能够消除。我当时虽然每天跟随老师临证抄方，但甚是不得其解。

这里还有一个案例：患者吴某，男，54 岁，安徽人。患强直性脊柱炎 20 多年，四处求医效果不明显。就诊时，面色黧黑，少气乏力，佝偻驼背不能直腰。不能进食，完谷不化，大便稀溏，没有臭味，时有肠黏膜脱落。按之脐周牢若痛。胃镜检查多处溃疡有出血灶。因为腰部疼痛，每天须服用止疼药。脉沉细紧，舌无苔水滑，此乃患者胃气将绝，肾气不固，是一种危象。当即与患者商量先治疗胃肠疾患，不能够再使用止疼药品，患者因为腰脊疼痛难忍不敢停用止疼药。我和患者说："你要听我的话，你再吃止疼药很快就会胃出血，那个时候你就更难治疗，只要你相信我，你不用止疼药也不会疼的。但是你必须按照我的调理方案，一一实施不得马虎。"患者同意了。服用了 7 剂药的时候，患者来电话说，服药后没有上火，腰脊部没有疼痛，也较前有了一些气力。后用此方的加减一直吃了三个月，吃药期间不准吃油腻食物、纤维多的蔬菜，要食用指定食谱。由于患者是因为我口碑好才来的，所以他很信任我，三个月后腹泻停止了，体重长了 8 斤。没有用过止疼药，但是腰背也没有疼过。

注：患者由于长时间服用西药，胃肠道黏膜全部受损，完谷

不化，大便没有臭味，每天都在泄小肠（丹田）的阳气，这时候如果一味去治疗强直性脊柱炎的话，这个病人不仅不能够治好，还可能引发出很多并发症。当务之急是要固护胃气，有胃气则生，无胃气则死。温中散寒，化滞活血，终将其脾胃元气复位，中焦恢复了正常功能。任督脉逐渐通了，所以腰也就不疼了。

3.中焦寒湿痹证之为病，形体丰盛，肤色瘀滞，腹部膨隆，喜食甘寒、醇酒冷饮。恶寒怕冷，肌肉关节疼痛，脉沉弦，腹胀满，两胁肋下网格状结节，压痛明显。证属寒痰瘀积，方宜温胃理中汤，或姜附通痹汤。

（1）温胃理中汤（自拟方）：见本节上文。

（2）姜附通痹汤（自拟方）：见本节上文。

4.中焦寒湿痹证之为病，骨软无力，上下台阶疼痛，遇寒冷加重，晨僵，证属中焦虚寒，肝肾不足，治宜温中散寒，补益肝肾，方宜温胃理中汤，或济生肾气丸。

（1）温胃理中汤（自拟方）：见本节上文。

（2）济生肾气丸：制附子15g，白茯苓30g，泽泻15g，山茱萸30g，山药30g，车前子15g（布包），牡丹皮15g，官桂15g，川牛膝15g，熟地黄15g。

5.中焦寒湿痹证之为病，腰以下冷胀痛如重五千钱，转侧不能，行走艰难，夜尿多，下肢水肿，甚则溃烂不愈合，按之脐周牢若痛，脉沉缓无力，尺脉不及。证属中下焦寒湿痹阻腰膝，治则化寒益肾，方宜加味肾着汤。

加味肾着汤(自拟方)：干姜60g，茯苓30g，制附子30g(先煎45分钟)，炙甘草15g，灶心土30g(布包)，炮姜30g，桂枝20g。

加味肾着汤源于《金匮要略·五脏风寒积聚病脉证并治第十一》："肾着之病，其人身体重，腰中冷，如坐水中，形如水状，反不渴，小便自利，饮食如故，病属下焦，身劳汗出，衣（一作表）里冷湿，久久得之，腰以下冷痛，腹重如带五千钱，甘姜苓术汤主之。"肾着汤其病位在肾（腰部、腰以下），其本在脾胃，实际上是太阴病。方中以干姜为主药，温中散寒，干姜具有守而不走之功，温化是主要作用，但是方中配伍附子又能走又能够守，使得脾胃的一团死水搅合起来。灶心土温中健脾，也是用土来克制水，增强其运化。炮姜是用土炒过的干姜叫作炮姜，炮姜以暖宫著称，但是炮姜既能够温暖下焦又能够温暖中宫。桂枝在这里用有两层意思，其一是调和营卫解肌，疏通肌肤腠理，使其水邪气化后排除；其二是桂枝配合炙甘草振奋心阳，避免水气凌心引发心脏虚衰。主要治疗腰以下水肿（无名水肿，肾病水肿），最多用于风湿免疫性疾病引起的下肢血管炎，下肢红肿溃烂、伤口不愈合。配合宣痹汤（通络止痛胶囊）效果好，也可用于糖尿病足的早中期。

曾经治疗过一位患者，秦某，女性，61岁。类风湿下肢血管炎12年，象皮腿，双下肢小腿有多处结节，大小如鹅卵、鸡蛋、核桃、花生不等。不能行走，躺下不能够翻身，夜尿多。血压高，血糖高，心脏不好。根据病情分析患者为"肾着"病，用肾着汤、通络止痛胶囊，灸神阙。患者一周后症状明显好转，能自行翻身，夜尿少，下肢青紫从近端开始泛黄，说明血流已经有改善。二十天后能下地行走。

二、中焦风湿痹证脉症方药并治

1.中焦风湿之为病，身体羸弱，关节肿大，屈伸不利，汗出恶风，晨僵，午后疼痛加重，自汗麻木不仁，关脉大而无力，证属中焦营气不足，方宜黄芪桂枝五物汤合宣痹汤。

（1）加味黄芪桂枝五物汤（自拟方）：炙黄芪30g，桂枝30g，宣木瓜15g，白芍15g，络石藤30g，宽筋藤30g，鸡血藤30g，徐长卿30g，乌梢蛇30g，生姜20g，大枣20g。

注：黄芪桂枝五物汤出自《金匮要略·血痹虚劳病脉证并治第六》，治疗血痹虚人汗出肢节疼痛麻木不仁。方中是以桂枝汤去掉甘草加了一味黄芪，原方义温经祛寒，调和营卫，治疗血痹风湿，亦为黄芪建中汤之意。患者身体羸弱，关节肿大，屈伸不利，汗出恶风，晨僵，午后疼痛加重，自汗，麻木不仁，关脉大而无力，证属中焦营气不足，无力祛风湿之邪，当调营卫。营出中焦，羸弱为中焦营气不足，所以重用黄芪益气固表，调和营卫。白芍、木瓜酸甘化阴，柔筋止痛；加络石藤、宽筋藤、鸡血藤通经活络止痛；鸡血藤、乌梢蛇、徐长卿伍用，补虚祛风湿。此方为中焦虚弱营气不足的痹证所立。临床上用于更年期、产后风湿、类风湿关节炎的血管炎期、下肢浮肿期。对于糖尿病人的末梢神经炎期效果亦颇为明显。

（2）宣痹汤（自拟方）：见上焦湿热痹证脉症方药并治。

2.腰骶疼痛不能转侧，弯腰困难，不能久行久立。腰以下怕冷喜暖。脐下任脉处索条状竖性硬结，脉沉紧，关脉弦紧。证属虚性风湿，治宜补虚祛风，养血舒筋。宜养血舒筋药酒。

养血舒筋药酒（自拟方）：当归30g，桂枝30g，木瓜30g，川牛膝30g，羌活20g，独活30g，香附20g，熟地黄30g，萆薢15g，炒杜仲30g，枸杞子30g，乌梢蛇60g，酒制蜈蚣15g，白芍30g，三七30g，制马钱子（沙烫）20g，酒地龙15g，丹参20g，红花10g，酒制土鳖虫10g，酒制全蝎10g，大枣12g，川芎20g，制川、草乌（先煎30分钟）各20g。

制法：将制川、草乌先煎30分钟，马钱子沙炒烫毛，杜仲炒断丝，大枣掰开去核；把所有药置于1500mL冷水中，煮取500mL，滤汁静置，放阴凉处。药渣晾干，用45度以上白酒1000mL浸泡，72小时后加进原来煮取的500mL药汁，混匀继续浸泡21天，去渣过滤装瓶，30mL/次，3次/日。

注：方中当归、白芍养血生血；桂枝、三七、大枣、川芎、木瓜、丹参温经活血；酒全蝎、酒土鳖虫、酒蜈蚣、乌梢蛇、酒地龙搜风剔骨，追风止痛；熟地黄、炒杜仲、枸杞子、川牛膝补益肝肾，补肾壮腰；马钱子、制草乌、羌活、独活祛风止痛；萆薢、香附行气活血。诸药合用共奏养血舒筋，祛风止痛之功。可治疗腰背疼痛（腰椎间盘突出症、腰椎椎管狭窄），腰膝疼痛（骨性关节炎），骨质疏松引起的全身风湿性疼痛僵硬。若能够饮酒者，可以每晚服用30mL，可预防风湿痹证之发生。尤其是经济困难的患者更为适合。

3. 中焦风湿痹证之为病，颈项疼痛不能顾盼，肩不能抬举，痛有定处，夜间明显，证属寒痰瘀滞经筋。治宜祛寒化痰，通络止痛，方宜乳没通络胶囊。

注：寒湿痹证颈肩疼痛、肩周炎临床上称之为"五十肩"。一般多由于人体在50岁左右时，经脉气血日渐衰落，骨质经筋也

多退化，于是导致颈椎及颈椎周围的肌腱、韧带、血管、神经都有不同程度的损害，由于劳损、气血瘀滞形成了风痰及痰核。这个病虽然没有风湿免疫性疾病严重、痛苦，但是颈肩病也是临床上较棘手的疾病。医者、患者都不能求速，要耐着性子用一两个月治好。

（1）乳没通络胶囊（自拟方）：炙黄芪60g，当归45g，路路通20g，苍术60g，制天南星45g，香附30g，制乳香20g，制没药20g，肉桂30g，秦艽24g，三七15g，制马钱子9g，赤芍20g，红花15g。

炙黄芪、当归、三七、赤芍、苍术补益气血，燥湿健脾，固护中焦；路路通、制天南星、香附、肉桂、秦艽行气化痰，通络止痛；制乳香、制没药、马钱子止痛活络。全方止痛作用明显，尤其对于血虚痰瘀型痹证效果明显。它和补肾通督胶囊比较，乳没通络胶囊止痛作用明显，补肾通督胶囊补肾填精作用明显。临床上使用时，可根据病情交替使用。临床上不仅用于腰痛，腰椎间盘突出症，腰椎椎管狭窄症，方中加葛根15g，骨碎补30g，用于颈肩疼痛效果明显，但需配伍养血舒筋药酒。对于痛风患者的亚急性期、慢性期效果很好。

（2）若下肢肿胀溃破，配伍宣痹汤。

（3）加味宣痹汤，见上焦湿热痹证脉症方药并治。

三、中焦湿热痹证脉症方药并治

1.湿聚热蒸，蕴于经络，寒战热炽，骨骱烦疼，或红肿热痛，舌苔白腻或黄腻，脉濡数。方宜加味宣痹汤，配伍雷公藤药酒。

注： 这段条文源自《温病条辨·中焦·湿温》。吴鞠通在自注中讲到："寒痹势重而反易治。热痹势缓而治反难。实者单病躯壳易治，虚者兼病脏腑夹痰饮腹满等证，则难治矣。犹之伤寒两感也。"

此条以舌苔白腻或黄腻，知湿中生热；寒战热炽，知其在经络；骨骱疼痛，知其为痹证；若泛用治湿之药，而不知循经入络，则罔效。故以木防己急走经络之湿热，滑石利窍而清热中之湿，薏仁淡渗而主挛痹，半夏辛平而主寒热；蚕砂化浊道中清气；此乃中焦风湿、湿温。

（1）加味宣痹汤（自拟方）：见上焦湿热痹证脉症方药并治。

（2）雷公藤药酒（自拟方）：见上焦湿热痹证脉症方药并治。

2. 中焦湿热之为痹，骨骱烦疼，反复口腔、眼睛（葡萄膜）、外阴溃疡，或蚀于喉，不欲饮食，证属中焦湿热，治宜解毒清热，方宜地黄解毒汤。

注： 本条文来自《金匮要略·百合狐惑阴阳毒脉证治第三》："狐惑之为病，状如伤寒，默默欲眠，目不得闭，卧起不安，蚀于喉为惑，蚀于阴为狐，不欲饮食，恶闻食臭，其面目乍赤，乍黑，乍白。蚀于上部则声喝（一作嗄），甘草泻心汤主之。""蚀于下部则咽干，苦参汤洗之。""蚀于肛者，雄黄熏之。"

甘草泻心汤方：甘草四两，黄芩、人参、干姜各三两，黄连一两，大枣十二枚，半夏半升。

苦参汤：苦参一升，煎取七升，去滓，熏洗，日三服。

雄黄熏药：雄黄一味为末，筒瓦两枚合之，烧，向肛熏之。

狐惑病乃现今的白塞病，是一种全身性免疫系统疾病，属于血管炎的一种。其可侵害人体多个器官，包括口腔、皮肤、关节肌肉、眼睛、血管、心脏、肺和神经系统等，主要表现为反复口腔和会阴部溃疡、皮疹、下肢结节红斑、眼部虹膜炎、食管溃疡、小肠或结肠溃疡及关节肿痛等。

地黄解毒汤（自拟方）：见上焦湿毒痹证脉症方药并治。

地黄解毒汤对于风湿免疫性疾病，引起的血管炎症状治疗尤为明显。临床配合通络止痛胶囊效果会更好。

3.若用地黄解毒汤，时好时坏时，伍以奇腑通。

二术和胃合剂［原名奇腑通（自拟方）］：石斛50g（先煎60分钟），紫石英30g（先煎），鸡内金（土炒）30g，白术30g，六神曲20g，苍术（土炒）30g，灶心土30g（布包）。

注：方中石斛益胃阴，清理伏热；白术、苍术利湿健脾益气；土炒鸡内金清理胃中之湿浊；紫石英温暖中下焦，将脾胃的伏热引经下行入肾水；灶心土温中散寒化积。此方对于胃脘不健，脘腹胀满，嗳酸呕吐，宫寒不孕，月经不调，皆有疗效。如有白塞病，复发性口腔溃疡，过敏性唇炎配合地黄解毒汤可收效。该方不仅有健脾益气、益养胃阴的功效，治疗女子胞宫虚寒不孕，月经不调，子宫肌瘤，卵巢囊肿，乳腺增生也有好的疗效。

4.若痛痹服理中温胃汤，或姜附通痹汤后，全身游走性疼痛，或尿痛，尿血能忍受时继续用药。若有急性发作，疼痛剧烈，证属湿毒蕴结，治宜利湿解毒，方宜土茯苓草薢汤。

注：此条文概述了两层意思：其一，风湿痹证患者服用温中散寒、温经散寒药后，会推动身体里的痰湿瘀浊病理产物化解排除，在排除的过程中路经的微小血管、肌肉、淋巴等组织就会有

刺激性的疼痛感反应，这种现象应该叫作排病反应，要详细交代患者不用担心，逐渐就会好起来的。其二，这种反应太大，患者已经接受不了的时候，要减量或暂时停服。严重的要用土茯苓草薢汤。

土茯苓草薢汤（自拟方）：土茯苓 30g，草薢 30g，山慈菇 30g，白茅根 30g，独活 15g，车前草 30g，车前子 30g（另包），蚕砂 15g，沙苑子 15g，黄柏 15g，苍术 20g，生薏苡仁 30g，防己 15g。

注： 方中土茯苓、草薢、苍术、生薏苡仁、黄柏健脾渗湿益气；山慈菇、白茅根、蚕砂、沙苑子解毒利湿清热止痛；车前草、车前子、白茅根利湿清热止痛，使邪从小便排出。是治疗痛风急性期的排酸利湿止痛的良方。

四、中焦湿毒痹证脉症方药并治

1. 中焦痹证痰湿之为病，痰湿流注肌肤，痰湿流注于脏腑，流注于全身内外血管，痰湿流注在筋膜，夜间疼痛剧烈，面色晦暗，肌肤甲错，脐周硬结疼痛呈环状，脐边缘弹性差，脉沉涩滞，舌质瘀滞，证属寒痰瘀毒，治宜化痰散积解毒，方宜乌头解毒复元汤。

注： 痰湿流注肌肤——肌肤结节（大小不等、软硬不等）；痰湿流注于脏腑——脏腑受损（或阴伤，或阳衰，或阴阳俱衰）；痰湿流注于全身内外血管——在四肢则为血管炎（结节性红斑、网状青斑、结节性大动脉炎、非寄生虫病的象皮腿、大小不等的痰核）；痰湿流注在筋膜——筋膜、滑膜、软骨上附着大小不等的

冰凌状透明结节，大似囊状豆渣物，久之变化如石头状。类似此等症状皆为寒湿痰毒之象。脐周硬结疼痛呈环状，脐边缘弹性差，属于中焦下焦相火严重不足，阴寒凝聚之象；脉沉涩滞，舌质瘀滞皆为寒痰凝聚，气滞血瘀之征象。此条文所述是临床上棘手之病，往往正气衰竭，痰湿血瘀堵塞了气血经络通道，治疗起来扶正容易恋邪，祛邪又容易伤正，这个阶段的病人大多数是久治无效就医的。这个时候是不是能够治好，对于患者来说，取决于患者的体质情况，有没有信心坚持治疗，以及对医生的信任度；对于医生来说，取决于能不能够吃透病情把握时机，掌握治疗的次第，愿不愿意承担治疗的风险责任。这么难治的病证要想治好绝不单纯是医生的事情，是一个医患互相信任的问题，这也是我几十年来治疗疾病的体会。现在的医患关系，导致很多疑难疾病医生不愿意承担责任也是事实。运用乌头解毒复元汤就是一个例子，如果患者及家属不同意，我是不会给用药的，其次不在指定医院抓药煎药是不给看的，同时一定要和患者及家属沟通好禁忌和服药后的反应，才予以用药。

乌头解毒复元汤（自拟方）：炙黄芪60g，三七20g，浙贝母20g，制川乌45g（先煎120分钟），清半夏30g，制天南星30g，郁金20g，陈皮20g，当归30g，川芎20g，炒小茴香30g，干姜30g，炒枳壳30g，盐炒车前子30g，肉桂30g，生薏苡仁30g，山慈菇30g，首乌藤30g。

注： 方中炙黄芪补气行气；三七益气生血活血，以顾护元气。制川乌为治风痰之大药，也是有毒之药，我临床使用的乌头、附子药量45~90g不等，乌头与半夏、天南星配伍是"十八反"里的反药。我在传承石广济名老中医家传的临床验方时，经常遇到

有"十八反""十九畏"中的反药用在一起配伍，疗效好，没有副作用。在灸黄芪、三七的保驾护航下，乌头、半夏、天南星化痰解毒，将人体内的风寒痰湿毒邪等病理产物——搜剔化解，然后由机体的正气将其枢转排除。郁金、陈皮、炒小茴香、炒枳壳行气理气，促进病理产物的排除；当归、川芎补血行血；干姜、肉桂温中散寒，协助乌头改善体内环境。生薏苡仁化湿消瘤，车前子引邪外出。该方是我临床治疗风痰、湿痰的基础方。读者看完后只做参考，若想能够掌握需要根据患者情况，实际指导方可应用。

治疗风湿痹证，不懂得运用乌头、附子、马钱子、雷公藤，那将是一个太大的损失，这在《黄帝内经》里叫作以毒攻毒，用好了就是灵妙丹药。

对于这些有毒类治疗风湿病的药物，要知道它的产地、炮制、配伍、用量、煎煮方法等才可以临床使用。

2. 中焦痹证痰湿之为病，关节肿大如鹤膝、如鼓槌，行动不便，证属痰湿瘀阻，治宜化痰散瘀滞，方宜活血行痹丸。

注：类风湿关节炎、骨性关节炎、痛风、强直性脊柱炎这些病都能引起鹤膝、鼓槌的关节改变，导致行动不便，生活不能够自理。这种情形实际已经属于疾病的中晚期，治疗起来尚有困难。

活血行痹丸（自拟方）：麻黄 30g，桂枝 30g，白芥子 15g，肉桂 30g，延胡索 20g，干姜 30g，浙贝母 30g，姜半夏 20g，山慈菇 30g，泽兰 15g，泽泻 20g，红大戟 6g，蒲公英 30g，土茯苓 30g，生薏苡仁 30g。

注：活血行痹丸方中麻黄、桂枝、干姜、肉桂、姜半夏温中散结；浙贝母软坚化积；山慈菇、泽兰叶、蒲公英解毒利湿消肿；

土茯苓、生薏苡仁健脾利湿消积；泽泻、红大戟引邪下行排毒外出。活血行痹丸治疗风湿免疫性、风湿代谢性疾病引起的痰湿、湿毒、寒毒之阴邪。临床上多用治类风湿结节、血管炎、痛风结节等疑难疾病，屡屡见效。

3.中焦痹证寒毒之为病，身体羸弱，肌肤甲错，恶寒无汗，吞咽不利，完谷不化，脉沉细紧，脐周硬结压痛，脐边缘无弹性。证属寒毒痹证，治宜温胃散寒，化瘀解痉，方宜温胃理中汤，伍以鹿茸关节散。

（1）温胃理中汤：见中焦寒湿痹证脉症方药并治。

（2）鹿茸关节散：见上焦湿毒痹证脉症方药并治。

4.中焦痹证寒毒之为病，关节寒冷，夜间疼痛明显，刺痛，活动不利。舌体胖大，水滑苔，脉沉紧。证属中焦营气不足，经筋不利，治宜益气养血，祛风搜风，化痰止痛。方宜离拐丹。

离拐丹：见上焦风湿痹证脉症方药并治。

五、中焦燥痹脉症方药并治

1.中焦燥痹之为病，四肢痹痛，恶寒，胃脘烧灼刺痛，纳呆，少酸呃逆，两胁胀满，舌红绛，少苔或无苔，或杨梅舌，脉细数，治宜黄芪建中汤加味。

黄芪建中汤加味（自拟方）：炙黄芪30g，桂枝30g，白芍20g，炙甘草15g，虎杖15g，白花蛇舌草30g，石斛30g，炒桃仁（捣）15g，酒土鳖虫12g，酒大黄9g，生姜15g，大枣（掰开去核）15g，六神曲15g。

注：黄芪建中汤加味补气建中，调和营血，解毒活血，祛除热燥阴伤，恢复胃肠道黏膜的活性。方中炙黄芪、桂枝、白芍、炙甘草、大枣疏通腠理，调和营血；虎杖、白花蛇舌草解毒清热；炒桃仁、酒土鳖虫、酒大黄活血化瘀通络；石斛、六神曲养阴生津，增强脾气；生姜和胃，治疗干燥综合征引发的胃肠道腺体的萎缩。服药要少量多次频饮。

2. 中焦燥痹之为病，全身烦疼，四肢尤重，胃脘胀痛，纳呆食少，肌肤没有弹性，或肌肤萎缩，舌红绛少苔或无苔，脉细数。证属中焦瘀滞，营气不足，治宜辛开苦降，恢复胃气。方宜良附黄连丸。

注：中焦燥痹由于脾胃经络瘀滞，营血生发障碍，临床上食道黏膜、胃黏膜、肠黏膜不同程度的损害，导致肌肤萎缩或弹性不足。《黄帝内经》说："治痿独取阳明，"揭示了阳明胃气与肌炎、皮肌炎的肌肤萎缩及系统性硬化症、混合性结缔组织病的全身内外肌肉的纤维变化有紧密的关系。

良附黄连丸（自拟方）：高良姜 30g，制香附 30g，制附子 30g，炒黄连 20g，川楝子 15g，延胡索 15g，炒枳壳 30g，鹿角霜 15g，甘松 15g。

以上诸药共研细末，将蒲公英 60g 水煎取汁，以蒲公英药汁将其以上诸药细粉制成绿豆大小的水丸。每次服用 3g，每日 3 次。

良附黄连丸用高良姜、制香附、制附子温中理气散寒，炒黄连解毒清热，川楝子、延胡索、炒枳壳理气活血解郁，鹿角霜缓急止痛。该方治疗萎缩性胃炎、非萎缩性胃炎、红斑性胃病效果理想。

3.中焦寒燥之为病，周身肌肉僵硬，肌肤甲错，关节曲伸不利，食之不下，胃脘水停，或腹泻（完谷不化）或便秘。舌质瘀紫；脉沉细数；证属寒痰瘀阻，脾肾阳虚，治宜温中散寒，化瘀解毒。方宜温胃理中汤，伍以良附连理中丸。

注： 中焦寒燥病，多为系统性硬化症中晚期、混合型结缔组织病的中晚期，全身肌肉纤维化病变，胃肠道肌肉硬化，蠕动功能下降出现的症状。这时候中焦胃脘命门相火、胆相火严重不足，无生化之源。这时候唯一的希望就是寄托在胃气的恢复，生发之气得以启动，方才能够生存。

（1）温胃理中汤：见中焦寒湿痹证脉症方药并治。

（2）良附连理中丸：见上焦燥痹脉症方药并治。

第三节　下焦痹证辨证论治

下焦痹证的产生原因有三种，一种是肾精亏虚（年龄较大）的痹证发生；第二种是上中焦痹证迁延不愈而导致的肾精虚损性疾病；第三种是青少年由于生长过快，导致肾精不能够及时补给而致的痹证。下焦的痹证除青少年以外，多属于疾病的后期，治疗疗程长、效果慢。尤其现在处于老龄化时代，骨质疏松、骨性关节炎非常多，也是风湿专科医生要攻克的方向。治疗多以补益肝肾，生髓填精通督为治疗原则。下焦痹证多属于久病迁延而致，或年龄大肾精亏虚导致，或属于青少年生长发育太快导致。青少年肾精不足者容易治疗，精不足者补之以味，运用六味地黄丸、补肾通痹壮骨丸、济生肾气丸等配合食疗（排骨藕汤、鲫鱼汤等）；久病迁延而致病情较为复杂，既有原发病，又有肝肾亏虚症状，临床上要联合用药配合食疗进行调理。做到补虚不恋邪，祛邪不伤正；年龄较大的肝肾亏虚患者临诊需要仔细小心，调脾固肾是原则，结合治疗康复，根据病情制定个性食谱，不能急于治病，要循序渐进，因为老年人大部分基础疾病多，器官老化，代谢慢，恢复慢，在这个阶段，治疗起来较为困难。所以在治疗时要用综合治疗，即中药、针灸、推拿、药食同源的饮食康养、形体康养结合。是治寓于养，养寓于治的综合调养。

一、下焦寒湿痹证脉症方药并治

1. 下焦寒湿痹证之为病，腰膝恶风怕冷疼痛，夜间尤甚。转筋足不能伸，下肢浮肿，小便清长，脐周突起，小腹胀大，脉沉缓无力，迟脉不及。方宜强筋壮骨合剂，伍以养血舒筋药酒，亦可服用金匮肾气丸，济生肾气丸。

注：脾肾阳虚导致四肢失养，骨质疏松，转筋为缺钙的表现，也就是肾精不足的缘故，这个时候的调理是最好的时机，需要有耐心慢慢调理。夏天要三伏灸，冬天要进补膏方。

（1）强筋壮骨合剂（自拟方）：见中焦风湿痹证。

（2）养血舒筋药酒（自拟方）：见中焦风湿痹证。

2. 下焦寒湿痹证之为病，腰部僵硬，腰骶疼痛不能转侧，弯腰、走路不适，呈现膀胱经、胆经、腰骶部放射性疼痛；腰骶恶寒怕冷，喜温喜暖，宜姜附通痹汤。

注：腰骶部疼痛或腰背部疼痛，腰为肾之府，腰部有病就是肾有病，久坐后腰肌劳损、运动后闪腰、胃肠道炎症、妇女盆腔炎症等皆能够引起腰疼。引起这些病的病机却不相同，临床上多见同病异治的治疗有效案例。

（1）姜附通痹汤：见中焦寒湿痹证脉症方药并治。

（2）活血行痹汤：见中焦湿毒痹证脉症方药并治。

（3）补肾通督汤：见上焦寒湿痹证脉症方药并治。

注：姜附通痹汤可祛除中焦、下焦寒湿痰食瘀积之气，使中气、元气复位，任脉充盈，肾精充足，髓海盈满，下焦寒湿痹证就会消除一半。这时候加上活血行痹汤，活血行痹止痛作用好，症状消失明显。但因为年龄大肾精不足，或是痹证年久而致肾精不足，需长期服用补肾通督汤以补肾填精，病情方不易反复。

二、下焦风湿痹证脉症方药并治

1.下焦痹证风湿之为病，腰部两侧疼痛，不能久坐久立久行，咳嗽打喷嚏都会牵扯腰部阵痛；五心烦热，自汗，颧红面赤，脐周板结，气海、关元穴位空虚，脉细数。治宜补肾通痹壮骨汤，伍以鹿茸关节散，或补肾通督汤。九宫回阳外治法，隔日一次，灸神阙，隔日一次。

（1）补肾通痹壮骨汤（自拟方）：熟地黄30g，山茱萸12g，怀山药20g，牡丹皮12g，泽泻12g，茯苓20g，骨碎补30g，砂仁12g（后下），煅牡蛎30g（先煎），煅龙骨30g（先煎），苦参12g，盐黄柏12g，炒杜仲30g，炒续断30g，露蜂房15g，徐长卿15g，乌梢蛇30g，川牛膝30g。

注： 方中六味地黄丸为基础方补肾填精；骨碎补、煅龙骨、煅牡蛎强腰壮骨，治疗骨脆无力；炒杜仲、炒续断、川牛膝、露蜂房补肾养血滋养腰脊；徐长卿、乌梢蛇补虚祛风湿；砂仁、苦参、盐黄柏封髓固肾。不仅仅治疗骨质疏松症，压缩性骨折症，也可治疗风湿免疫性疾病的肝肾两虚症。要长期服用，中老年人用此方比服用钙片效果好。

（2）鹿茸关节散：见上焦湿毒痹证脉症方药并治。

（3）补肾通督汤：见上焦寒湿痹证脉症方药并治。

2.下焦痹证风湿之为病，震颤不已，腰膝僵硬，手颤抖，流口水，无恶寒发热，脐周板结，脉沉细紧。方宜补肾填精通督丸。

补肾填精通督丸（自拟方）：熟地黄240g（蒸，捣），白术（用冬术）180g，当归180g，枸杞子180g，炒杜仲（酒炒）60g，仙茅根（酒蒸）60g，巴戟肉（甘草汤炒）60g，山茱萸60g，淫羊藿（羊脂拌炒）60g，肉苁蓉（酒洗，去甲）60g，附子（制）60g，肉桂60g，鹿角片（酒蒸12分钟）180g，菟丝子60g，麻黄（去节）60g，天麻60g，川牛膝60g，醋白芍60g，宣木瓜60g，酒地龙60g。

注： 方中用了熟地黄240g与阳和汤的方义雷同，这张方是在"赞育丸"的基础上加减而成的。"赞育丸"出自《景岳全书·五十一卷》，治疗男性不育症。方中有三层意思：其一是以八两熟地黄补肾填精作为肾精的资粮，白术、当归、枸杞子入心脾肾三脏生血统血补肾；其二仙茅根、淫羊藿、巴戟天用二仙汤之意补益肾精，山茱萸、肉苁蓉、菟丝子、鹿角片补充生殖之精；其三肉桂、制附子温阳补肾，天麻、川牛膝、醋白芍、宣木瓜、

酒地龙镇肝息风。这种病是震颤性麻痹（帕金森综合征），属于中医的"风"症，在下焦风湿痹证是兼有关节痹痛。该病是肾精亏虚，督脉空虚，髓海不足的痉症、风症。临床上亦可与小脑萎缩治疗相同，叫作异病同治。补肾填精生髓，平肝息风止颤。但是要服用时间长达一年以上。配伍补肾通督方治疗效果更好。

三、下焦湿热痹证脉症方药并治

1. 下焦痹证湿热之为病，发热，关节红肿热痛，外阴溃烂溢脓水，痒痛不已，并有泄泻或脓血便，里急后重，脉滑数，治宜清热解毒利湿。方宜苦参地黄解毒汤，配伍宣痹汤。外洗苦参白矾方。

（1）苦参地黄解毒汤（自拟方）：苦参 30g，生地黄 30g，黄柏 15g，大黄 9g，木香 12g，肉桂 20g，生甘草 30g，玄参 60g，忍冬藤 30g，秦皮 20g，川黄连 12g。

注：湿热下注下焦，肝肾虚弱、正气不足为因，感受湿热、淫毒之邪而成。或肠道湿热，或外阴湿热。苦参解毒汤，方中重用苦参、黄柏、大黄、黄连燥湿解毒去其湿毒；生地黄、玄参滋养心血以纠正心不主神明的根本；生甘草泻火解毒，肉桂、秦皮、木香行气化滞止痛止痢；忍冬藤清热通痹止痛。此方治疗白塞病、赖特尔氏综合征等风湿免疫性疾病及淋病性关节炎显效。

（2）宣痹汤（自拟方）：见上焦寒湿痹证脉症方药并治。

（3）苦参白矾外洗方（自拟方）：苦参 60g，大黄 60g，生甘草 60g，蒲公英 60g，白矾 30g。

制法：上药加水 2000mL，煮取药液 1000mL，坐浴熏洗。每日 3 次。

四、下焦痰毒痹证脉症方药并治

1.下焦痹证湿毒之为病，髋骨酸困疼痛，夜间尤甚，跛足下蹲受限，脉沉紧，尺脉不及。方宜化瘀解毒丸。

化瘀解毒丸（自拟方）：炙黄芪120g，三七参30g，生熟地黄各150g，全当归100g，鸡血藤200g，淫羊藿100g，鹿衔草100g，淡苁蓉100g，炙乌梢蛇100g，炙全蝎20g，炙蜈蚣20g，炙蜂房100g，炙僵蚕100g，蜣螂虫80g，广地龙100g，土鳖虫100g，巴戟天100g，鹿角片（先蒸2个小时）80g，取蒸煮液200mL，共研细末。

制法：另以制川乌90g，黑豆90g，生姜90g先煎两小时，取煎液300mL；鹿角片蒸煮液200mL，制南星80g，老鹳草120g，徐长卿120g，苍耳子120g，寻骨风120g，虎杖120g，甘草30g，煎煮一小时取药汁300mL，与上药混匀，泛丸时逐层加入，如绿豆大，每服6~8g，日服2次，黄酒送服。食后服。妇女经期或妊娠忌服。阴虚咽干口燥者加用生地黄30g，鲜竹沥水90mL，当茶饮用。

用法：每次9g，每日3次。

注：化瘀解毒丸以补肾药加搜风剔骨的虫类药，加祛除风痰药乌头、天南星化裁而成。治疗股骨头坏死，痛风中晚期，类风湿中晚期，强直性脊柱炎中晚期。治疗股骨头坏死不仅要内服药，还要配合进行以下的康复治疗。

1）松解腹股沟肌腱韧带，使股骨头、髋关节恢复正常位置，恢复血运。

2）微创清理髋关节的赘生物，用平衡液维持髋关节稳定。

3）泡浴（自拟方）：透骨草30g，川椒30g，肉桂30g，川芎30g，红花30g，艾叶30g，骨碎补30g，补骨脂30g，降香30g。煮水取药液2000mL，加入浴池，进行泡浴45分钟至1个小时。

4）进行肌肉肌腱的康复。

2. 下焦湿毒痹证之为病，身体衰竭，全身乏力，肌肉关节疼痛不已，晨僵，下肢肿胀如大象腿，双腿呈青紫色，越往下越明显，肉眼可看见大小不等的结节，大的像鹅蛋，中的像核桃，小的像黄豆大小，有的溃破流脓血，脓血呈褐色，伤口不愈合，双足青紫，足趾溃破流脓不愈合。证属肝肾亏虚，痰湿流注，治宜补益肝肾，化痰散结解毒。方宜乌头解毒复元汤。

注：该条文所述的病证，乃为风湿免疫性疾病的血管炎型，痰毒之邪通过身体侵入血管内，大量的痰毒之邪堵塞了血管，使其肢体、肢端缺血溃疡，血液不能回流，痰毒泛滥，有截肢的风险。《素问·至真要大论》说："诸痛痒疮，皆属于心。"也就是说当心不主神明时心血亏虚，导致血液黏稠不能流通而成疮疡。

化瘀解毒丸加减（自拟方）：见下焦痰毒痹证脉症方药并治。

原方加白芷30g，醋制山甲片20g，防风30g，制法同上。

注：该类型患者护理极为重要，不能让继续感染，抬高患肢，清理伤口，没有溃破处行药物离子导入治疗。

五、下焦燥痹脉症方药并治

1.下焦燥痹之为病，肌肤甲错，眼不能合，嘴不能张，肢端溃破或指节脱落，完谷不化，皮硬如革，脐周板结，脉弦数，方宜乌头解毒复元汤。伍以鹿茸关节散。

（1）乌头解毒复元汤（自拟方）：见中焦湿毒痹证脉症方药并治。

（2）鹿茸关节散：见上焦湿毒痹证脉症方药并治。

外治法：九宫回阳，隔日一次；灸神阙，每日一次。

2.下焦燥痹之为病，喘息少气不得眠，干咳无痰，口舌干燥，不能吞咽，小便淋涩，大便稀溏或便秘（长期依靠开塞露），妇女阴道干涩奇痒，下肢浮肿，脉细涩；治宜交通心肾，加味黄连阿胶汤，伍以鹿茸关节散。

（1）加味黄连阿胶汤（自拟方）：黄连 12g，黄芩 6g，芍药 6g，阿胶 9g（烊化），炙麻黄 12g，炙紫菀 12g，炙甘草 12g，姜半夏 12g，大黄 6g，酒䗪虫 12g，苦参 12g，巴戟天 20g，鸡子黄二枚（生服）。

上药放冷水 1500mL，除鸡子黄、阿胶外，煮取 600mL 药液，纳胶烊尽，小冷，纳鸡子黄，搅令相得。温服，每日三次。

注：黄连阿胶汤出自《伤寒论》："少阴病，得之二三日以上，心中烦，不得卧。"《伤寒附翼》曰："此少阴之泻心汤也。凡涤心必藉芩、连，而导引有阴阳之别。病在三阳，胃中不和而心下痞者，虚则加参、甘补之，实则加大黄下之；病在少阴而心中烦，

不得卧者，既不得用参、甘以助阳，亦不得用大黄以伤胃矣。用芩、连以直折心火，佐芍药以收敛神明，所以扶阴而益阳也。鸡子黄禀南方之火色，入通于心，可以补离宫之火，用生者搅和，取其流动之义也；黑驴皮禀北方之水色，且咸先入肾，可以补坎宫之精，内合于心而性急趋下，则阿井有水精凝聚之要也，与之相溶而成胶；用以配鸡子之黄，合芩、连、芍药，是降火引元之剂矣。《经》曰：火位之下，阴精承之；阴平阳秘，精神乃治。斯方之谓欤。"

《医学衷中参西录》："黄连味苦入心，性凉解热，故重用之以解心中发烦，辅以黄芩，恐心中之热扰及肺也，又肺为肾之上源，清肺亦所以清肾也。芍药味兼苦酸，其苦也善降，其酸也善收，能收降浮越之阳，使之下归其宅，而性凉又能滋阴，兼能利便，故善滋补肾阴，更能引肾中外感之热自小便出也。"

方中加炙麻黄、姜半夏、炙紫菀化痰止咳，平喘利水；炙甘草与白芍生发营气，生血造血缓急；加大黄、酒䗪虫增强其活血化瘀之功能；黄连、黄芩、苦参引药下行入肾坚阴、巴戟天补肾行水；阿胶其性善滋阴，又善潜伏，能直入肾中以生肾水。鸡子黄中含有副肾髓质之分泌素，推以同气相求之理，更能直入肾中以益肾水，肾水充足，自能胜热逐邪以上镇心火之妄动，而心中发烦自愈矣。

（2）鹿茸关节散：见上焦湿毒痹证脉症方药并治。

第四节　妇人产后痹证

产后风湿是妇女产褥期或产后（流产后、小产后）百日内，出现的肢体、肌肉、关节不适，疼痛、酸楚，重者麻木或功能轻度受限的常见病证。常因遇寒遇冷受潮、劳累及天气变化而加重，是产褥期妇女高发病证。若不及时予以调理治疗，对产后妇女健康影响很大，未及时治疗或不规范治疗者，可迁延日久。严重影响患者的生活质量。由于产后病机较为复杂，惊恐劳伤，失血耗气，虚证、瘀证，情志证混合于一起，症状重，体征轻，临床治疗起来很棘手。因为该症不危及生命，没有自毁组织器官，所以没有引起临床医生充分的重视。

《素问·上古天真论》指出："女子七岁，肾气盛，齿更发长。二七，而天癸至，任脉通，太冲脉盛，月事以时下，故有子。三七，肾气平均，故真牙生而长极。四七，筋骨坚，发长极，身体盛壮。五七，阳明脉衰，面始焦，发始堕。六七，三阳脉衰于上，面皆焦，发始白。七七，任脉虚，太冲脉衰少，天癸竭，地道不通，故形坏而无子也。"本段讨论了先天真气在人体生长、衰老和生长发育能力变化的过程中的主导作用。按一般生理过程来讲，女子以七年为一个发育阶段。女子到了七岁左右，肾脏的精气开始旺盛，表现为牙齿更换，毛发渐盛；到了十四岁左右，对生殖功能有促进作用的"天癸"成熟并发挥作用，使任脉通畅，冲脉气血旺盛，表现为月经按时来潮，开始有了生育能力……到了四十九岁左右，任脉空虚，冲脉的气血衰弱，天癸竭尽，经闭不行，机体衰老，便没有了生育能力了。这一段经文对于认识妇女的生长生理周期的叙述，能帮助医生充分了解患者每一个年龄阶段气血的盛衰状况，而准确投之以针灸、药物进行治疗。

妇女的特殊生理及其生长发育衰老规律，已经在《黄帝内经》里就有了详细的记载。不仅仅是这些，妇女在一生当中的生理病理变化和其内分泌是有很大关系的。如在14岁左右的青春期（月经来潮的时候）；结婚生孩子后的哺乳期；"天癸竭，地道不通，故形坏而无子"的更年期。这三个时期的生理病理变化都受着内分泌的雌性激素、孕激素、黄酮、泌乳素的影响。而这些激素的分泌，中医认为就是奇经八脉和命门相火的关系。在奇经八脉中主要就是任脉、督脉、冲脉、带脉有着紧密的联系。在风湿免疫性疾病的发病人群里，女性患病的比例比男性高。类风湿关节炎男女比为1∶6，红斑狼疮男女比为1∶9，干燥综合征男女比为1∶9。从上述数据来看，风湿免疫性疾病女性发病率高，这就是需要思考的问题。思考清楚这个问题，就能为女性患者提出更好的预防治疗的有效措施。为什么随着医学的发达患有风湿免疫性疾病的人越来越多？女性患者也越来越多？为什么历代医家的关于妇女痹证的著作及处方用药比较少？说明研究的人不多。作者在40多年的临床中发现了女性痹证的一些规律，并自拟了一些方剂，效果明显。

先天禀赋与产后风湿发生有很大的关系，体质的形成与出生地点、地域，出生年月日的运气，饮食习惯有很大的关系，但更重要的是父母的遗传禀赋，还有遗传性疾病。产后风湿分为产后类风湿、产后强直性脊柱炎、产后红斑狼疮、产后干燥综合征等风湿性免疫性疾病不在此节讨论。此节讨论的是产后功能性疾病。产后恶风怕冷、汗出不止、肌肉关节酸痛，产后腰痛等属于本章节讨论的范围。

现在的孩子从小吃到的东西就是炸鸡、炸薯条等，尤其是食用早熟动物后，女孩子9岁左右就来月经了，形成性早熟。而且很多女孩子嗜好冷饮，导致日后形体肥胖，多囊卵巢。其次女孩子经常节食减肥，导致体内气血紊乱，且经常熬夜，房事不节等，应该是现代女性发病率高的一些诱因。

怀孕后就没有了月经，月经停止是为了用血来供养胎儿的生长发育。孩子出生后，月经还是一直不来，是因为用血化为乳汁哺育婴儿，妈妈在生完孩子后需要两年的时间身体才能够复原。但是现在的妈妈压力大，要照顾怀里的小孩子，还要辅导大孩子的功课，还要服侍老人、丈夫等。这时候的忧郁、焦虑、劳累会让产妇患上心理疾患。心理疾患的七情在耗伤人体的气血，所以这时候也会诱发风湿免疫性疾病。

更年期"天癸竭"，女性体内雌性激素水平忽然严重下降，导致了更年期女性身体极大的不平衡。明显的表现就是全身骨质疏松，关节疼痛，夜间小腿肚抽筋，晨僵，逐渐行走变慢，蹲起困难。还有就是雌性激素水平的低下，导致机体内分泌紊乱，这时候就会诱发风湿免疫性疾病、代谢性疾病、颈肩腰腿痛等疾病。

一、历代医家对产后痹证的认识

古代医家论著中无"产后风湿"的病名，但从临床症状的表述分析来看，与其相关的著述有许多。最早记载于隋代巢元方《诸病源候论·产后中风候》："产则伤动血气，劳损脏腑，其后未平复，起早劳动，气虚而风寒外邪乘虚伤之，致发病者，故曰中风。"指出该病为产后气血亏虚，复感风邪而致。唐代咎殷《经效产宝》曰："产后中风，身体酸痛，四肢萎弱不遂，羌活汤主之。"首次提出了治疗产后风湿的处方羌活汤。指出本病的病因为产后正气不足，感受风寒湿邪，伤及皮肤、筋脉，导致身体酸痛。宋代陈自明《妇人大全良方》沿用"产后中风"病名，并指出其病机为产后虚损未复、感受外邪而致"顽痹不仁，羸乏少气""四肢筋脉挛急疼痛""脊项强直"。宋代李师圣《产育宝庆集》称本病为"产后遍身疼痛"，言："产后百节开张，血脉流走，遇气弱则经络肉分之间，血多留滞，累日不散则骨节不利，筋脉引急，故腰背不得转侧，手足不得动摇，身热头疼也"。指出产后虚损未愈，遇外邪留滞则成痹。此后后世医家多沿用"产后遍身疼痛""遍身痛"病名。明代王肯堂在《证治准绳》云："大产后遍身疼痛者何？答曰：产后百节开张……累日不散，则骨节不利，筋脉急引。故腰背不得转侧，手足不能动摇……若医以为伤寒治之，则汗出而筋脉动惕，手足厥冷，变生他病……"概括了本病的病因为"正虚""邪侵""血瘀"，并提出产后风湿治疗不能用汗法。清代陈笏庵《胎产秘书》指出"产后遍身疼痛"的病机为"血脉凝滞，累日不散"，并提出误用汗法会变成"险症"，可用去痛散补救，此外还列出了治疗产后腰痛的方药。

古人对于产后风湿的治疗，归纳起来主要有以下几点：

1. 调和营卫兼行气补血

《陈素庵妇科补解》曰："产后遍身疼痛，因产时损动，气血升降失常，留滞关节，筋脉引急，是以遍身疼痛也。然既遍身疼痛，则风寒瘀血十有五六，治宜调和营卫去关节间之风，经隧间瘀血，加以行气补血之药，则痛自止。若误作白虎历节诸症，则卫气益虚，营气愈涸，必有筋急拘挛之患，宜秦艽寄生汤。"指出治疗本病当调和营卫，辅以行气补血。

2. 固护津血

津血同源，产时失血，当固护津液，以防阴液损伤变生他病。陈自明《妇人大全良方》指出用方药趁痛散治疗本病，并提出误用汗法会加重病情，变生他病，另外还提出了治疗产后腰痛的方药。张景岳在《景岳全书》中指出，治疗产后诸病不可汗，不可下，不可利小便，即后世所称"产后三禁"，对治疗产后风湿有指导意义。

3. 温经散寒，活血行瘀

《沈氏女科辑要》云："此症多血虚，宜滋养，或有风寒湿杂至之痹，则养血为主，稍参宣络。"提出产后多虚，治疗以养血为主，不可峻投风药。《医宗金鉴》认为停瘀所致的产后风湿为内有瘀血，应当活血行血。产后阳随阴脱，百节空虚，不耐风寒，若血虚感寒，寒性凝滞，气血运行不畅，治疗产后风湿还要注意祛风通络，活血行瘀，温经散寒。

在妇人痹证里，最难治的就是产后风湿，发病人数多，由于患者病久不愈，少则半年、一年，多则几十年，甚至终生不愈。由于病情缠绵日久，常常伴有情志疾患，如抑郁、焦虑，或狂躁、自闭等。所以治疗起来的难度较大。其次在妇人的青春期、哺乳期、更年期罹患的风湿免疫性疾病也是棘手的。

二、妇人产后痹证脉症方药并治

1. 产后感受风寒，恶寒怕冷，汗出恶风，身着厚衣，关节肌肉酸胀疼痛，证属产后血虚感风寒，脉沉细，寸脉略浮。治宜补益气血，温经散寒。方宜加味趁痛散。

加味趁痛散（自拟方）：酒当归3g，熟地黄6g，炙甘草2.4g，蜜炙黄芪2.4g，麸炒白术2.4g，巴戟天6g，独活2.4g，肉桂2.4g，桑寄生3g，牛膝2.4g，薤白3g，生姜6g，首乌藤12g，菟丝子9g，防风3g，水煎服。

趁痛散方至陈自明《妇人大全良方》提出后，历代医家对趁痛散各有体会，其发挥得淋漓尽致。作者亦在临床中使用多次，后来经石广济先生临证指导。石老讲，趁痛散虽然用于产后风湿，但是历代医家所用药味、剂量各不相同。傅青主女科里的趁痛散，乍看时其药味与其他医家雷同，但是在剂量配伍上轻灵、量小，甚是巧妙，有叶天士、陈士铎的风范，临床疗效甚佳。石老嘱咐只是在原方基础上加巴戟天、首乌藤、菟丝子补肾温经，补血祛风，用于产后恶风恶寒，汗出，肌肉酸困疼痛即可。《傅青主女科·产后篇下卷·遍身疼痛三十六》指出："产后百节开张，血脉流散，气弱则经络间血多阻滞，累日不散，则筋牵脉引，骨节不利，故腰背不能转侧，手足不能动履，或身热头痛，若误作伤寒，发表出汗，则筋脉动荡，手足发冷，变症出焉，宜服趁痛散。"

趁痛散养血舒筋，温经活络。方中熟地黄、菟丝子、巴戟天补肾填精，当归养血活血，黄芪、白术补气活血，独活、防风祛风通络，桑寄生、首乌藤、牛膝补肾强筋通络，薤白、肉桂、生姜温阳通络。共奏养血舒筋、温经活络之效。

2.产后颠顶冷疼，后背冷疼，便溏，全身恶寒，无汗，肌肉酸痛，脉沉细紧，证属脾阳虚衰，肝血失养，治宜健脾益气，方用加味六君子汤。

加味六君子汤（自拟方）：人参12g（炖服），炒白术15g，茯苓15g，炙甘草12g，砂仁3g，陈皮6g，酒白芍12g，桂枝12g，生、炒枣仁各30g，吴茱萸12g，藁本9g，薤白9g，车前子15g（布包），生姜6g，大枣15g，水煎服。

患者产后颠顶冷疼属于厥阴血少受凉，冷痛为肝血不足而致，后背冷疼属于痰饮症的胸阳不振，便溏为脾虚不能运化，全身恶寒为阳虚，无汗、肌肉酸痛、脉沉细紧，证属脾阳虚衰，肝血失养。治疗宜健脾益气，补益肝肾，温经止痛。

方中六君子健脾益气，补的是中气；酒白芍、桂枝、炙甘草、生姜是桂枝汤之意。桂枝汤不仅仅以疏通腠理来调和营卫，还有桂枝、芍药、大枣生血养血，健脾温中，有建中汤之意。枣仁不仅有安神作用，枣仁还是入肝经生肝血的药。本方健脾益气，产生建立中气，补益肝血为其治本；吴茱萸、藁本祛除肝经寒气并引药至颠顶；薤白振奋胸阳；车前子为其脾虚便溏所设。该方中运用车前子利小便，是不是违反了产后三禁的原则？不然，产后三禁是指在没有出现便溏、脾虚泄泻证候的时候，该方中使用车前子量不大，在诸多健脾益气、补益肝血、温经散寒药的作用下，使其体内的湿气从小便分流，达到止泻固护脾肾的作用。

3.产后汗出如雨，恶风恶寒，关节肌肉僵硬疼痛，不能动摇，指趾关节痛，证属产后虚劳痹证，治宜加味白术附子汤。

加味白术附子汤：炒白术20g，桂枝15g，制附子30g（先煎45分钟），炙甘草15g，白芍15g，生姜15g，大枣12枚（手掰），砂仁6g，盐黄柏3g，水煎服。

患者产后汗出如雨为营卫不固，化生无源。恶风恶寒，关节肌肉僵痛不能动摇，指趾关节痛，证属产后虚劳兼湿痹证。加味桂枝附子汤中桂枝、炙甘草、白芍、生姜、大枣是桂枝汤，桂枝汤为阳旦汤，调和营卫；制附子温中散寒，回阳救逆，使其中焦温热，营血流通，增强其肌肤腠理的营卫功能，使中气足、肺气盈，补气固表；砂仁、黄柏填精封髓将真阴引入肾命门，固摄元精元气；生姜散寒解表，将其寒湿之邪逐一祛除。

4.产后烦躁，周身肌肉疼痛拒按，不思饮食，小腹疼痛，恶露不尽，证属产后血瘀，治宜加味生化汤，或加味少腹逐瘀汤。

（1）加味生化汤（自拟方）：当归20g，川芎15g，炒桃仁12g，炮姜12g，炙甘草12g，生地黄30g，炒枳壳20g，川牛膝20g，生五灵脂12g，生蒲黄10g（布包），肉桂15g，延胡索12g，小茴香12g，酒制土鳖虫12g，水煎服，黄酒为引。

产后烦躁，小腹疼痛，恶露不尽属于产后恶露不尽，瘀血作祟。周身肌肉疼痛拒按，不思饮食，瘀血阻滞冲脉、任脉、督脉、带脉，气血不通，导致全身肌肉疼痛。治疗急当生血下血，方中用当归、川芎、生地黄补血行血，炒桃仁、川牛膝、五灵脂、生蒲黄、延胡索、土鳖虫活血破瘀下血，肉桂、炮姜温经行气，黄酒促进药力。

（2）加味少腹逐瘀汤（自拟方）：炙黄芪45g，人参12g，炒小茴香30g，炮姜30g，延胡索15g，没药9g（研），当归30g，川芎15g，肉桂6g，赤芍15g，蒲黄12g（布包），炒五灵脂12g，生地黄30g，水煎服，黄酒送服。

加味少腹逐瘀汤益气血祛瘀，温经止痛。治疗少腹瘀血积块，或产后恶露不尽，小腹疼痛或不痛，或痛而无积块，或少腹胀满，或经期腰酸、小腹胀；或月经一月见三五次，接连不断，断而又来，其色或紫或黑，或有血块，或崩或漏，兼少腹疼痛，或粉红兼白带者。此方推陈出新，祛瘀锉沉，所以此方也被人们称为调经种子方，治疗久不受孕等证显效。

下焦恶露不尽，为瘀血结于下焦少腹。下焦包括肝肾在内，由肝肾等脏功能失调，寒凝气滞，疏泄不畅，血瘀不适，结于少腹，症见少腹积块作痛；堵塞冲脉、任脉、督脉使其气血不通，周身疼痛烦躁。治宜逐瘀活血，温阳理气为法。故方用小茴香、肉桂、炮姜，味辛而性温热，入肝肾而归脾，理气活血，温通血脉；当归、赤芍入肝，行瘀活血；蒲黄、五灵脂、川芎、延胡索、没药入肝，活血理气；蜜炙黄芪、人参，甘温补气生血，气行则血活，气血活畅故能止痛。

5. 产后腰酸困疼痛，不能够转侧俯仰，下肢恶寒怕冷，脉沉细涩，证属劳伤肝肾，方宜青娥丸。产后久卧感受风寒，腰骶酸困转侧不利，宜服养荣壮肾汤，或加味青娥丸。若产后日久，肾虚腰痛如折，宜服河车大造丸。

注：《妇科秘书八种》载："产后腰痛者，由肾位系胞，腰为肾府，产则劳伤肾气，损动胞络，或虚未平复，而风冷乘之者，皆致腰痛。若寒冷邪气连滞背脊，痛久未已，后忽有孕，必致损动，宜养荣壮肾汤主之。养荣壮肾汤治产后腰痛，属劳伤，或风寒所来。"

《济阴近编》载："妇人肾位系胞，腰为肾府，至产劳伤肾气，损动胞络，或产未平复而风寒乘之，二者皆致腰痛，宜养荣壮肾汤治之。养荣壮肾汤：当归二钱，防风四分，独活、肉桂、川芎、杜仲、桑寄生、续断各八分，生姜三片，水煎服。"

当归二钱（6g），独活、桂心、川芎、杜仲各八分（2.4g），续断八分（2.4g），防风四分（1.2g），桑寄生八分（2.4g）。养荣血，健腰肾，补肾强腰，养血祛风，壮筋骨。

（1）养荣壮肾汤（《傅青主女科》）：当归6g，防风1.5g，独活2.5g，桂心2.5g，炒杜仲2.5g，续断2.5g，桑寄生2.5g，熟地黄9g，巴戟天9g，上药加生姜3片，水煎服。

如服药二剂后痛未止，属肾虚者，可加熟地黄9g。

注：养荣壮肾汤中当归补血活血，炒杜仲、炒续断、桑寄生、巴戟天、熟地黄补肾精，壮腰脊。在一派补益药中加防风、独活其意有二：其一是风药行补益之药的厚腻，以达到药到病所；其二是该病的腰痛是产后腰部受风而致，因为是肾虚感受风寒，所以在补益腰肾药之中，加入少量的风药以祛除风寒之邪。

（2）加味青娥丸（自拟方）：补骨脂（酒炒）30g，炒杜仲（姜丝汁浸泡后酒炒）30g，胡桃仁30g，鹿角片（先蒸60分钟）45g，炒续断45g，炒小茴香30g，桑寄生15g，巴戟天30g，共为细末，炼蜜为丸，每丸重 9g，每次 1 丸，每日 3 次，淡醋汤送服。

加味青娥丸调治产后肾气虚弱，风冷乘之，或血气相搏，腰痛如折，起坐艰难，俯仰不利，转侧不能；或因劳役过度，伤于肾经；或足膝酸软，头晕耳鸣；或处卑湿，地气伤腰；或坠堕伤损；或风寒客搏；或气滞不散，皆令腰痛。

（3）河车大造丸：人参 30g，黄芪 60g，白术 60g，当归 45g，生枣仁 45g，远志 45g，白芍 45g，山药 45g，茯苓 45g，枸杞子 90g，牛膝 30g，肉苁蓉 30g，天冬 30g，黄柏 30g，五味子 30g，锁阳 30g，大熟地 90g，紫河车（酒制）300g，鹿角（先蒸 120 分钟）500g，醋龟甲 400g，鹿角胶（炒珠）150g，龟甲胶（炒珠）150g，共研细末，炼蜜为丸，每丸重 6g，每次 2 丸，每日 2 次，黄酒送服。

河车大造丸主治虚损劳伤，精血亏虚，及肺肾不足之虚劳咳嗽。河车大造丸由紫河车、鹿角片、龟甲胶、鹿角胶、败龟甲这些血肉有情之品，滋补肝肾，补肾填精生髓；牛膝、肉苁蓉、天冬、黄柏、五味子、锁阳、当归、熟地黄、生地黄、枸杞子、杜仲滋补肝肾，填精养血；人参、黄芪、白术、当归、生枣仁、远志、白芍、山药、茯苓、枸杞子健脾益气，生造营血。主治肝肾阴虚，咳嗽少痰，精血不足，形体消瘦；老年气血衰少，步履不便；小儿发育不良，筋骨软弱；久痛虚损，舌红少苔，脉细数。方中诸药相配，益气养血，阴阳双补，寒热并用，诸证自愈。

附录

附录一：侯氏痹证三焦探讨

（侯俊清）

侯丽萍博士及其团队经过多年的临床实践，对吴鞠通倡导的三焦辨证进行继承与发展，形成了风湿三焦气化新论学术思想，并灵活应用于风湿等内科疑难杂症及养生保健。其学术内容具有创新的思维、创新的成果、创新的理论，该创新是在传承基础上的创新。

一、三焦的渊源及"新三焦"学术思想的形成

《黄帝内经》中三焦的基本概念有二：一为六腑之一，有其特定的生理功能；二为人体部位划分概念，是上、中、下三焦的合称。但自《难经》提出三焦"有名无形"之说始，历代医家围绕三焦之无形、有形、何形之争此起彼伏。但有关三焦的生理功能则极少有疑义，多数医家对三焦的功能是认可的。即三焦为水、火、气机、气血、津液的通道，气化的场所。

张仲景《金匮要略·中风历节病脉证并治第五》云："营气不通，卫不独行，营卫俱微，三焦无所御，四属断绝……假令发热，便为历节也。"首次提出历节病机与三焦有关，论述了痹证、营卫、三焦之间的关系。《伤寒论》中涉及"三焦"名称的条文共有6条，如《伤寒论·平脉法》中指出三焦各部功

能障碍，不能各司其职的常见病证有"三焦不归其部"，"上焦不归者，噎而酢吞；中焦不归者，不能消谷引食；下焦不归者，则遗溲"。《金匮要略·五脏风寒积聚病脉证并治第十一》中亦有"热在上焦者，因咳为肺痿；热在中焦者，则为坚；热在下焦者，则尿血"的热邪侵犯上、中、下三焦后可见的热证。虽然论述较少，但也能充分体现张仲景将《黄帝内经》《难经》中的三焦名称、概念及含义理论创造性地应用于临床实践中，与六经辨证相结合，论述三焦受邪后出现的病证及辨证论治。

至清代吴鞠通，他依据《黄帝内经》对三焦部位的论述，并结合自己对温病的实践体会，倡导三焦辨证说，并提出了三焦温病的治则，即"治上焦如羽，非轻不举；治中焦如衡，非平不安；治下焦如权，非重不沉"。形成了以三焦辨证为经、卫气营血辨证为纬，三焦为纲、病名为目的《温病条辨》。至此，三焦辨证理论趋于系统、完整。

从《黄帝内经》到张仲景，到吴鞠通，到石广济，侯丽萍博士历取诸贤精妙，考之《黄帝内经》《伤寒论》《金匮要略》《温病条辨》等经典，结合自己多年来读经典、做临床的经验，参以心得，于是形成了"结构庞大，多而不乱""学贯寒温"的侯氏"新三焦"气化学说。吴鞠通的三焦辨证不单是为湿热病而立，温热病也可以用。同样，"新三焦"气化学说不仅可用于风湿病的诊治，内科疑难杂病、养生、保健皆可用之，为中医风湿、内科杂病、养生保健的诊治、预防开辟了一条蹊径，是对中医学"异病同治"的诠释。

二、"新三焦"的概念及创新点

1. 侯氏风湿三焦新论概念

侯氏风湿三焦气化新论是侯丽萍教授以《黄帝内经》《伤寒论》《温病条辨》等经典理论为依据，在传承的基础上，根据临床实践创立的以"气街—腠理—命门系"为三焦器官，君火、相火理论为主导的全方位、多层次、多角度的气化学说，是通过公转与自转来研究脏腑、经络、形体、官窍的形态结构、生理功能、病理演变过程及其相互的关系的三焦理论。其三焦是水、火、气机的通道和气化的场所，是侯氏疗法学术思想的理论核心。

侯氏风湿三焦气化新论中的三焦包括部位三焦和功能三焦。部位三焦分上中下三个部位，即，上焦（心肺及膈以上组织），中焦（脾、胃、胆、大肠等膈以下脐以上组织），下焦（肝、肾、小肠、膀胱等脐以下耻骨联合以上组织）；功能三焦包括君火、相火（命门相火）及命门系。

2. 侯氏风湿三焦新论的创新点

（1）创新的思维：侯氏风湿三焦新论是通过内伤火病来研究三焦气化，反映人体结构与功能之间、脏腑之间、经络之间、脏腑与经络之间的整体、平衡协调关系，是涵盖了结构与功能的精于气化、略于形质的理论。

（2）重视"命门系与相火"在三焦气化中的作用：在三焦气化中，命门系为三焦之源，三焦为相火之用并分布命门元气，相火为人体内生气，统率三焦气化、合于中宫生化气血，调节营卫运行。

（3）重视"天人合一"的一体之仁性："新三焦"气化是建立在公转畅通、自转有序的基础上。公转是能量的输布过程，是命门系功能的体现，自转是能量的回流过程，是在公转的支配下，五行生克的气化平衡过程。

（4）发展了"新三焦"的器官：腠理 – 气街 – 命门系。

（5）重视对中焦"升降"及"和"法的应用：正如李东垣《脾胃论》所说："若不达升降浮沉之理而一概施治，其愈者幸也。"中焦是升降运动的枢纽，中气与少阳相火合于中宫则为升降运动的动力。中焦为后天太极部位，寒热虚实交错杂合，故宜用"和"法，从而达到以"通"为用，以"和"为期，以"和"为度。

（6）应用TTM（热断层扫描技术），从信息 – 能量 – 物质的观点出发，客观、可视化、数据化地研究"新三焦"气化。TTM是以功能影像为主，但不排除结构影像，集功能与结构为一体的新型影像学。从西医学角度讲是锁定在细胞代谢上，而从中医学角度来讲，是锁定在"气化"上，通过对三焦气化之代谢热测定及断层图像的分析，从客观、可视的三焦气化整体影像来寻求病因、探索病机、确定治疗方案，确定君火、相火在三焦气化中的生理功能、病理变化及其相互关系，从而达到精准诊疗。对"新三焦"气化理论推陈致新、阐发奥秘、阐扬其科学内容提供客观的依据。

三、"新三焦"部位

三焦按功能执简驭繁地分为三个区域（即上焦、中焦、下焦），并按每焦的生理特点，将三个区域在整体上概括为三个系统。上焦包括心、心包、肺器官与心包络命门。功能为心主血脉、肺朝百脉，肺主气，吐旧纳新，输布津液，完成循环与交换。其功能靠"宗气"、心包络命门相火的推动，属于交换系统。中焦包括脾、胃、胆、小肠、大肠器官及胃脘命门相火、胆相火。其功能是化生气血，依靠中气的推动，包括脾的运化、胃的受纳、胆的疏泄功能，属于运化系统。下焦包括肝、肾、小肠、膀胱器官及肚脐命门、肾命门。其功能是藏精（元阴、元阳），主生长发育，繁衍子嗣，主髓，通脑（脑为髓之海）。主要靠元气的推动，属于动力系统。

四、"新三焦"的生理

1. "新三焦"是阳气（君火、相火）运行的通道（简称气道）

《难经·六十六难》曰："三焦者，原气之别使也，主通行三气，经历五脏六腑。"人体的能源物质基础有二，一是相火，一是水谷之精微，先天之相火与后天之水谷精微物质相接，方可以产生动力。所谓的动力就是"阳气"，阳气之所以遍及脏腑、腠理而发挥作用，主要是通过三焦来实现的。因为三焦资始于肾，资生于胃，所以先天之相火必借助于三焦之通路与后天的胃气相接，才能布散周身而为用。正如今人卢玉起先生说："气至上焦则散布精微，充肌，泽毛，熏肤；气至中焦则腐熟水谷，蒸化精微，化生营血；气至下焦则泌别清浊，通利二便。"可见，三焦为全身肌肤、脏腑之腠理，为元真相会之处，是气血流动之所，说明三焦腠理就是"引导元气"之通道，是君火、相火之阳气运行的通道。

2. "新三焦"是水液运行的通道（水道）

《黄帝内经》曰："三焦者，决渎之官，水道出焉。"三焦的水液运行是在相火的蒸化作用下，通过上焦肺的宣发、中焦脾（胃）的运化、下焦肾的开合，使水液发于腠理、毫毛，行于营卫之道，渗于三焦、膀胱。说明少阳相火统帅肺、脾、肾之水的升降出入。正如《灵枢·本输》曰："少阳属肾，肾上连肺，故将两脏。"少阳相火寄于肾水中，相火蒸腾肾水化气，其气上升于肺则复凝化为水；其次，在相火的蒸腾作用下，脾、胃蒸化精微，化生营血，脾胃之水谷精微和肾水之清者皆上升于肺，故曰肺之真阴即脾、胃、肾上升之阴精。再者，肺金之肃降是阳气之肃降，不可虚降，必含阴气以降，肺之真阴即脾、胃、肾上升之阴和肺吸入之清气，唯脾、胃、肾之阴上升于肺，得肺之肃降、敷布，水液、阴气才能通过三焦水道布散周身，排出体外。

3. "新三焦"是气机的通道（即升、降、出、入的通道），气化的场所

肝的左升、肺的右降，脾随三焦相火而升、升至肺则降，胃随胆而降、降至肝则升，肾水随相火而上升、心火随心血而下交，均是在相火的作用下通过三焦气机的升、降、出、入来完成公转与自转的。升、降、出、入普遍存在于一切生命活动中，是阴阳变化的基本形式，故《素问·六微旨大论》说："升降出入，无器不有"，"非出入，则无以生长壮老已，非升降，则无以生长化收藏"。出入是一切生命活动的新陈代谢过程，升降则是一切生命活动的基本表现形式。升降出入伴随阴阳变化贯穿于一切生命活动的始终，一切生命活动不但起源于升降运动，也泯灭于升降运动之中。故古人云："出入废则神机化灭，升降息则气立孤危"，"死生之机，升降而已"。而"新三焦"

大而无外，小而无内，大到整个体腔，小到一个细胞，只要有生命的地方，就有"新三焦"，亦就有升降出入、气化的存在，故曰，"新三焦"是气机的通道，气化的场所。

4."新三焦"内寄相火

命门为三焦之源，三焦为相火之用，并分布命门元气。这里所说的命门，侯丽萍教授遵中医古人所说，并不指一个器官、一个穴位，而是一个系统，包括了脑命门（腺垂体、神经垂体），包络命门（甲状腺、甲状旁腺、胸腺），胃腑命门（胰腺、胃肠分泌），肾命门（肾上腺、睾丸、卵巢、前列腺），正如孙一奎接受了朱震亨"相火论"的观点，明确提出"命门不得为相火，三焦不与命门配"。同时进一步阐述命门通过公转输布能量（即"相火"）并寄于肾、膀胱、胆、包络、三焦，通过五行生克来完成自转的三焦气化之能量回流。由此可知，命门系为"三焦之原"，相火为三焦气化所用，三焦内寄相火，始于命门系原气，出于三焦，为原气之别使。

5."新三焦"是传化之腑中的一腑

胃、胆、大肠、小肠、膀胱、三焦称为六腑，腑的功能"传化物而不藏"称为泻而不藏。张景岳在《类经》说，三焦是在"脏腑之外、躯体之内，包罗诸脏，一腔之大腑也"。三焦之腑在气街。《灵枢·卫气》曰："请言气街：胸气有街，腹气有街，头气有街，胫气有街。故气在头者，止之于脑。气在胸者，止之膺与背腧；气在腹者，止之背腧与冲脉于脐左右之动脉者。气在胫者，止之于气街与承山、踝上以下。"气街的结构特点：经言气街从下肢（胫之气街）、腹部（腹之气街）、胸部（胸之气结）、头部（头之气街）的顺序依次排列，与《灵枢·根结》及标本本属同一理论，说明人体三阴三阳以根于足胫为根本。因为四肢为诸阳之本。三焦原气所通，及脾所主。四街中，头、胸、腹之气结均为横向联系的结构特点，胫之气街虽纵向结构，究其缘由由胫部不概脏腑，以及胫部与躯干纵向相连有关。从而形成了人体多层次，多通道，多组织、多功能的网络结构。气街将人体从上至下分为头、胸、腹、胫四部，与人体四海、四命门相合，如脑为髓之海位于头部，头为脑命门，与头之气街相合；膻中为气海位于胸部，为包络命门，与胸之气街相一致；胃为水谷之海居上腹部，为胃脘命门，与腹之气街相合；肾命门位于下腹部，冲脉为血海也位于下腹部，又与胫之气街相连。它们与相关脏腑经脉间的经络联系，也是气街网络结构组成的部分。四气街与四海、四命门所处位置相一致，而四海四命门的重点在三焦，气街就是三焦的气道，能汇聚气血，滋养脏腑，调节气之通道。气街是气的通道，如果气街不通，就会影响气的升降出入，从而发生气滞、气虚、气陷下、气郁、气胀等病理变化。腠理是肌肤之纹理。其大而无外，小而无内，大到整个机体，小到每个细胞均为"新三焦腠理"之所；在功能上，仍具有六腑的功用，即泻而不藏，满而不实，以通为用。在 TTM 上如果三焦代谢热差值缩小，说明三焦气机不畅，气化失常，故曰"新三焦"仍是传化之腑中的一腑。

总之，"新三焦"的整体功能概括为：新三焦维持着机体生命的稳态平衡（能够反映出人体结构与功能之间的关系）；新三焦维持着脏腑之间的协调平衡（体现了脏腑之间的相互协同）；新三焦维持着脏腑、经络之间的内平衡（体现了脏腑功能与精微物质之间的关系）；新三焦维持着人体代谢的动态平衡（体现了能量与物质之间的转化）；新三焦是水、火、气机的通道，气化的场所，是传化中的一腑，其内寄"相火"均由命门系而发。

五、"新三焦"气化（公转与自转）的路径

气化是指人体在命门系、君火、相火的作用下气机的运动变化和升降开阖而产生变化，气化作为生命活动的标志，贯穿于生命的始终，气机与气化二者统一是生命活动的根本。从信息—能量—物质的观点出发，人体的气化即为能量动力的循环（吐故纳新），其路径包括公转与自转两个方面。

1. 公转

即由命门系发出的人体内气血能量，高度集中统一运行，牵动人体内部所有脏腑、经络的自转运动，贯穿于人体三焦空间，由任脉、督脉、足太阳膀胱经三条经络之汇，贯穿、统一、调整阴阳。

（1）督脉：起于小腹内，下出于会阴部→向后行于脊柱内部→上达项后风府，进入脑→上行颠顶→沿前额下行鼻柱→龈交。

（2）任脉：起于小腹内，下出会阴部→向上行于阴毛部→沿着腹内向上经过关元等穴→到达咽喉部位→再向上环绕口唇（龈交）→经面部→进入目眶。

（3）公转的穴位标识：以传统中医的穴位进行标识公转的运行路线如下。

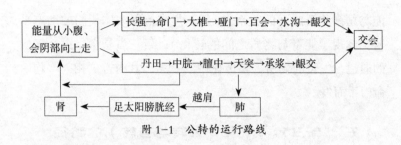

附 1-1　公转的运行路线

2. 自转

人体的每个脏腑都在通过气化进行着营卫之间能量与物质的转化运行，这种转化运行遵循一定的规律（即五行生克、营卫运行规律）。营行脉中、卫行脉外，五十而大会；营气行于阴（指五脏、内部，也指夜间）；卫气在白天行于阳分，在夜间行于阴分，五十而大会。

（1）营气自转运行路线

1）第一条自转路线：沿十二经脉循行路线运行。此自转路线为营气运行的主体路线，起于手太阴肺经，止于手太阴肺经。

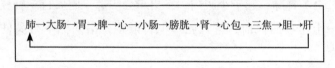

附 1-2　第一条自转路线

2）第二条自转路线：从足厥阴肝经分出，通过任、督二脉，直接到达手太阴肺经。

3）第三条自转路线：十二经脉运行到足少阴肾经时，就回来一部分，回到足太阳膀胱经（营气每运行一周，均有脾、胃化生的水谷精微加以补充，故云营出中焦）。

（2）卫气自转运行路线

1）第一条自转路线：卫行于脉外，与营气并行，阴阳相贯。

2）第二条自转路线：昼行于阳，夜行于阴，为卫气运行的主体路线，各二十五周，昼行于阳经二十五周时，循行每一周，都要交会于足少阴肾经一次。其运行示意图如下：

平旦从足太阳膀胱经睛明穴开始→手太阳→手少阳→足少阳→足阳明→手阳明→通过阳跷脉交会于足少阴肾经→再通过阴跷脉回来循行于足太阳膀胱经。（日行二十五周，通过阳跷脉到足少阴肾经→肾→心→肝→脾→肾，为一周，夜行二十五周平旦到目）。

3）第三条自转路线：卫气循行于脉外，它是散行的，既不是与营气并行，又不是循经脉而行，而是散行于三焦、气街、腠理，无处不至。

总之，人体三焦空间能量、物质的公转与自转，与人体的大、小循环有着相似之处，人体的循环是小循环推动大循环，大循环的运动之大小与小循环的回流有着密切的关系。加大小循环的回流等于加大了大循环的动力，因回流的能量有助于刺激、推动大循环的运动力。自转与公转的关系与此类似，自转有助于能量的回流，加大公转的运动力。换言之，自转是能量的回流，公转是能量的输布。人体三焦空间能量物质运行之所以源远流长，在于百川能量回馈。百川入海归源，将各脏腑自转的能量注入公转圈，回到能量生发的源头。"新三焦"气化之公转与自转相互依存、相互促进，自转为公转提供运动动力，公转又带动刺激了自转的运行。

六、"新三焦"气化的动力

1. 命门为三焦气化之原

"命门"一词，最早见于《黄帝内经》，所指为目，如《灵枢·根结》《灵枢·卫气》二篇都提出"命门者，目也"。自从《黄帝内经》提出命门说之后，后世医家都特别重视对命门的研究，并就命名的部位及生理、病理，从不同的角度提出了种种新说，如田合禄老师在《医易智慧：生命与八卦》一书中将古人众说纷纭的命门新说概括为四大类。第一类为《黄帝内经》的脑命门说；第二类为包括《难经》在内的肾命门说；第三类为李东垣包络命门说；第四类为黄元御提出的胃腑命门说。由此可知，中医的命门说并不是一个脏器、一个穴位，而是一个系统。近代医家用现代医学理论通过临床观察和实验表明这个命门的四个部位与内分泌系统有非常多相似之处，脑命门在脑垂体，包括腺垂体和神经垂体；肾命门包括肾上腺、睾丸、卵巢和前列腺；胃腑命门包括胰腺、胃肠内分泌；包络命门包括甲状腺、甲状旁腺和胸腺。

激素是由腺细胞直接释放进入血液或淋巴液中，然后再运输到全身各处。中医对命门系统的内在联系也有论述，如清代张志聪说："督脉之从上而下者，起于太阳之命门（目），上额，交颠，络脑，出项，循肩，抵腰，下臂，络肾，是起于阳者，出于上之命门，而入于下之命门也。"气功家的"小周天"功，运通任督二脉。通过任督二脉把四命门联系起来，并通过三焦气化布散于全身。侯丽萍教授遵古人的四命门学说，认为命门（系）为三焦气化之原（泉），并特别重视脑命门、包络命门、胃腑命门、肾命门，从而提出了指挥系统、运化系统、动力系统、网络系统之新说，实为天才的想象和罕见的传承与创新。

总之"新三焦"气化学说中所指的命门不是一个器官，也不是一个穴位，而是一个系统。命门最大的功能是释放出活力很强的物质元阴、元阳，这与内分泌系统分泌出来的激素相吻合，是三焦气化的原动力。命门不离三焦，其布散与公转关系密切。如下图脑垂体肾上腺轴所示：

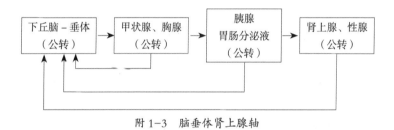

附 1-3　脑垂体肾上腺轴

2. 相火为三焦气化之用，并为命门系的臣使之官，是三焦气化之动力

众所周知，阴阳之气化生万物，人类伊始于气化，升降出入是气化的反映，而阳气则在三焦气化中占有主导地位，诚如张景岳《类经图翼·大宝论》说"然则生化之权，皆由阳气"，"凡万物之生由乎阳，万物之死亦由乎阳"，"人之大宝，只此一息真阳"，阳气者，火之化，所以阳气变化之权机皆在于火。然火又分君火、相火，"而阳气之流布，化生相火也"，因此，相火是升降运动的根本，是三焦气化的动力。相火由命门系发出以后，寄存于人体的肾、胆、胃脘及三焦器官，为三焦气化

所用。侯丽萍教授在"新三焦"气化中非常重视相火的作用，特别强调心包络、胆、肾的三焦相火。

（1）胆寄相火，主气机出入：五脏六腑的阳气均叫火，除心火叫"君火"以外，其他的阳气均叫相火，足少阳相火为一阳（稚阳、幼阳、嫩阳），其性不亢不烈，如日初生，蒸蒸日上，对五脏六腑的气化有温煦、长养、促进的作用，正如《素问·六节脏象论》云："凡十一脏，取决于胆也。"李东垣在《脾胃论》讲："胆者，少阳春升之气，春气升则万化安，故胆气春升，则余脏从之；胆气不升，则飧泄肠澼，不一而起矣。"少阳阳气既不单独主表也不单独主里，后世医家称之为"半表半里"，即在藏精汁、主疏泄二者功能相配合下，精汁有规律地排泄，使得少阳阳气外可以合太阳，内可以合阳明、太阴，从而实现了足少阳阳气主气化出入之功。

（2）三焦相火主升降：凡是有气化（即能量代谢和能量交换）的场所均为三焦，其指的是一种功能。《难经·六十六难》云：三焦为"原气之别使也，主通行三气，经历于五脏六腑"。三焦为水火、气机的通道，《灵枢·本脏》说："三焦膀胱者，腠理毫毛其应。"三焦气机调畅，则升降有序，表气调和（卫气出于下焦，随足太阳膀胱经和三焦布散于表）。

总之，胆和三焦都是少阳，它们共同主持人体气机的升、降、出、入，故胆和三焦密不可分，胆的出入失常，则三焦的升降失常；三焦的升降失常，则胆的出入也失常。何秀山《通俗伤寒论》认为，手足少阳合为一经，其气化一方面寄于胆中以化水谷，一方面发于三焦以行腠理，若受湿遏热郁，则三焦之气机不畅，胆中相火乃炽，胆火炽必犯胃而液郁为痰。阐述了木郁（火）土壅而致湿（痰）热互相影响，导致三焦气化失常。

七、"新三焦"气化的病理及证候

"新三焦"气化的病机，是侯丽萍博士及其团队对尪痹（类风湿关节炎）病因病机进行研究和数理统计分析，用大样本数据 2042 例（1983~1987 年的 146 例，1989~1993 年的 384 例，2003~2006 年的 1512 例）跨度 23 年的三次统计分析得出的。研究结果显示脾虚湿盛（相火不足）为其内因；包络相火不足导致心血亏虚，致使机体自毁样的肢体器官损害，即为尪痹。还提出了调脾固肾的治疗原则，提出了对尪痹提前阻断的预防思想。遵李东垣的《脾胃论》、朱丹溪的《相火论》，不断思考、总结、归纳，以"三焦气化"为纲、内伤火病与兼夹为目来辨证论治，痹证主因即"正虚"，"正虚"是尪病致病的内在因素，"邪侵"是致病的条件，"湿、风、寒（内邪）致三焦气化失常"是发病的病理关键；由此导致营卫不和、经络不通，气血津液运行发生障碍，从而形成病邪由浅入深、由上焦到下焦、由肌肤到筋骨、由腑到脏、由三阴虚寒到三阴虚热、再到寒热虚实错杂的病理传变过程。

如下图所示：

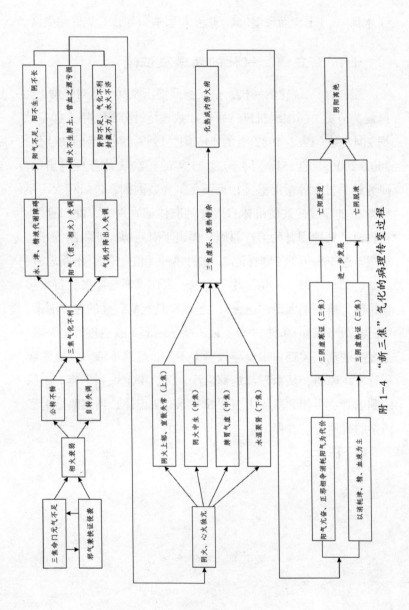

附1—4 "新三焦"气化的病理传变过程

1. 痹证（自身免疫性风湿病）是内伤火病，均为虚证，总以"安养"为主

李东垣在认真深入地研究《黄帝内经》中有关君、相二火论述的基础上，从君、相二火病理变化的相互关系，用"火与元气不两立"的病理命题，阐发心火亢盛的病理变化情况。如他在《脾胃论·饮食劳倦所伤始为热中论》中说："既脾胃气衰，元气不足，而心火独盛。心火者，阴火也，起于下焦，其系系于心，心不主令，相火代之；相火，下焦、包络之火，元气之贼也。火与元气不两立，一胜则一负。脾胃气虚则下流于肾，阴火得以乘其土位。"此乃《脾胃论》的精华。论述了阴火（心火）的病因、病理，即脾胃气虚，阳气不足，则三焦元气不足，阳不生，阴不长，阴精不能上奉则阴火（心火）亢盛，清气不升，阳道不行乃阴血伏火。由上可知，阴火的特点是阳虚有火，是由相火衰弱，三焦元气不足而导致，为"虚火"。

自李东垣创立了"火与元气不两立"之论述之后，至元朝朱丹溪发现其不足，乃补论相火亢盛的病因、病理变化及治疗用药。他认为相火为肝肾二脏专司，复分属心包络、膀胱、三焦、胆诸腑，十二脏腑居其半，其功大矣。朱丹溪综合《黄帝内经》《难经》及张子和、李东垣诸家之说，系统地阐述了相火的功能，成为后世医家言相火的理论依据。朱丹溪论相火的病理为其火"妄动"，究其原因为阴气难成而易耗，故得出了"阳常有余，阴常不足"之结论，并认为"虚火可补"，但治君火、相火亢盛有别，风火既炽，当滋肾水，补养阴血，阳自相附，阴阳比和，补阴既火自降。至此可知，滋肾水以养相火，补血以养君火，二火有养，其焰自息。其《相火论》亦阐明内伤火病为"虚证"，宜"安养"。

侯丽萍博士遵古而不拘泥于古，认为风湿痹证的发病中"正虚"是指中焦脾胃的纳化失常，营气化生不足，下焦肝肾之气化、封藏不力，气化无权，从而致血不养心，水火不济之君火、相火的病理改变，最终三焦气化失常。在治疗上特别重视补肾水、调脾胃、养心血之法，与前人之内伤火病均为"虚证"之训不谋而合。

2. "邪侵"是痹证的致病条件，包括"兼证"和"夹证"

痹证虽为内伤火病，以"虚"为主，但其证阴阳乖错，气血津液亏枯，营卫失调，导致气血运行不畅，三焦气化失调，不是生痰、生饮，就是气血郁滞，或食滞，或生风、生湿，或化燥，或生毒，或卫气不固，抗邪无力，感受外邪，终致内、外邪相合，虚中夹实而发病。说明痹证的发病虽以内伤火病之虚证为主，但总不离兼夹证。

（1）痹证的夹证：夹证的产生是由于正气不足，脏腑功能失调，三焦气化不利而致的病理产物。包括内湿、风、寒、燥、痰、瘀、毒。其既是病理产物，又是致病因素。

（2）痹证的兼证：兼证是由于人体正气虚弱，卫外不固，抗邪无力，邪气乘虚而入。包括外风、寒、暑、湿、燥、火、毒。

总之，痹证的发病，正虚是内因，邪侵（兼夹）是致病条件，正如《黄帝内经素问》曰："正气存内，邪不可干"，"邪之所凑，其气必虚"。侯丽萍博士在痹证病因、病机的论治上，特别重视君火、相火病理改变和毒、湿、风、寒之邪气的因果互换而致病，由此导致营卫不和，经络不通，气血津液运行发生障碍，从而形成病邪由浅入深，由上焦到下焦，由肌肤到筋骨、脏腑，由三阴虚寒到三阴虚热、再到寒热虚实错杂的病理转变过程。为此提出了"攻补兼施，扶正与祛邪兼顾"之则，善用清其夹邪而内火始得孤立，孤立其势方衰，方能养正，使内火敛降收藏之法。实为振聋发聩之语。

八、"新三焦"辨证与脏腑辨证、六经辨证、卫气营血辨证的关系

侯氏"新三焦"气化学术思想是以"新三焦"辨证为纲，君火、相火与兼夹证的病理改变为目，并借用了脏腑辨证、六经辨证和卫气营血辨证；其辨证是以"新三焦"辨证为主线的"学贯寒温"的庞大的结构系统；在"新三焦"辨证中包括了脏腑辨证、六经辨证和卫气营血辨证，高度概括了三焦气化失常的病变，比其他辨证更广。同时"新三焦"辨证结合临床实际及 TTM 给疾病定位，标示疾病的证候、发展变化规律，病变的浅深、轻重。即对疾病进行了三次定位、一次定阶段、一次定性。如上焦手太阴肺经气分湿热证，上焦手少阴心经君火亢盛证(血分虚热证)等，更多地体现了"以人为本，辨证论治"之整体观的中医核心和"精于气化，略于形质"的侯氏"新三焦"气化理念，对指导多样性和复杂性的痹证及其他疑难杂病的临床辨证非常实用。

九、"新三焦"气化理论对侯氏制剂系列应用的指导性

侯氏系列制剂是侯丽萍博士在传承的基础上，于诊治之

余，阅览古今书籍，索古求今，在独特的"新三焦"气化理论指导下，依据独特的学术见解和宝贵的临床实践经验而形成的治疗风湿骨痹有效药物，其系列制剂寓意深藏、穷理渊微、阐发奥秘、推陈致新。现以"新三焦"气化辨证为纲，君火、相火及兼夹证为目而立论，阐扬其系列制剂的科学内容及用药规律，为临床提供用药依据，以达知常达变，执简驭繁的目的。

1. 调整"君火"（亢盛、不足）的制剂

内伤火病的机理是：命门亏虚，中阳不振，生化无权，营血亏虚而心火（阴火）偏亢；命门亏虚，胸阳不足或水湿留滞，痹阻胸阳而君火不足。君火为病以上中焦为主。治则遵"君火之下，阴（血）精承之"或"生阳散火法"以"甘温除大热"，即"壮水之主，以制阳光，益火之源，以消阴翳"。具体方剂如下：

（1）消肿止痛合剂（养阴血、解热毒、益气、通络）。

（2）养血舒经药酒（养营血、舒经、通络、止痛）。

（3）参茸养血合剂（养精血、活络、止痛）。

（4）参归养荣合剂（养营血、温经、止痛）。

（5）益气健脾散（益气健脾、生化营血）。

2. 调整相火（亢盛、不足）的制剂

内伤"相火"病的机理：肾水亏虚、脾阴不足而三焦相火偏盛，"阳火"驰扬气分，扰动包络、三焦。相火为病一般弥漫三焦。"滋养脾肾"法是治疗相火偏亢（衰）的根本大法。一方面，治疗相火亢盛遵"相火之下，水液承之"即用"滋阴降火"法，轻则滋肾阴以敛相火；重则凉肺清一身之气，肺气清肃则相火自然安分，最终必须滋养脾阴以培本而调和阴阳。总之，治疗相火亢盛，要抓住肺、脾、肾三脏（即调整三焦气化。

液生于气属上焦、精生于味属下焦、血生于谷属中焦）；另一方面，治疗相火不足应补命门系，调脾肾之相火而生化三焦相火。具体方剂如下：

（1）补肾通督胶囊（填精益髓、温阳化瘀、通督止痛）有双重调节作用。

（2）补肾通痹壮骨丸（补益肝肾、滋阴降火、通络止痛）。

（3）强筋壮骨合剂（补益肝肾、强壮筋骨、活血通络，用于肝肾亏虚、相火不足、筋脉痹阻）。

（4）益肾通痹丸（填精益髓、舒筋壮骨、温阳活络）有双重调节作用。

（5）清热养阴合剂（滋阴降火，清肺、脾、肾相火）。

（6）姜附通痹合剂（温里散寒、健脾和胃、补脾肾相火）。

（7）锦灯利咽合剂（滋阴降火、解毒利咽）。

（8）二术和胃合剂（温胃健脾、生化相火）。

3. 调整"兼证"的制剂

兼证是指由于人体正气虚弱，卫外不固，抗邪无力，外邪所凑。即新感引动内伤之火也（包括外湿、风、寒、暑、燥、毒）。

具体方剂如下：

（1）千年通痹丸（祛风、除湿、散寒、通络、止痛）。

（2）风湿洗剂（祛风、除湿、通络、止痛）。

（3）祛风散寒药酒（祛风、散寒、通络、止痛）。

（4）锦灯利咽合剂（解毒、利咽）。

值得注意的风湿内伤火病虽有外感引动内伤而发病，但内伤病气血必伤，钝而不灵，故灵其气机、调其君相火、通其三焦，为治疗内伤火病第一要义，若有兼证，当看其所兼之邪轻重如何，轻者可以兼治，重者即在初起时着意先祛邪，俟新邪即解，再治风湿内伤火病，方不碍手。此须权衡其轻重、缓急，以定治定法。

4. 调整"夹证"的制剂

"夹证"是指风湿内伤火病由于命门元气不足，阴阳乖错，气血津液亏枯，五脏六腑虚损，三焦气化不利而内生湿、风、寒、燥、火、瘀、毒之邪，其既是病理产物，又是致病因素，风湿骨痹不离夹证。具体方剂如下：

（1）清热消肿止痛药酒（清解湿热、虫毒、消肿、通络、止痛）。

（2）通络止痛胶囊（燥湿毒、解热毒、杀虫毒、运脾通络止痛）。

（3）痛风合剂（清热毒、利湿毒、散瘀毒、通络止痛）。

（4）活络止痛胶囊（化瘀毒、通络止痛）。

（5）消肿膏（祛风湿、散寒邪、宣通腠理、通络止痛消肿）兼夹证均可用。

（6）祛风湿止痛膏（祛风、散寒、除湿、活血、止痛）兼夹证均可用。

（7）活血行痹丸（化瘀毒、清利湿热、通络止痛）。

（8）散结通痹药酒（化痰散结、通络消肿）。

（9）祛风散寒药酒［疏散外风（寒）、平息内风、化痰祛瘀、通络止痛］兼夹证均可用。

（10）乳没通络胶囊（益气活血、疏风祛瘀、通督止痛）。

（11）骨痹舒筋合剂（祛风、散寒、除湿、活血通络、消肿止痛）兼夹证均可用。

5. 风湿骨痹、君相火、兼夹证及候氏制剂之间的关系

如下图所示：

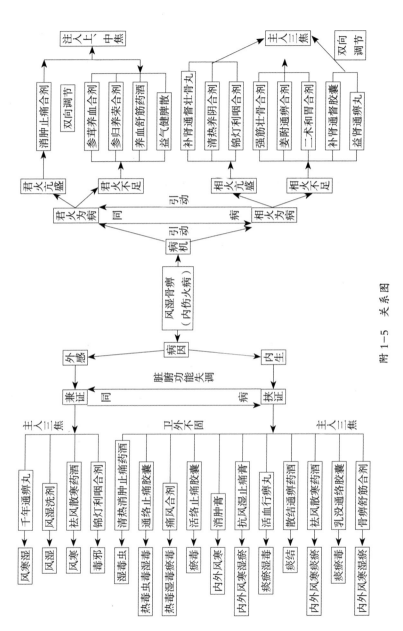

附 1—5 关系图

测 学

总结：

　　侯氏三焦气化新论是侯丽萍博士在传承名老中医石广济老前辈家传绝学的基础上，带领侯氏团队用了36年的时间，不断地实践、不断地总结，几十年耕耘在中医风湿这个领域，在前人研究风湿的基础上总结出了一套完整的、系统的诊断、治疗、药物、针灸推拿、康复养生的体系。既有理论基础，又有诊断方法、临床实践。在中医治疗痹证方面是有一个质的飞跃，革命性的进展。

附录二：太原侯丽萍风湿骨病中医医院风湿八病诊疗规范

尪痹（类风湿关节炎）诊疗规范

一、概述

类风湿关节炎是一种以对称性关节病变为主要临床表现的自身免疫性疾病。属中医痹证范畴，中医将其称为"白虎历节""痛风""骨痹""顽痹""尪痹"等。如《金匮要略·中风历节病脉证并治》曰："诸肢节疼痛，身体尪羸，脚肿如脱。"《医学准绳六要·痛风》曰："痛风，即《内经》痛痹，上古多外感，故云三气合而为痹……或在四肢，或客腰背，痛不可当，一名白虎历节风是也。"所论述与本病颇多相似。现代医家焦树德根据中医典籍有关论述，经多年研究，创立"尪痹"病名。尪即指胫屈不能伸，关节肢体弯曲变形，骨质受损，身体羸弱等废疾而言，即张仲景《金匮要略》中所说"诸肢节疼痛，身体尪羸"之意。焦氏提出，尪痹之名，补充了历代不足，使中医学的痹证理论渐趋完善。

尪痹由于素体心血不足，心血亏虚，感受湿热毒邪（冒雨涉水，呼吸道、肠道感染，或性病感染后），侵犯机体关节滑膜、血管，引发全身性的五体痹，五体痹久之复感于邪，影响到五脏痹。也就是说由上焦心肺功能弱化，失去宣发肃降、调控的免疫功能，逐渐由心肺胃（上焦、中焦）发展为经脉、关节气血不通，致关节肿胀、疼痛、活动不利及晨僵，逐渐出现关节变形、破坏，后期可累及脏器。

二、尪痹的病因病机

心血亏虚是本病的总病机。

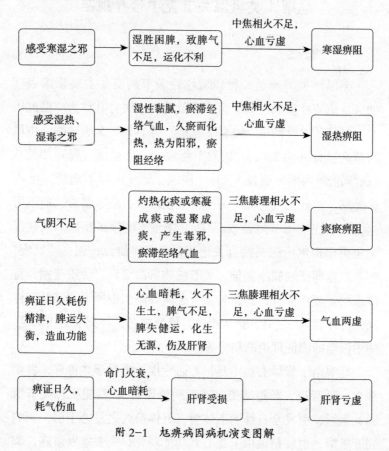

附 2-1 尪痹病因病机演变图解

三、诊断分型标准

1. 主特征（辨病依据）

关节肿痛，晨僵，屈伸不利，或见关节变形。

2. 类主特征（分型依据，详见下述）

（1）寒湿痹阻：关节冷痛或游走不定，遇寒加重、得热痛减。舌体正常，舌质淡红或红，苔白或白腻，脉濡或滑或沉紧。

（2）湿热痹阻：肢体关节肿胀、重着，触之灼热或有热感，活动不利。舌体正常或胖，舌质红，苔白腻或黄腻，脉濡数或滑数。

（3）痰瘀痹阻：关节、肢体肿痛日久不消，关节僵硬变形，疼痛固定，昼轻夜重，皮下结节。可伴长期发热。舌体正常或瘦，舌质瘀或红绛，苔白厚或剥脱苔或少苔，脉沉细数或沉细涩或沉滑数。

（4）气血两虚：肌肉酸痛无力，活动后加剧，倦怠乏力，形体消瘦，气短，汗出心悸。舌体胖边有齿痕，舌质淡或瘀，舌苔少，脉细或沉细无力。

（5）肝肾亏虚：关节肿大僵硬变形，肌瘦着骨，关节肌肉烦疼，入夜尤甚，腰膝酸软无力，形体消瘦，手足心热，潮热盗汗，或形寒肢冷，面色㿠白，男子阳痿早泄，女子经少或闭经。舌体瘦，舌质红少津或绛，无苔或镜面舌；或舌体胖大，有齿痕，舌质淡，苔白或水滑苔，脉细数或沉弱。

四、辨证施治

（一）寒湿痹阻

肢体关节疼痛（冷痛或游走不定）、重着，手足不温，或有肿胀，遇风寒加重，得热痛减，关节屈伸不利，晨僵。关节肿胀、压痛，皮色不红，皮温不高。舌体正常，舌质淡红或红，苔白或白腻，脉濡或滑或沉紧。

1. 证候分析

感受寒湿之邪（如受潮受寒、外感等），湿为阴邪，寒湿凝滞，湿胜困脾，致脾气不足，运化失司，中焦相火不足，心血亏虚，阳气不能温煦四末，致关节肿痛，皮温不高。

2. 辨证

寒湿凝滞，脾失健运。

3. 治则

健脾益气，祛湿通络。

4. 治疗方法

（1）必然证

1）用药

清热通络合剂:50mL/次，3次/日，口服;3~6个月/疗程。

消肿止痛合剂:20mL/次，3次/日，口服;3~6个月/疗程。

十三味通络止痛胶囊：1.6g/次，3次/日，口服；3~6个月/疗程。

2）体质疗法

必做:

放血疗法(经络导引)(井穴+合穴):1次/周;4~6次/疗程。

背部俞穴闪罐（俞疗养脏）：2 次 / 周；4~6 次 / 疗程。

隔物灸法：1 次 / 日；12~15 次 / 疗程。

选做：

其他推拿疗法（腹部）+ 手指点穴（募疗调息）：1 次 / 日；12~15 次 / 疗程。

梅花针刺。

温针（九宫回阳）：1 次 / 日；12~15 次 / 疗程。

火针。

中医定向透药疗法：1 次 / 日；12~15 次 / 疗程。

（2）或然证

1）大便清稀，畏寒：益气健脾散、参苓白术散、命门灸、关元灸。

2）关节肿痛：局部中医定向透药疗法。1 次 / 日；15~30 次 / 疗程。

3）局部肿痛或怕冷：火针、泥灸。

5. 辨证调护

（1）情志调护：忌焦虑，调情志。

（2）中药熏洗（麻黄 10g，生姜 20g，花椒 10g，葱白连须 3 根）。

（3）劳逸结合，防寒保暖，侯氏三焦调息养生功。

（4）食疗康复：健脾薏米汤。

材料：薏苡仁 50g，小米适量，生姜丝 10g。

制作、用法：煮粥喝，每日一次，连服 30 日。

（二）湿热痹阻

肢体关节肿胀疼痛、重着，触之灼热或有热感，活动不利，晨僵，口渴不欲饮，或有发热，大便黏腻不爽，小便短赤。关节肿胀，压痛，皮温高，关节屈伸不利或受限，握力降低。舌体正常或胖，舌质红，苔白腻或黄腻，脉濡数或滑数。

1. 证候分析

感受湿邪，湿性黏腻，瘀滞脏腑经络，中焦相火不足，心血亏虚，久瘀而化热，热为阳邪，瘀阻经络，致四肢关节肿胀，皮温灼热。

2. 辨证

湿热蕴滞，经脉瘀滞。

3. 治则

清热利湿，通络止痛，解毒杀虫。

4. 治疗方法

（1）必然证

1）用药

清热养阴合剂：50mL/次，3次/日，口服；3~6个月/疗程。

清热消肿止痛药酒：15mL/次，3次/日，口服；3~6个月/疗程。

十三味通络止痛胶囊：1.6g/次，3次/日，口服；3~6个月/疗程。

2）体质疗法

必做：

放血疗法（经络导引）（井穴＋合穴）：1~2次/周；4~6

次 / 疗程。

背部俞穴闪罐（俞疗养脏）：2 次 / 周；4~6 次 / 疗程。

中医定向透药疗法：1 次 / 日；12~15 次 / 疗程。

选做：

梅花针刺。

火针。

其他推拿疗法（腹部）＋手指点穴（募疗调息）：1 次 / 日；12~15 次 / 疗程。

（2）或然证

1）关节肿痛甚者，加大清热消肿止痛药酒用量及十三味通络止痛胶囊用量，也可加生地黄、芦根、忍冬藤、木瓜、桑枝、海桐皮、片姜黄等。非药物治疗采用一日两次中医定向透药疗法治疗，火针，梅花针，局部外敷消肿膏等。

2）毒热甚者，加黄连、黄柏、苦参、紫花地丁、蒲公英、忍冬藤、白花蛇舌草等加大清热解毒之力，但要注意固护阴液。

3）热证较轻加用清热通络合剂。

5. 辨证调护

（1）注意观察肢体关节肿痛的时间、性质，及时观察病情变化，并对症施护。

（2）肌力的测量和锻炼。

（3）减少关节的活动。对关节肿胀、畸形者给予夹板固定，制定康复计划。

（4）食疗康复：健脾利湿粥。

材料：薏苡仁 50g，生山药 90g，大枣 10 枚，莲子 10g，大米或小米适量。

制作：薏苡仁、莲子（需先浸泡 8 小时）洗净后倒入锅中，加冷水适量，大火熬开。将洗净的大米或小米下锅后大火熬煮 15 分钟，改用小火熬至七成熟，加入山药、大枣，温火熬粥。

用法：每日一次（300~500g），晨服，连服 15 日。

（三）痰瘀痹阻

关节、肢体肿痛，日久不消，关节僵硬变形，疼痛固定，昼轻夜重，晨僵，关节屈伸受限，关节周围及枕部可有多发皮下结节。可伴长期发热。面色黯淡少华，肌肤甲错，关节肿胀，压痛，关节屈伸受限，关节周围及枕部有皮下结节，舌体正常或瘦，舌质瘀或红绛，苔白厚或剥脱苔或少苔，脉沉细数或沉细涩或沉滑数。

1. 证候分析

心血亏虚，气阴不足，灼热化痰，或寒凝成痰，或湿聚成痰，产生毒邪，瘀滞经络气血，破坏经筋关节。三焦腠理相火不足，心血亏虚，关节、肢体肿痛日久不消，关节僵硬变形。

2. 辨证

痰瘀痹阻。

3. 治则

解毒化痰，散结清热，通络止痛。

4. 治疗方法

（1）必然证

1）用药

散结通痹药酒：15mL/ 次，3 次 / 日，口服；3~6 个月 / 疗程。

补肾通督胶囊：0.9g/ 次，3 次 / 日，口服；3~6 个月 / 疗程。

清热消肿止痛药酒：15mL/ 次，3 次 / 日，口服；3~6 个月 / 疗程。

2）体质疗法

必做：

放血疗法（经络导引）（井穴 + 合穴）：1~2 次 / 周；4~6 次 / 疗程。

背部俞穴闪罐（俞疗养脏）：2 次 / 周；4~6 次 / 疗程。

其他推拿疗法（腹部）+ 手指点穴（募疗调息）：1 次 / 日；12~15 次 / 疗程。

选做：

隔物灸法：1 次 / 日；12~15 次 / 疗程。

中医定向透药疗法：1 次 / 日；12~15 次 / 疗程。

普通针刺：1 次 / 日；12~15 次 / 疗程。

（2）或然证

1）骨质破坏、骨坏死，加大补肾通督胶囊用量，加用大黄䗪虫丸、十三味通络止痛胶囊。中医定向透药疗法、火针、蜡疗相结合，局部动脉穿刺注射治疗。

2）皮下结节较多或肺间质纤维化者或动脉斑块者，肝肾功能受损者，使用二术和胃合剂，四物汤加炒黄柏结合募疗调息，灸神阙恢复胃气，恢复脏腑自身正常的功能，继而再以化痰散结与养阴清热、温化痰湿相结合，加清热养阴合剂，补肾通督胶囊；非药物治疗以隔物灸法（神阙）、温针（九宫回阳）、火针治疗为主。

3）出现免疫系统损害，如肝脾淋巴结肿大，血液系统受累出现白细胞下降、贫血、血小板减少等。治疗予以补中益气丸、归脾丸、参茸养血合剂等。非药物治疗温针（九宫回阳）、隔物灸法（神阙）、推拿、穴位注射等治疗。

4）伴有血管炎出现下肢硬肿、溃烂，加四妙勇安汤。

5）病程日久关节肿痛甚者加用千年通痹丸。

5. 辨证调护

（1）鼓励患者要坚强，从事日常生活自我照顾的活动。

（2）皮肤结节的护理：在做完治疗后保持局部干燥，防止感染。

（3）对于不能伸展的关节部位压沙袋或牵引，佩戴护膝、护腕等康复器具保护局部关节。

（4）侯氏三焦调息养生功的锻炼。

（5）食疗方：益气散结粥。

配方：黄芪 10g，赤小豆（洗净后浸泡 8 小时）20g，枸杞子10g，红枣6枚，莱菔子10g，白萝卜若干，大米或小米适量。

制作：中药洗净，装入纱布袋里封口，浸泡半小时。锅中加水适量，药包与大米或小米一起温火熬粥。放入适量萝卜。

用法：弃药喝粥。每日一次（300~500g），晨服，连服15 日。

（四）气血两虚

关节肿胀疼痛、肌肉酸痛无力，活动后加剧，倦怠乏力，肢体麻木，形体消瘦，气短，汗出心悸，头晕目眩。形体消瘦或虚胖，面色少华，关节肿胀或肿胀不明显，压痛，肌肉萎缩。舌体胖边有齿痕，舌质淡或瘀，舌苔少，脉细或沉细无力。

1. 证候分析

痹证日久，耗气伤阴，三焦腠理相火不足，心血亏虚，终致气血亏虚。

2. 辨证

气血不足，经脉瘀滞。

3. 治则

补益气血，通络止痛。

4. 治疗方法

（1）必然证

1）用药

参茸养血合剂：20mL/次，3次/日，口服；3~6个月/疗程。

清热消肿止痛药酒：15mL/次，3次/日，口服；3~6个月/疗程。

十三味通络止痛胶囊：1.6g/次，3次/日，口服；3~6个月/疗程。

益气健脾散：3g/次，2次/日，口服；3~6个月/疗程。

2）体质疗法

必做：

背部俞穴闪罐（俞疗养脏）：2次/周；4~6次/疗程。

隔物灸法：1次/日；12~15次/疗程。

其他推拿疗法（捏脊）：1次/日；12~15次/疗程。

选做：

其他推拿疗法（腹部）+手指点穴（募疗调息）：1次/日；12~15次/疗程。

普通针刺：1 次 / 日；12~15 次 / 疗程。

（2）或然证

1）肢体、关节肿胀疼痛，关节热不甚，屈伸不利，身体虚胖，自觉畏寒喜温，食少纳呆，倦怠乏力，腰膝酸软，大便正常或稀溏，夜尿多，加用补肾通督胶囊。

2）偏气虚为主，出现月经过多，加补中益气汤，静脉滴注黄芪注射液。

3）偏于阴血亏虚出现眩晕、贫血、月经少等，加养血归脾汤、阿胶等，静脉滴注黄芪注射液。

4）腰膝酸软、盗汗，加补肾通痹壮骨丸或六味地黄丸。

5）畏寒怕冷、夜间疼痛等加益肾通痹丸，温针（九宫回阳），隔物灸法（神阙）。

6）脾胃虚弱，不能纳食，加益气健脾散，隔物灸法（神阙）。

5. 辨证调护

（1）观察是否有心悸、乏力的症状并给予对症施护。

（2）康复护理：侯氏三焦调息养生功。

（3）给予血肉有情之品，或食疗方，如益气养血粥。

配方：黄芪 15g，当归 6g，党参 10g，茯苓 15g，赤小豆20g，红枣 6 枚，大米或小米适量。

制作：中药洗净，浸泡半小时，装入纱布袋里封口。锅中放水适量，水开后将赤小豆（先洗净浸泡 8 小时）下锅大火熬煮 10 分钟。将洗净的大米或小米下锅熬煮 10 分钟，再将药包放入锅中温火熬粥。

用法、用量：弃药喝粥，每日一次（300~500g），晨服，连服 15 日。

（五）肝肾亏虚

关节疼痛、肿大僵硬变形，屈伸不利，肌痿着骨，关节肌肉烦疼，入夜尤甚，腰膝酸软无力，形体消瘦，手足心热，潮热盗汗，或形寒肢冷，面色㿠白，男子阳痿早泄，女子经少或闭经。面色萎黄无华或㿠白，或形体消瘦或虚胖，皮肤干燥，发枯。关节肿大，压痛，关节变形，活动受限。舌体瘦，舌质红少津或绛，无苔或镜面舌；或舌体胖大，有齿痕，舌质淡，苔白或水滑苔，脉细数或沉弱。

1. 证候分析

痹证日久，耗气伤血，命门火衰，心血暗耗，肝失所养，肝肾同源，终致肝肾亏虚。

2. 辨证

肝肾亏虚，筋骨失养。

3. 治则

补益肝肾，强筋壮骨。

4. 治疗方法

（1）必然证

1）用药

补肾通痹壮骨丸：18g/次，2次/日，口服；3~6个月/疗程。

十三味通络止痛胶囊：1.6g/次，3次/日，口服；3~6个月/疗程。

清热消肿止痛药酒：15mL/次，3次/日，口服；3~6个月/疗程。

强筋壮骨合剂：20mL/次，3次/日，口服；3~6个月/疗程。

2）体质疗法

必做：

隔物灸（神阙或命门或关元）：1 次／日；12~15 次／疗程。

背部俞穴闪罐（俞疗养脏）：2 次／周；4~6 次／疗程。

选做：

温针（九宫回阳）：1 次／日；12~15 次／疗程。

（2）或然证

1）关节肿痛明显，加大清热消肿止痛药酒剂量，加十三味通络止痛胶囊，清热养阴合剂。非药物治疗加火针。静脉滴注苦参注射液。

2）脏器损伤，累及内脏，出现肺纤维化、肾功能不全、心血管疾患者，治疗加二术和胃合剂、益气健脾散，体质疗法用隔物灸法（神阙）、温针（九宫回阳）。

3）骨质疏松，多发骨折等，加参茸养血合剂，补肾通痹壮骨丸加量，体质疗法用隔物灸法（神阙）、温针（九宫回阳）。

4）长期服用激素，肾上腺皮质功能低下，关节肿胀疼痛持久不消，血沉不降，加鹿茸虫草胶囊、清热消肿止痛药酒、十三味通络止痛胶囊合用；病情稳定后可加补肾通督胶囊、参茸养血合剂。

5. 辨证调护

（1）针对患者肌肉萎缩者给予局部按摩皮肤护理等。

（2）制定被动与主动康复锻炼计划，防止并发症的发生。

（3）中药泡足：透骨草 15g，川续断 15g，海风藤 15g，青风藤 15g，大青盐 20g，首乌藤 15g，杜仲 15g。

（4）食疗方：鹿茸鸡。

组成：人参 6g，鹿茸 3g，合欢皮 10g，砂仁 30g，肉豆蔻 30g，雄子鸡一只。

制作：中药洗净，装入纱布袋里封口，浸泡半小时。雄子鸡一只洗内脏，焯水备用。将中药袋装入鸡腹中，以牙签固定或其他方式封口。砂锅加水，以漫过鸡即可，加半斤生姜（纱布包好）。大火熬开改小火炖至鸡肉烂熟。去掉药包，根据个人口味调味。

用法：喝汤食肉，每日一次，可长期服用。

（5）康复护理

1）腕关节尺偏畸形时，加用连掌护腕。

2）指关节畸形时佩戴合适的夹板指套。

3）双膝关节肿胀消退后使用加压硬护膝，以增加关节腔内压力，减少关节腔积液产生概率。

4）踝关节畸形时佩戴护踝。

5）拇指外翻畸形时佩戴拇外翻矫形器。

6）急性期佩戴 3~6 个月的腰围。

附表：

尪痹临床证候诊断评估表

寒湿痹阻	计分	积分
4分：关节局部冷或游走疼痛		
3分：遇寒加重		
2分：重着		
1分：舌质淡红或红，苔白或白腻		

湿热痹阻	计分	积分
4分：关节自觉灼热疼痛		
2分：皮温高		
2分：发热		
1分：渴不欲饮		
1分：舌体正常或胖，舌质红，苔白腻或黄腻		
气血亏虚	计分	积分
2分：关节肌肉酸痛		
2分：倦怠乏力		
2分：活动后关节疼痛症状加重		
1分：气短、汗出、心悸		
1分：畏寒喜暖		
1分：面色无华或少华		
1分：舌体胖边有齿痕，舌质淡或瘀，舌苔少		
痰瘀痹阻	计分	积分
3分：关节肿痛日久		
3分：关节僵硬变形		
2分：皮下结节（痰核）		
1分：面色黯淡少华，肌肤甲错		
1分：舌体正常或瘦，舌质瘀或红绛，苔白厚或剥脱苔或少苔		

肝肾亏虚	计分	积分
4分：关节变形、肌瘦着骨		
2分：关节烦疼、夜间痛		
2分：腰膝酸软无力		
1分：手足心热，潮热盗汗或形寒肢冷		
1分：舌体瘦，舌质红少津或绛，无苔或镜面舌；或舌体胖大，有齿痕，舌质淡，苔白或水滑苔		

评分标准：

1. 以符合西医类风湿关节炎诊断标准为前提。

2. 中医临床证候分型以总积分最高者为最终评定结果。

骨痹（骨关节病）诊疗规范

一、概述

骨痹是中老年常见的慢性、进展性、风湿性疾病，其病理特点为关节软骨进行性变性、糜烂、破坏及骨赘的形成。临床表现为关节的疼痛、肿大、僵硬、畸形及活动受限，常伴有继发性滑膜炎。由于年老体弱，骨失滋养，气血失调，所致局部或全身骨关节退化改变。临床以大关节疼痛、活动受限为主症，多见于退行性关节病，肥大性改变等。也见于因其他痹证如类风湿关节炎、痛风及外伤引起的筋骨损伤后期。

二、骨痹的病因病机

脾肾阳虚，肝肾不足，三焦气化失常，是本病的主要原因，加之外感风寒湿而发病。

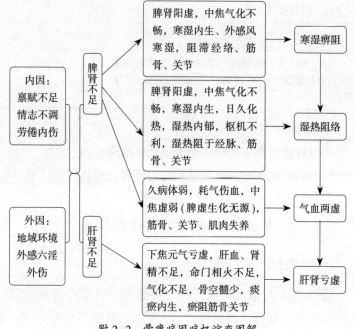

脾肾阳虚，中焦气化不畅，寒湿内生、外感风寒湿，阻滞经络、筋骨、关节 → 寒湿痹阻

脾肾阳虚，中焦气化不畅，寒湿内生，日久化热，湿热内郁，枢机不利，湿热阻于经脉、筋骨、关节 → 湿热阻络

久病体弱，耗气伤血，中焦虚弱（脾虚生化无源），筋骨、关节、肌肉失养 → 气血两虚

下焦元气亏虚，肝血、肾精不足，命门相火不足，气化不足，骨空髓少，痰瘀内生，瘀阻筋骨关节 → 肝肾亏虚

内因：禀赋不足、情志不调、劳倦内伤

外因：地域环境、外感六淫、外伤

脾肾不足

肝肾不足

附 2-2　骨痹病因病机演变图解

三、诊断分型标准

1. 主特征（辨病依据）

关节酸软疼痛、僵硬、活动不利，X 线示关节退行性改变。

2. 类主特征（分型依据，详见下述）

（1）寒湿痹阻：关节肌肉酸困重着疼痛，得温痛减，遇寒加重，晨僵或关节僵硬，活动不利，恶寒怕冷。舌体正常或胖，边有齿痕，舌质淡红，苔薄白或白滑或白腻，脉弦紧或沉紧。

（2）湿热阻络：关节肿胀疼痛重着，灼热拒按，屈伸不利，烦闷不安。舌体正常，舌质红，苔黄腻，脉濡数或滑数。

（3）气血两虚：关节肌肉隐痛，酸困无力，活动后加重，憋胀不适，或肢体麻木，筋惕肉瞤，头晕目眩，面色少华，乏力。舌体正常，舌质淡或瘀，舌苔薄白，脉沉细或沉缓或细弱。

（4）肝肾亏虚：肢体关节僵硬疼痛，膨大变形，屈伸不利，屈伸运动时疼痛加剧，夜间痛甚，肌肉萎缩，小腿转筋，伴腰膝酸软，周身畏寒肢冷，手足不温；或手足心热，潮热、盗汗。舌体瘦或胖大，边有齿痕，舌质淡红、紫暗或有瘀斑、瘀点，苔白腻或少苔、无苔、剥脱，脉沉细或细数。

四、辨证施治

（一）寒湿痹阻

主特征＋关节肌肉酸困重着疼痛，得温痛减，遇寒加重，晨僵或关节僵硬，活动不利，恶寒怕冷。舌体正常或胖，边有齿痕，舌质淡红，苔薄白或白滑或白腻，脉弦紧或沉紧。

1. 证候分析

脾肾阳虚，中焦气化不畅，寒湿内生，外感风寒湿，阻滞经络、经筋、关节。寒为阴邪，其性收引，湿为阴邪，其性黏滞，寒湿致病，易阻阳气，气血运行不畅，故见酸楚疼痛，恶寒怕冷。得热气血得以运行，故见得暖痛减。寒湿之邪伤阳，易遏阳气，故见晨僵。

2. 辨证

寒湿痹阻。

3. 治则

温中化湿，通经活络。

4. 治疗方法

（1）必然证

1）用药

姜附通痹合剂：30mL/次，3次/日，口服；1个月/疗程。

清热消肿止痛药酒或清热通痹合剂：15mL/次，3次/日，口服；1~3个月/疗程。

选服：

养血舒筋药酒：20~25mL/次，3次/日，口服；1~3个月/疗程。

千年通痹丸：6g/次，2次/日，口服；1~3个月/疗程。

补肾通督胶囊：0.9g/次，3次/日，口服；1~3个月/疗程。

鹿茸虫草胶囊：2粒/次，3次/日，口服；1~3个月/疗程。

2）体质疗法

必做：

穴位放血疗法（经络导引）：1~2次/周，4~6次/疗程。

背部火罐（腧疗养脏）：2次/周，4~6次/疗程。

蜡疗：1次/日；12~15次/疗程，可做1~2疗程。

选做：

募疗调息：1次/日；12~15次/疗程。

隔物灸神阙穴：1次/日；12~15次/疗程，可做1~2疗程。

中频脉冲电治疗：1次／日；12~15次／疗程，可做1~2疗程。

（2）或然证

1）颈、肩、臂酸痛，板滞僵硬，畏寒，甚则上肢手指麻胀，加乳没通络胶囊。3粒／次，3次／日，口服；1~3个月／疗程。

2）腰部冷痛僵硬，重着，腰部转侧不利，甚则牵掣下肢，加补肾通督胶囊。3粒／次，3次／日，口服；1~3个月／疗程。

3）如软骨损伤、"关节鼠"形成，可行关节镜手术治疗。

5. 辨证调护

（1）保持室内通风向阳、干燥清洁及适宜的温湿度，被褥经常晾晒，保持干燥，注意防寒保暖，避免汗出当风。

（2）宜食如薏苡仁、韭菜、羊肉、干姜等，忌食生冷。

（3）日常活动注意保护关节，指导患者进行关节运动或被动运动，可散步、游泳、骑自行车等，必要时佩戴护膝、腰围等。

（4）食疗康复

1）鲫鱼豆腐汤。

材料：鲫鱼250g，生姜500g。

制作：鲫鱼洗净油煎，加生姜，加水炖成乳白色浓汤，20分钟后放卤水豆腐250g，加佐料，10分钟后加牛奶250mL，最后加香菜、香油（依个人口味），一周3~4次。

2）河虾油煎，加少许盐吃。

3）猪排骨炖藕汤。

4）炒黄豆芽。

5）紫米粥。

材料：紫米50g，小米50g。

制作：紫米、小米洗净泡 1 小时，大火熬 30 分钟，小火炖至米粒软烂为止。

6）黑芝麻糊、核桃粉、豆浆。

7）醋泡黑豆，每天 7~15 粒。

（二）湿热阻络

主特征＋关节肿胀疼痛重着，灼热拒按，屈伸不利，烦闷不安。舌体正常，舌质红，苔黄腻，脉濡数或滑数。

1. 证候分析

脾肾不足，中焦气化不畅，湿热内郁，枢机不利，湿热阻于经脉、筋骨、关节，故见关节肿胀、疼痛、灼热，活动不利。湿邪为重，其性黏滞，其性属阴，故见重着。湿遏阳气，晨起阳气未盛，阴气乃盛，故见晨僵。

2. 辨证

湿热阻络。

3. 治则

清热除湿，通络止痛。

4. 治疗方法

（1）必然证

1）用药

清热消肿止痛药酒或清热通痹合剂：20mL/ 次，3 次 / 日，口服；1~3 个月 / 疗程。

通络止痛胶囊：4~5 粒 / 次，3 次 / 日，口服；1~3 个月 / 疗程。

消肿止痛合剂：20mL/ 次，3 次 / 日，口服；1 个月 / 疗程。

2）体质疗法

必做：

穴位放血疗法（经络导引）：1~2次/周；4~6次/疗程。

中医定向透药疗法：1次/日；12~15次/疗程，可做1~2疗程。

背部俞穴闪罐（俞疗养脏）：2次/周；4~6次/疗程。

选做：

其他推拿疗法（腹部）+手指点穴（募疗调息）：1次/日，40min/次；12~15次/疗程。

梅花针：1次/周，至关节疼痛消失。

火针：1次/周，至关节肿痛消失。

（2）或然证

1）膝关节半月板急性损伤或运动损伤关节，关节疼痛剧烈，活动受限，加活络止痛胶囊（3粒/次，3次/日，口服；1~3个月/疗程）、云南白药口服，护理以制动为主（多指急性损伤性关节炎），必要时可行关节镜手术治疗。

2）如湿热之象大去后，伴有关节冷痛、遇寒加重，活动不利，加鹿茸虫草胶囊(2粒/次，3次/日，口服；1~3个月/疗程)。

3）如湿热之象大去后，伴有关节酸软畏寒，身倦乏力，形寒肢冷，加补肾通痹壮骨丸（18g/次，2次/日，口服；1~3个月/疗程），补肾通督胶囊（3粒/次，3次/日，口服；1~3个月/疗程）。

5. 辨证调护

（1）卧床休息，保持床单清洁干燥，保持关节功能位，注意防风寒潮湿，切忌汗出当风。膝关节有变形者佩戴搭扣护膝，必要时助行器协助锻炼及行走。

（2）宜食清热利湿食物如丝瓜、冬瓜、赤小豆等，忌食辛辣、肥甘，多饮水。

（3）加强与患者沟通，了解心理状态，及时给予心理疏导。

（4）进行床上肌力练习为主（股四头肌），活动量以次日无明显疼痛为宜。

（5）食疗康复：薏米粥。

材料：薏苡仁 100g，生山药 90g，大枣 10 枚，莲子 10g，大米或小米 90g。

制作：薏苡仁、莲子（需先浸泡 8 小时）洗净后倒入锅中，加冷水适量，大火熬开；大火熬煮 15 分钟，改用小火熬至七成熟，加入山药、大枣温火熬粥。

用法：每日一次（300~500g），晨服，连服 15 日。

（三）气血两虚

主特征＋关节肌肉隐痛，酸困无力，活动后加重，憋胀不适，或肢体麻木，筋惕肉瞤，头晕目眩，面色少华，乏力。舌体正常，舌质淡或瘀，舌苔薄白，脉沉细或沉缓或细弱。

1. 证候分析

久病体弱，耗气伤血，中焦虚弱（脾虚生化无源）、下焦元气不足，筋骨关节肌肉失养。

2. 辨证

气血两虚。

3. 治则

益气养血，舒筋活络。

4. 治疗方法

（1）必然证

1）用药

养血舒筋药酒：20mL/次，3次/日，口服；2~3个月/疗程。

乳没通络胶囊：3粒/次，3次/日，口服；2~3个月/疗程。

选服：

参茸养血合剂：20mL/次，3次/日，口服；2~3个月/疗程。

鹿茸虫草胶囊：2粒/次，3次/日，口服；1~3个月/疗程。

补肾通督胶囊：0.9g/次，3次/日，口服；1~3个月/疗程。

2）体质疗法

必做：

背部俞穴闪罐（俞疗养脏）：2次/周；4~6次/疗程。

隔物灸法：1次/日；12~15次/疗程，可做1~6疗程。

选做：

其他推拿疗法（腹部）+手指点穴（募疗调息）：隔日1次；12~15次/疗程。

温针（九宫回阳+体穴）：1次/日；12~15次/疗程，可做1~2疗程。

其他推拿疗法（捏脊）：1次/日；12~15次/疗程。

蜡疗：1次/日；12~15次/疗程，可做1~2疗程。

中医定向透药疗法：1次/日；12~15次/疗程。

（2）或然证

以颈肩部疼痛、酸困，活动时头晕目眩，遇劳加重为主，加姜附通痹合剂（20mL/次，3次/日，口服；2~3个月/疗程），静脉滴注葛根素注射液、维脑路通注射液。椎动脉型颈椎病禁止颈部推拿。

5. 辨证调护

（1）保持室内通风向阳、干燥清洁及适宜的温湿度，注意防寒保暖，避免汗出当风。

（2）宜食补益气血的食物如桂圆、阿胶、红枣等，高蛋白饮食，多食含钙高的食物如牛奶等，防治骨质疏松。

（3）加强与患者沟通，了解心理状态，及时给予心理疏导，使患者保持心情舒畅。

（4）进行关节非负重锻炼，可循序渐进增加活动量，可散步、骑自行车、打太极、做侯氏养生操，忌跳舞、爬山等；必要时佩戴护具（护腰、护膝）或应用助行器等。

（5）食疗康复

①健脾益气汤

材料：黄芪 19g，茯苓 15g，赤小豆 20g（先浸泡 8 小时），枸杞子 10g，红枣 6 枚，莲子 10g，大米或小米 90g。

制作：中药洗净放入纱布袋里，浸泡半小时，锅中水适量，药包与大米或小米一起温火熬粥。

用法：弃药喝粥，每日一次，晨服，连服 15 日。

②益气养血粥

材料：黄芪 15g，当归 6g，党参 10g，茯苓 15g，赤小豆 20g，红枣 6 枚，大米或小米 90g。

制作、用法：同前。

③乌鸡汤

材料：黄芪 30g，麦冬 12g，枸杞子 12g，乌鸡一只，大枣 10 枚，生姜 30g。

制作：中药洗净，装入纱布袋里封口，浸泡半小时；乌鸡一只洗内脏，焯水备用；将中药袋装入鸡腹中，以牙签固定或其他方式封口；砂锅加水，漫过鸡即可，加30g生姜（纱布包好）；大火熬开改小火炖至鸡肉烂熟，去掉药包，根据个人口味调味。

用法：喝汤食肉，每日一次，可长期服用。

（四）肝肾亏虚

主特征＋肢体关节僵硬疼痛，膨大变形，屈伸不利，屈伸运动时疼痛加剧，夜间痛甚，肌肉萎缩，小腿转筋，伴腰膝酸软，周身畏寒肢冷，手足不温；或手足心热，潮热、盗汗。舌体瘦或胖大，边有齿痕，舌质淡红、紫暗或有瘀斑、瘀点，苔白腻或少苔、无苔、剥脱，脉沉细或细数。

1. 证候分析

下焦元气亏虚，肝血、肾精不足，骨空髓少。腰为肾之府，膝为筋之府，肝主筋，气血衰少，肝肾不足，关节筋脉失养，则出现腰膝酸软；肾主骨生髓，肾阴不足，骨骼失养，故见骨节疼痛；筋脉失养，可造成筋肉萎缩；邪气久留，阻碍关节，故见关节屈伸不利；肾阴不足，髓海空虚，则头晕耳鸣，健忘失眠；长期肝肾不足，则阳无以化生，出现肾阳不足，可见形寒肢冷，肾阴不足，可见五心烦热。

2. 辨证

肝肾亏虚。

3. 治则

补益肝肾，强筋壮骨。

4. 治疗方法

（1）必然证

1）用药

①阴虚证

补肾通痹壮骨丸：18g/次，2次/日，口服；3~6个月/疗程。

补肾通督胶囊：0.9g/次，3次/日，口服；3~6个月/疗程。

②阳虚证

补肾通督胶囊：3粒/次，3次/日，口服；3~6个月/疗程。

强筋壮骨合剂或益肾通痹丸：20mL/次，3次/日，口服；3~6个月/疗程。

千年通痹丸：6g/次，2次/日，口服；3~6个月/疗程。

选服：鹿茸虫草胶囊，2粒/次，3次/日，口服；1~3个月/疗程。

2）体质疗法

必做：

穴位放血（经络导引）：1次/周；2~4次/疗程。

背部火罐（腧疗养脏）：1次/周；4~6次/疗程。

灸神阙穴：1次/日；12~15次/疗程，可做1~7疗程。

选做：

蜡疗：1次/日；15次/疗程，可做1~2疗程。

中医定向透药疗法：1次/日；12~15次/疗程。

其他推拿疗法（腹部）+手指点穴（募疗调息）：隔日1次；12~15次/疗程。

或其他推拿疗法（四肢推拿）：1次/日；12~15次/疗程，可做1~2疗程；有骨折不做，如有陈旧性骨折，治疗时手法要轻。

温针（九宫回阳）：1次/日；12~15次/疗程，可做1~2疗程。

梅花针：1次/周；至关节疼痛消失。

火针：1次/周；至关节疼痛消失。

牵引或压沙袋：1次/日；1~2个月/疗程，力度要轻。

（2）或然证

1）腰骶部酸痛、僵硬，局部畏寒怕冷，尿多，加姜附通痹合剂（20~30mL/次，3次/日，口服；1~3个月/疗程），补肾通督胶囊（3粒/次，3次/日，口服；3~6个月/疗程）。

2）腰部酸痛，下肢憋胀，怕冷，劳则加重，间歇性跛行，加大补肾通督胶囊、强筋壮骨合剂用量，加参茸养血合剂（20mL/次，3次/日，口服；1~3个月/疗程）、督灸（1次/日，15次/疗程，可做1~2疗程）等。

3）以头颈疼痛，眩晕耳鸣，视物模糊，头痛绵绵，甚则眩晕欲仆，步履不正为主，加乳没通络胶囊（3粒/次，3次/日，口服；1~3个月/疗程）、姜附通痹合剂（同前），加大补肾通督胶囊用量，可加参茸养血合剂，大补阴丸，命门灸，命门蜡疗，大椎、至阳梅花针叩刺。忌颈部推拿治疗。

4）关节刺痛、掣痛，疼痛较剧，入夜尤甚，痛有定处，关节僵硬变形，经久不愈，舌体正常，舌质紫暗或有瘀点、瘀斑，苔白腻或黄腻，脉细涩。可加散结通痹药酒（15~20mL/次，3次/日，口服；3个月/疗程），活络止痛胶囊（3粒/次，3次/日，口服；3个月/疗程）。

5）关节变形及骨质破坏严重或经内科治疗无效，活动受限，严重影响日常生活时，可行关节置换术。

5. 辨证调护

（1）保持室内通风向阳、干燥清洁及适宜的温湿度，注意防寒保暖。

（2）宜食补益肝肾的食物如黑豆、黑芝麻、羊肉、韭菜等，多食含钙高的食物（牛奶）。

（3）合理锻炼，恢复肌力、关节灵活度，可散步、游泳等，避免爬山、登高、深蹲、上下楼梯等加重膝关节负重的运动，如关节变形严重，活动受限，可配合学步器锻炼。

（4）食疗康复

①鹿茸鸡

材料：人参 6g，鹿茸 3g，合欢皮 10g，砂仁 30g，肉豆蔻 30g，子鸡一只。

制作：中药洗净，装入纱布袋里封口，浸泡半小时；子鸡一只洗内脏，焯水备用；将中药袋装入鸡腹中，以牙签固定或其他方式封口；砂锅加水，漫过鸡即可，加半斤生姜（纱布包好），大火熬开改小火炖至鸡肉烂熟，去掉药包，根据个人口味调味。

用法：喝汤食肉，每日一次，可长期服用。

②鲫鱼豆腐汤

材料：鲫鱼 250g，姜片 250g，牛奶 250mL，豆腐 50g。

制作：鲫鱼洗净，去除鱼腥线。锅内加油少许，至七八成热时，将鲫鱼放入锅中煎至黄；锅中加水适量，大火熬开后放姜片，熬煮 5 分钟后改小火炖至鱼肉烂熟，取出姜片，加牛奶 250mL，豆腐 50g 熬开即可，适量调味。

用法：喝汤，每日一次（鲫鱼汤可供风湿病患者长期服用，尤其是对中老年妇女有补钙、缓解骨质疏松的功效）。

附表：

骨痹中医临床证候诊断评估表

姓名：　　性别：　　年龄：　　科室：　　病房：　　住院号：

寒湿痹阻	计分	积分
4分：关节肌肉冷痛重着		
3分：得温痛减，遇寒加重		
1分：痛有定处，昼轻夜重		
1分：舌质淡红，舌体胖，边有齿痕，舌苔白滑或白腻		
1分：脉弦紧或沉紧		
湿热阻络	计分	积分
5分：关节红肿热痛，重着		
2分：关节烦闷不安，发热（日晡潮热）		
1分：口渴不欲饮，溲黄		
1分：舌质红，舌苔白腻或黄腻		
1分：脉濡数或滑数		
气血两虚	计分	积分
4分：关节肌肉酸痛无力，活动后加重		
2分：少气乏力，面色少华		
2分：心悸，头晕目眩，肢体麻木，筋惕肉瞤，肌肉萎缩		
1分：舌质淡或瘀，舌苔薄白		

续表

1分：脉沉细或沉缓或细弱		
肝肾亏虚	计分	积分
4分：肢体关节烦疼或关节变形		
2分：腰膝酸软，昼轻夜重		
2分：畏寒喜暖，手足不温，自汗或头晕目眩，形体消瘦，五心烦热，潮热盗汗，咽干耳鸣		
1分：舌质红或紫暗或瘀斑、瘀点，舌体瘦或舌胖大，边有齿痕，舌苔少、无苔或剥脱苔		
1分：脉沉弦或细数		

评分标准：

1. 以符合骨关节炎诊断标准为前提。

2. 中医临床证候分型以总积分最高者为最终评定结果。

大偻（强直性脊柱炎）诊疗规范

一、概述

大偻类似于西医的"强直性脊柱炎"，是指症见腰骶、胯疼痛、僵直不舒，继而沿脊柱由下而上渐及胸椎、颈椎（少数可见由上而下者），或见脊柱生理弯曲消失、僵硬如柱、俯仰不能；或见腰弯背突；或见关节肿痛、屈伸不利等表现的一种疾病。

二、大偻的病因病机

先天肾精亏损，坎中之火虚衰，命门相火不足，寒毒之邪乘虚而入，痹阻督阳，继而相火引动君火，致令君主蒙昧不明。背部是人体阳气汇聚之地，督脉总督一身之阳气，阳气沿长强、尾闾下关、至阳、风府穴向上传导。如果阳气不足，外感湿热、湿毒之邪，又因跌仆损伤导致关节痹阻，经络、气血运行不畅，形成本病。疾病日久，气滞血瘀痰毒，阻滞于督脉、脊柱关节，形成本病之肾虚毒瘀，痰毒瘀结型。

三、诊断分型标准

1. 主特征（辨病依据）

腰骶、脊柱疼痛，晨僵，下肢关节肿痛，活动不利。

2. 类主特征（分型依据，详见下述）

（1）寒湿痹阻：背冷恶寒，膝、踝或足跟冷痛，得温痛减，酸楚重着，或见畏寒喜暖，手足不温。舌体胖大、舌苔薄白，脉沉弦或细迟，弦滑或紧。

（2）湿热痹阻：对称或不对称性膝或踝关节或足跟部疼痛、肿胀，酸楚重着，局部可有发热，伴有目赤肿痛，羞明流泪，大便干，小便溲赤。舌质红，舌苔黄厚而腻，脉滑数或弦滑数。

（3）肾虚督瘀：颈项活动不利或强直，驼背畸形（胸椎、腰椎），胸廓不张；畏寒喜暖，手足不温，面色㿠白，阳痿遗精，眩晕耳鸣，手足心热。舌质红或暗红或瘀滞，少苔或薄苔，脉沉细涩。

四、辨证施治

（一）寒湿痹阻

1. 证候分析

背冷恶寒，膝、踝或足跟冷痛，得温痛减，酸楚重着，或见畏寒喜暖，手足不温。舌体胖大、舌苔薄白，脉沉弦或细迟，弦滑或紧。

2. 辨证

寒湿痹阻。

3. 治则

温肾通督，利湿止痛。

4. 治疗方法

（1）必然证

1）用药

补肾通督胶囊：0.9g/次，3次/日，口服；3~6个月/疗程。

清热消肿止痛药酒：15mL/次，3次/日，口服；3~6个月/疗程。

选用：

消肿止痛合剂：20mL/次，3次/日，口服；3~6个月/疗程；或益气健脾散：3g/次，3次/日，口服；3~6个月/疗程。

千年通痹丸：6g/次，2次/日；3~6个月/疗程。

姜附通痹合剂：30mL/次，3次/日，口服；3~6个月/疗程。

2）体质疗法

必做：

背部俞穴闪罐（俞疗养脏）：2次/周；4~6次/疗程。

背部俞穴推拿：1次/2天；12~15次/疗程。

隔物灸法：1次/日；12~15次/疗程；或普通针刺、温针（九宫回阳）：1次/日，12~15次/疗程。

选做：

火针：腰骶部、华佗夹脊穴。

其他推拿疗法（腹部）+ 手指点穴（募疗调息）：1 次 / 日；12~15 次 / 疗程。

放血疗法（经络导引）：1~2 次 / 周；4~6 次 / 疗程。

中药塌渍治疗：1 次 / 日；12~15 次 / 疗程。

泥疗：1 次 / 日；12~15 次 / 疗程。

督灸：1 次 / 周；3~6 次 / 疗程。

蜡疗：1 次 / 日；12~15 次 / 疗程。

（2）或然证

1）伴肢体沉重：通络止痛胶囊，1.6g/ 次，3 次 / 日，口服；3~6 个月 / 疗程。

2）久服寒凉药物，伤及脾胃：益气健脾散或温胃汤加减。

5. 护理调摄

（1）居室环境宜温暖向阳，通风干燥，避免寒冷刺激。

（2）卧床时保持关节功能位，行关节屈伸运动，如平板支撑、引体向上等。

（3）多与患者沟通，了解其心理状态，及时给予心理疏导。

（4）给予高蛋白、高维生素、富含钙质铁质且易消化的食物，羊蝎子骨，忌食生冷、辛辣、油腻之品。可食用健脾利湿粥（炒薏苡仁 30g，生山药 20g，大枣 5 枚，莲子 5g，小米 30g，陈皮 12g，芡实 12g）。

（二）湿热痹阻

1. 证候分析

对称或不对称性膝或踝关节或足跟部疼痛、肿胀，酸楚重着，局部可有发热，伴有目赤肿痛，羞明流泪，大便干，小便溲赤。舌质红，舌苔黄厚而腻，脉滑数或弦滑数。

2. 辨证

肾虚督寒，湿热痹阻。

3. 治则

清热解毒，利湿消肿。

4. 治疗方法

（1）必然证

1）用药

清热消肿止痛药酒：15mL/次，3次/日，口服；3个月/疗程。

通络止痛胶囊：1.6g/次，3次/日，口服；3个月/疗程。

消肿止痛合剂：20mL/次，3次/日，口服；3个月/疗程。

选用：

补肾通督胶囊：0.9g/次，3次/日，口服；3个月/疗程。

2）体质疗法

必做：

放血疗法（经络导引）：1~2次/周；4~6次/疗程。

中医定向透药疗法：1次/日；12~15次/疗程。

选做：

其他推拿疗法（腹部）+手指点穴（募疗调息）：1次/日；12~15次/疗程。

背部俞穴闪罐（俞疗养脏）：2次/周；4~6次/疗程。

其他推拿疗法（腧油推）：1次/2天；12~15次/疗程。

（2）或然证

1）久服寒凉药物、伤及脾胃：益气健脾散，或二术和胃合剂，或姜附通痹合剂。

２）关节肿痛甚者，加大清热消肿止痛药酒用量、通络止痛胶囊用量，也可加生地黄、芦根、忍冬藤、木瓜、桑枝、海桐皮、片姜黄等。非药物治疗采用一日两次药物离子导入治疗，火针、梅花针，局部外敷消肿膏等。

３）毒热甚者，加黄连、黄柏、苦参、紫花地丁、蒲公英、忍冬藤、白花蛇舌草等加大清热解毒之力，但要注意固护阴液。

5. 护理调摄

（1）防寒保暖，注意阴雨天气、寒冷气候、潮湿环境、季节变化、生活不规律、过度疲劳等不良因素的影响。

（2）保持良好的体位和睡姿，一般睡硬板床，采用去枕平卧位，防止髋与膝关节的屈曲变形。

（3）注意挺直躯干，并保证胸廓活动范围。提倡水中运动，没条件开展水中运动的患者，可以练习爬行动作、靠墙站军姿等。

（4）加强防病知识教育，提高患者对疾病的认识。

（5）可食用羊蝎子骨，薏仁粥（炒薏苡仁 30g，山药 20g，粳米 30g）。

（三）肾虚督瘀

1. 证候分析

颈项活动不利或强直，驼背畸形（胸椎、腰椎），胸廓不张；畏寒喜暖、手足不温，面色㿠白，阳痿遗精；眩晕耳鸣，手足心热。舌质红或暗红或瘀滞，少苔或薄苔，脉沉细涩。

2. 辨证

肾虚毒瘀，痰毒瘀结。

3. 治则

补益肝肾，化瘀散结。

4. 治疗方法

（1）必然证

1）用药

补肾通督胶囊：1.5g/次，3次/日，口服；6个月/疗程。

强筋壮骨合剂：20mL/次，3次/日，口服；6个月/疗程。

散结通痹药酒：15mL/次，3次/日，口服；6个月/疗程。

选用：

千年通痹丸：6g/次，2次/日，口服；3~6个月/疗程。

活络止痛胶囊：1.2g/次，3次/日，口服；6个月/疗程。

或通络止痛胶囊：1.6g/次，3次/日，口服；6个月/疗程。

2）体质疗法

必做：

督灸（1次/周；3~6次/疗程）或蜡疗（1次/日；12~15次/疗程）或泥疗（1次/日；12~15次/疗程）。

隔物灸法：1次/日；12~15次/疗程。

其他推拿疗法（腧油推）：1次/2天；12~15次/疗程。

选做：

其他推拿疗法（腹部）+手指点穴（募疗调息）：1次/日；12~15次/疗程。

放血疗法（经络导引）：1~2次/周；4~6次/疗程。

背部俞穴闪罐（俞疗养脏）：2次/周；4~6次/疗程。

（2）或然证

1）伴股骨头坏死时，停服清热消肿止痛药酒，加大补肾通督胶囊用量，加用大黄䗪虫丸、通络止痛胶囊。定向透药疗法、火针、蜡疗相结合治疗，局部动脉穿刺注射治疗。

2）伴阳痿遗精，眩晕耳鸣，手足心热，服用补肾通痹壮骨丸，左归丸。

5. 护理调摄

（1）补肾壮督，防止房室过劳，使肾气盛，精足髓满，筋骨强壮。

（2）保持关节功能位，练习"侯氏八段锦"，活动量应循序渐进，适当休息，勿劳累，以免加重关节强直和肌肉萎缩。

（3）鼓励患者每日进行扩胸运动及深呼吸（如吹乐器），对生活不能自理者，给予翻身拍背，鼓励咳嗽。

（4）可食鹿茸鸡、牛羊骨髓、鹿茸虫草胶囊、羊肉粥（羊肉100g，牛膝10g，杜仲12g，当归12g，粳米30g，生姜3~5片）等补品。

腰痛痹（腰椎间盘突出症）诊疗规范

一、诊断

（一）疾病诊断

参照1994年国家中医药管理局发布的中华人民共和国中医药行业标准《中医病证诊断疗效标准》。

1. 多有腰部外伤、慢性劳损或寒湿史。大部分患者在发病前多有慢性腰痛史。

2. 常发于青壮年。

3. 腰痛向臀部及下肢放射，腹压增加（如咳嗽、喷嚏）时疼痛加重。

4. 脊柱侧弯，腰椎生理弧度消失，病变部位椎旁有压痛，并向下肢放射，腰活动受限。

5. 下肢受累神经支配区有感觉过敏或迟钝，病程长者可出现肌肉萎缩。直腿抬高或加强试验阳性，膝、跟腱反射减弱或消失，拇指背伸力可减弱。

6. X 线摄片检查：脊柱侧弯、腰生理前凸变浅，病变椎间盘可能变窄，相应边缘有骨赘增生。CT 或 MRI 检查可显示椎间盘突出的部位及程度。

（二）疾病分期

1. 急性期

腰腿痛剧烈，活动受限明显，不能站立、行走，肌肉痉挛。

2. 缓解期

腰腿疼痛缓解，活动好转，但仍有痹痛，不耐劳。

3. 康复期

腰腿病症状基本消失，但有腰腿乏力，不能长时站立、行走。

（三）证候诊断

1. 血瘀气滞证

近期腰部有外伤史，腰腿痛剧烈，伴向下肢放射痛，痛有定处，刺痛，腰部僵硬，俯仰不便，痛处拒按，或咳嗽、喷嚏、大笑、用力排便时腰痛症状加重，舌质暗紫，或有瘀斑，舌苔薄白或薄黄，脉沉涩或脉弦。

查体：脊柱侧弯，腰 4~5 间有明显压痛点，向下肢放射。

2. 寒湿痹阻证

天气变凉、湿潮加重病情。腰腿部冷痛重着，转侧不利，肢冷无力，痛有定处，虽静卧亦不减或反而加重，日轻夜重，伴有下肢麻木重着，遇寒加重，得热则减，舌质胖淡，苔白腻，脉弦紧、弦缓或沉紧。

查体：脊柱侧弯、椎旁压痛或放射痛。

3. 肝肾亏虚证

腰腿痛缠绵日久，反复发作，乏力、不耐劳，劳则加重，卧则减轻；腰腿疼痛绵绵酸软，肢冷麻木或酸软无力，久治不愈，喜按喜揉，遇劳尤甚，侧卧时症状减轻，有时腿部发麻。

包括肝肾阴虚及肝肾阳虚证。肝肾阴虚证症见：心烦失眠，口苦咽干，面色潮红，手足心热。舌红少津，脉弦细而数。肝肾阳虚证症见：四肢不温，面色㿠白，形寒畏冷，筋脉拘挛，舌质淡，苔薄润，脉沉弱。

二、治疗方案

（一）手法治疗

1. 松解手法

松解手法包括点法、压法、摇法、㨰法、推法、掌揉法、拍法、弹拨法等放松肌肉类手法，适用于急性期或者整复手法之前的准备手法。松解类手法要求：均匀、持久、有力、柔和、深透，要做到"柔中有刚、刚中有柔"。

2. 整复类手法

整复类手法包括俯卧拔伸法、斜扳腰椎法、牵引按压法、腰椎旋转扳法等，适用于缓解期及康复期。根据患者具体情况及耐受性，以及医师的治疗体会可单项或者多项组合各类整复手法。急性期根据医师的经验以及患者的具体情况慎重选择整复类手法。

（1）俯卧拔伸法：术者一手按压患者腰部，另一手托住患者两腿或者单腿，使其下肢尽量后伸。两手相对用力，有时可听到一声弹响。可做 1~2 次。

（2）斜扳腰椎法：患者健侧侧卧，患侧在上，患侧的下肢屈曲，健侧下肢伸直。术者站立其面前，肘部弯曲，用一肘部前臂上端搭在患侧肩前方向向外推动，另一肘部上臂下端搭在臀部向内扳动，调整患者肩部及臀部的位置，使患者腰椎逐渐旋转，扭转中心正好落在病变腰椎节段上。当将脊柱扭转致弹性限制位时，术者可感受到抵抗，适时做一突发有控制的扳动，扩大扭转幅度 3°~5°，可听到"咔嗒"声响，一般表示复位成功。注意切不可使用暴力，扳动要"轻巧、短促、随发随收"，关节弹响虽常标志手法复位成功，但不可追求弹响。

（3）牵引按压法：患者俯卧，一助手于床头抱住患者肩部，另一助手拉患者两踝，对抗牵引数分钟。术者用拇指或掌根按压痛点部位。按压时结合两助手牵引力，增加按压的力量。

（4）腰椎旋转扳法：患者坐位，腰部放松。以右侧为患侧为例：助手固定患者左侧下肢及骨盆，术者坐于右后侧，左手拇指抵住需扳动的棘突右侧方，右手从患者右侧腋下穿过，向上从项后按压住患者左侧肩部，令患者主动缓慢弯腰至最大限度后，再向右侧旋转至一定限度时，术者左手拇指从右向左顶推棘突，右手扳肩右旋，而右肘同时上抬。上述三个动作同时协调进行，使腰部旋转到最大幅度，常可感到左手拇指下棘突滑动感或听到腰部发出"咔嗒"声响。

3. 其他特色手法治疗

可根据各自的治疗体会使用一些相关手法，如麻醉下大推拿等。

4. 手法治疗注意事项

有下列情形之一的，忌用或慎用手法：

（1）影像学示巨大型、游离型腰椎间盘突出症，或病情较重，神经有明显受损者，慎用手法治疗。

（2）体质较弱，或者孕妇等。

（3）患有严重心脏病、高血压、肝肾等疾病患者。

（4）体表皮肤破损、溃烂或皮肤病患者；有出血倾向的血液病患者。

（二）辨证用药

1. 辨证选择口服中药汤剂或中成药

（1）血瘀气滞证

1）用药（行气活血，祛瘀止痛）

①活络止痛胶囊：1.6g/次，口服，3次/日；1~3个月/疗程。

②补肾通督胶囊：0.9g/次，口服，3次/日；1~3个月/疗程。

选服：强筋壮骨合剂，20mL/次，口服，3次/日；1~3个月/疗程。

2）体质疗法

必做：

穴位放血疗法（经络导引或委中穴放血）：1~2次/周；4~6次/疗程。

普通针刺：1次/日；12~15次/疗程。

选做：

其他推拿疗法（腹部）＋手指点穴（募疗调息）：1次/日；12~15次/疗程。

隔物灸法：1次/日；12~15次/疗程。

中频脉冲电治疗：1~2次/日；12~15日/疗程。

腰部蜡疗或泥灸：1次/日；12~15次/疗程。

（2）寒湿痹阻证

1）用药（温经散寒，祛湿通络）

姜附通痹合剂：20mL/次，口服，3次/日；1~3个月/疗程。

补肾通督胶囊：0.9g/次，口服，3次/日；1~3个月/疗程。

养血舒筋药酒：20mL/次，口服，3次/日；1~3个月/疗程。

2）体质疗法

必做：

普通针刺加灸疗（针灸或腹针）：1次/日；12~15次/疗程。

隔物灸法（脐疗）：1次/日；12~15次/疗程。

选做：

其他推拿疗法（腹部）＋手指点穴（募疗调息）：1次/日；12~15次/疗程。

蜡疗：1次/日；12~15次/疗程。

其他推拿疗法（腧油推）：1次/2日；12~15次/疗程。

中频脉冲电治疗：1~2 次 / 日；12~15 日 / 疗程。

腰部蜡疗或泥疗：1 次 / 日；12~15 次 / 疗程。

温针（九宫回阳）：1 次 / 日；12~15 次 / 疗程。

（3）肝肾亏虚证

1）用药（补益肝肾，通络止痛）

补肾通督胶囊：0.9g/ 次，口服，3 次 / 日；1~3 个月 / 疗程。

阳虚者：加强筋壮骨合剂，20mL/ 次，口服，3 次 / 日；1~3 个月 / 疗程。或益肾通痹丸，18g/ 次，口服，3 次 / 日；1~3 个月 / 疗程。

阴虚者：加补肾通痹壮骨丸，18g/ 次，口服，2 次 / 日；1~3 个月 / 疗程。

2）体质疗法

必做：

普通针刺：1 次 / 日；12~15 次 / 疗程。

隔物灸法：1 次 / 日；12~15 次 / 疗程。

选做：

穴位放血疗法（经络导引或委中点刺放血）：1~2 次 / 周；4~6 次 / 疗程。

其他推拿疗法（腹部）+ 手指点穴（募疗调息）：1 次 / 日；12~15 次 / 疗程。

中频脉冲电治疗或中医定向透药疗法：1~2 次 / 日；12~15 日 / 疗程。

腰部蜡疗、中药塌渍治疗或泥疗：1 次 / 日；12~15 次 / 疗程。

温针（九宫回阳）：1 次 / 日；12~15 次 / 疗程。

其他推拿疗法（腧油推）：1 次 / 日；12~15 次 / 疗程。

2. 中药辨证外治

（1）中药离子导入：根据不同的辨证分型，将煎煮好的中药汤剂，用离子导入的方式，深透入腰部。每日一次，每次15~20分钟。

（2）中药贴敷：急性期用定痛膏及其他活血止痛类膏药；缓解期及康复期用狗皮膏及其他温经通络的膏药。每日一贴。

（3）中药熏洗：根据不同的辨证分型，将煎煮好的中药汤剂，先以热气熏蒸患处，待水温适度时再用药水浸洗患处。每日一次，每次15~20分钟。

（三）牵引疗法

1. 电动牵引

采取间断或持续的电动骨盆牵引，牵引力为体重的1/5~1/4，每天一次，每次10~20分钟，适用于非急性期患者。急性期慎用牵引。

2. 其他牵引

三维多功能牵引床牵引等。

（四）针灸疗法

1. 主要穴位采用腰椎夹脊穴、膀胱经穴和下肢坐骨神经沿线穴位，可辅助脉冲电治疗。急性期每日针1次，以泻法为主；缓解期及康复期可隔日1次，以补法泻法相互结合，配合患者辨证取穴。

2. 腹针及平衡针治疗，根据急性期、缓解期、康复期辨证取穴。

3.灸法：直接灸、艾条灸、温针灸、雷火灸等。

（五）物理治疗

蜡疗、激光、红外线照射、电磁疗法等，可根据患者情况每日予以单项或者多项选择性治疗。

（六）运动疗法

运动疗法可明显增强患者腰腹肌肌力和腰部协调性，增加腰椎的稳定性，有利于维持各种治疗的疗效。急性期过后，即开始腰背肌运动疗法，主要有以下几种：

1.游泳疗法

可每日游泳 20~30 分钟，注意保暖，一般在夏季执行。

2.仰卧架桥

仰卧位，双手叉腰，双膝屈曲致 90°，双足掌平放床上，挺起躯干，以头后枕部及双肘支撑上半身，双足支撑下半身，呈半拱桥形，当挺起躯干架桥时，双膝稍向两侧分开。每日两次，每次重复 10~20 次。

3."飞燕式"

患者俯卧。依次做以下动作；①两腿交替向后做过伸动作；②两腿同时做过伸动作；③两腿不动，上身躯体向后背伸；④上身与两腿同时背伸；⑤还原。每个动作重复 10~20 次。

（七）其他治疗

在急性期根据疼痛程度，选择性使用脱水、止痛、消除神经根炎症药物（如甘露醇、西乐葆、双氯芬酸钠、地塞米松、甲强龙等）等对症治疗。

（八）手术治疗

如游离型脱出或者巨大型椎间盘突出，髓核压迫神经根明显，并出现下肢肌力下降、感觉减退，严重影响生活工作，且保守治疗无效者，根据具体手术适应证选择适宜的手术治疗。

（九）护理

1. 急性期的护理

急性期的病人因疼痛较剧烈，常需住院治疗。

（1）告知患者急性期应以卧床休息为主，减轻腰椎负担，避免久坐、弯腰等动作。

（2）配合医生做好各种治疗后，向病人讲解各种治疗的注意事项：

1）腰椎牵引后患者宜平卧20分钟再翻身活动。

2）药物宜饭后半小时服用，以减少胃肠道刺激。

（3）注意保暖，防止受凉，受凉是腰椎间盘突出症的重要诱因，可给予腰部热敷和频谱仪照射。

（4）做好心理护理，介绍相关知识，讲解情绪对疾病的影响，使患者保持愉快的心情，建立战胜腰痛病的信心。

2. 缓解期及康复期的护理

（1）指导患者掌握正确的下床方法：病人宜先滚向床的一侧，抬高床头，将腿放于床的一侧，用胳膊支撑自己起来，在站起前坐在床的一侧，把脚放在地上。按相反的顺序回到床上。

（2）减轻腰部负荷，避免过度劳累，尽量不要弯腰提重物，如需捡拾地上的物品宜双腿下蹲腰部挺直，动作要缓。

（3）加强腰背肌功能锻炼，要注意持之以恒。

（4）建立良好的生活方式，生活有规律，多卧床休息，注意保暖。

（5）病人应树立战胜疾病的决心。腰椎间盘突出症病程长，恢复慢，病人应保持愉快的心情，用积极乐观的人生态度对待疾病。

三、疗效评价

（一）评价标准

参照 JOA 腰腿痛评分系统进行疗效评价。

治疗改善率＝［（治疗后评分－治疗前评分）÷（满分 29－治疗前评分）］×100%。

临床控制：改善率≥75%；腰腿痛及相关症状消失，直腿抬高试验阴性，恢复正常工作。

显效：腰腿痛及相关症状基本消失，直腿抬高试验阴性，基本恢复正常工作；改善率≥50 且＜75%。

有效：腰腿痛及相关症状减轻，直腿抬高试验可疑阳性，部分恢复工作，但停药后有复发；改善率≥25 且＜50%。

无效：腰腿痛及相关症状体征无改善，直腿抬高试验阳性，或者加重，改善率＜25%。

（二）评价方法

评分项目		评分	结果
下腰痛			
1	无	3	
2	偶尔轻度疼痛	2	
3	经常轻度或偶尔严重的疼痛	1	
4	经常或者持续严重的疼痛	0	
腿部的疼痛和（或）麻木感			
1	无	3	
2	偶尔轻度疼痛	2	
3	经常轻度或偶尔严重的疼痛	1	
4	经常或者持续严重的疼痛	0	
步态			
1	正常	3	
2	尽管出现疼痛、麻木或者无力，仍能行走超过 500 米	2	
3	由于出现疼痛、麻木或者无力，不能行走超过 500 米	1	
4	由于出现疼痛、麻木或者无力，不能行走超过 100 米	0	
直腿抬高试验			
1	阴性	2	
2	30°~70°	1	
3	小于 30°	0	

	感觉障碍			
1	无	2		
2	轻度障碍（非主观）	1		
3	明显障碍	0		

	运动障碍			
1	正常（肌力5级）	2		
2	轻度力弱（肌力4级）	1		
3	明显力弱（肌力0~3级）	0		

	膀胱功能			
1	正常	0		
2	轻度排尿困难	−3		
3	严重排尿困难（尿失禁或者尿潴留）	−6		

	项目	严重受限	中等受限	无受限	
1	卧床翻身	0	1	2	
2	站立	0	1	2	
3	洗澡	0	1	2	
4	弯腰	0	1	2	
5	坐（约1小时）	0	1	2	
6	举或拿物	0	1	2	
7	行走	0	1	2	
	总分				

痛风（痛风性关节炎）诊疗规范

一、概述

痛风是一组嘌呤代谢紊乱所致的慢性疾病，其主要临床特点是体内尿酸产生过多或肾脏排泄尿酸过少，引起血中尿酸升高，形成高尿酸血症以及反复发作的痛风性关节炎。

二、病因病机

从病因来看，受寒受湿虽是诱因之一，但不是主因，湿浊瘀滞内阻才是其主要病机，且此湿浊之邪，不受之于外，而生之于内。

中医认为中焦是胃脘命门所在地，胃、肠、胆、小肠、大肠、三焦皆为阳腑，生理功能是传化物而不藏。中焦气化功能下降，不能在有效的时间气化物质，湿浊阴霾之邪内生，瘀堵

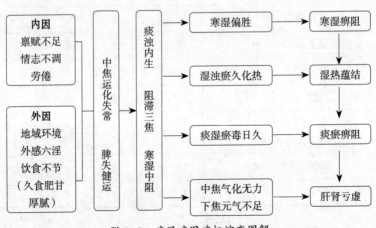

附 2-3　痛风病因病机演变图解

阳位，致机体气血经络逐渐紊乱，气机逆乱，最后致脏器受损。

凡此皆由浊瘀内阻，实非风邪作祟。

三、诊断分型标准

1. 主特征（辨病依据）

尿酸增高、发作性单关节或多关节疼痛和（或）肿胀。

2. 类主特征（分型依据，详见下述）

（1）寒湿痹阻证：关节肿胀不甚，局部不热，痛有定处，或关节活动不利；舌苔薄白或白腻，脉弦或濡缓。

（2）湿热蕴结证：发病急骤，关节皮色发红或焮红，触之灼热，痛不可触，关节活动不利，多兼有发热、口渴或渴不欲饮、烦闷不安或汗出，小便短黄；舌红苔黄，或黄腻，脉弦滑数。

（3）痰瘀痹阻证：病情反复发作，日久不愈，关节肿胀，皮色紫暗，伴刺痛，固定不移，痛风石形成；舌质紫暗或有瘀斑，舌苔白或黄腻，脉弦涩。

（4）肝肾亏虚证：关节畸形，甚至强直，或伴神疲乏力，面色㿠白、大便溏泻，腰膝酸软，周身畏寒肢冷，手足不温，舌体胖大，边有齿痕，舌质淡红、或有瘀斑、瘀点，苔白腻，脉沉弦；或伴手足心热，潮热、盗汗，舌体瘦，舌质红、暗紫或有瘀斑、瘀点，少苔、无苔，脉细数。

四、辨证施治

（一）寒湿痹阻

1. 证候分析

本证多因正气不足，中焦气化失职，内生寒湿。寒为阴邪，其性凝滞，血气受寒，则凝而留聚，经脉不通，故见关节疼痛，肿胀不甚，局部不热。寒性凝滞，故痛有定处；寒主收引，故见关节屈伸不利；寒湿痹阻，气血经络不通，故见肌肤麻木不仁。舌苔薄白或白腻，脉弦或濡缓，所见均为寒湿痹阻之征象。

2. 治法

温中散寒，活血行痹。

（1）必然证

1）姜附通痹合剂：30~50mL/ 次，3 次 / 日，口服；3 个月 / 疗程。

2）痛风合剂：30mL/ 次，3 次 / 日，口服；1 个月 / 疗程。痛甚夜间加服一次。

选服：通络止痛胶囊，2.0g/ 次，3 次 / 日，口服；1 个月之后辨证调整用药。

（2）或然证

疼痛较重时，去补肾通督胶囊，加清热通痹合剂。

腹胀、便秘，伴舌苔厚腻时，加二术和胃合剂（偏胃阴不足）或益气健脾散（偏脾不运化）。

3. 体质疗法

必做：

（1）背部俞穴闪罐（俞疗养脏）：2 次 / 周；4~6 次 / 疗程。

（2）其他推拿疗法（腹部）+ 手指点穴（募疗调息）：1 次 / 日；12~15 次 / 疗程。

选做：

（1）穴位放血疗法（经络导引）：1~2 次 / 周；4~6 次 / 疗程。

（2）温针（九宫回阳）：1次/日；12~15次/疗程。

（3）隔物灸法：1次/日；12~15次/疗程。

（4）火针：2次/周；8次/疗程。

（5）红花注射液、碳酸氢钠、清热痛痹合剂，中医定向透药疗法：1次/日，至症状消失。

4. 辨证施护

患者健康教育。

低嘌呤饮食。

高体重患者控制热量摄入，避免暴饮暴食。

饮温开水大于2000mL，或苏打水。

疼痛缓解后可适当锻炼。

食疗方：健脾利湿粥。

（二）湿热蕴结

1. 证候分析

素体阳气偏盛，内生痰浊郁久化热，蕴结体内，流注关节经络，故见局部关节红肿热痛；湿为阴邪，湿性重着黏滞，故见关节重着；热为阳邪，阳盛则热，故关节触之灼热；热入气分多兼有发热；湿热交阻于内，故见口渴或渴不欲饮；湿热之邪阻滞气机，清阳不升，故见头痛；热邪迫津外出，故见汗出；热邪伤津，故见小便短黄。舌红苔黄，或黄腻，脉弦滑数，均为湿热蕴结之征象。

2. 治法

清热利湿，通络止痛。

（1）必然证

1）痛风合剂：30mL/次，3次/日，口服；1个月/疗程。痛甚夜间加服一次。

2）清热通痹合剂：20mL/次，3次/日，口服；6个月以上/疗程。

3）通络止痛胶囊：2.0g/次，3次/日，口服；1个月之后辨证调整用药。

（2）或然证

湿热大去，加用姜附通痹合剂：30mL/次，3次/日，口服；3个月/疗程。

3. 体质疗法

必做：

（1）碳酸氢钠、清热痛痹合剂，中医定向透药疗法（药物离子导入治疗）：1次/日，至症状消失。

（2）背部火罐（腧疗养脏）：2次/周；8次/疗程。

选做：

（1）梅花针治疗（临床观察）。

（2）火针治疗（临床观察）。

（3）穴位放血疗法（经络导引）：1~2次/周；8次/疗程。

4. 辨证施护

患者健康教育。

保持室内空气新鲜，病室清洁、卫生及适宜温度。

急性期卧床休息，抬高患肢并制动，休息至关节肿痛缓解。

严格低嘌呤饮食，避免暴饮暴食。

禁烟酒、辛辣刺激性食物。

每日饮温开水大于2000mL，或苏打水。

侯氏食疗方：健脾利湿粥。

避免劳累，保持心情舒畅。

（三）痰瘀痹阻

1. 证候分析

痹病日久，痰瘀胶着于关节，痹阻经络气血，不通则痛，故见关节疼痛反复发作，日久不愈。血瘀停滞，脉道痹阻，阻碍气机运行，故疼痛剧烈如针刺，部位固定不移；痰瘀互结，为有形之邪，阻滞经脉，留于关节，则见关节肿大，留着皮下，则见皮下结节或皮色紫暗。舌质紫暗或有瘀斑，舌苔白或黄腻，脉弦涩，所见均为痰瘀痹阻之征象。

2. 治法

化痰散结，祛瘀通络。

（1）必然证

1）补肾通督胶囊：0.9g/次，3次/日，口服。

2）姜附通痹合剂：20~50mL/次，3次/日，口服；3个月/疗程。

3）通络止痛胶囊：1.6g/次，3次/日，口服；1个月之后辨证调整用药。

选服：

1）活络止痛胶囊：1.2g/次，3次/日，口服；3个月/疗程。

2）痛风合剂：20~50mL/次，3次/日，口服；3个月/疗程。

（2）或然证

1）痰瘀痹阻偏湿热，通络止痛胶囊加量：2.0g/次，3次/

日，口服。

2）痛风石明显，补肾通督胶囊加量：1.2g/次，3次/日，口服。

3.体质疗法

必做：

（1）穴位放血疗法（经络导引）：1~2次/周；4~6次/疗程。

（2）其他推拿疗法（腹部）+手指点穴（募疗调息）：1次/日；12~15次/疗程。

选做：

（1）背部俞穴闪罐（俞疗养脏）：2次/周；8次/疗程。

（2）温针（九宫回阳）：1次/日；15次/疗程。

（3）隔物灸法：1次/口；15次/疗程。

（4）火针：对症处理，1次/周，至症状消失。

（5）碳酸氢钠、清热痛痹合剂，中医定向透药疗法：1次/日，至症状消失。

4.辨证施护

患者健康教育。

有痛风石及皮肤破溃时，指导患者穿柔软衣物及鞋袜，避免摩擦刺激痛风石包块，以防破溃感染。

指导患者注意皮肤清洁及完整，注意破溃皮肤局部消毒，预防感染。

低嘌呤饮食。

禁烟酒。

每日饮温开水大于2000mL，或苏打水。

（四）肝肾亏虚

1. 证候分析

久病体虚，中焦运化无力，下焦元气不足，痰瘀内生，阻滞三焦，闭阻筋脉，故有关节疼痛；血瘀筋脉，新血不生，经脉失养，则可见关节畸形。

（1）肾阳不足，故见腰膝酸软，周身畏寒肢冷，手足不温，大便溏泻，舌体胖大，边有齿痕，舌质淡红，或有瘀斑、瘀点，苔白腻，脉沉弦。

（2）肾阴不足，故见手足心热，潮热，盗汗，舌体瘦，舌质红、暗紫，或有瘀斑、瘀点，少苔、无苔，脉细数。

以上所见，均为肝肾两虚之征。

2. 治法

补益肝肾，化痰通络。

（1）必然证

1）补肾通督胶囊：0.9g/次，3次/日，口服；3个月/疗程。

2）痛风合剂：30mL/次，3次/日，口服；1个月/疗程。痛甚夜间加服一次。

3）姜附通痹合剂或温胃汤加减：30mL/次，3次/日，口服；3个月/疗程。

（2）或然证

1）见手足心热，潮热、盗汗等阴虚证候时，去姜附通痹合剂，加补肾通痹壮骨丸。

2）见周身畏寒肢冷，手足不温等阳虚证候时，去痛风合剂，加益肾通痹丸。

3）金钱草、赶黄草、白茅根、车前草泡水饮，鸡内金研细末冲服。

3.体质疗法

必做：

（1）募疗调息：1次/日；12~15次/疗程。手法轻。

（2）隔姜灸神阙穴：1次/日；12~15次/疗程。

选做：

（1）穴位放血疗法（经络导引）：1~2次/周；4~6次/疗程。

（2）温针（九宫回阳）：1次/日；12~15次/疗程。

（3）背部俞穴闪罐（俞疗养脏）：2次/周；8次/疗程。

（4）蜡疗：1次/日；12~15次/疗程。

（5）火针：对症处理，1次/周，至症状消失。

（6）碳酸氢钠、清热痛痹合剂，中医定向透药疗法（药物离子导入治疗）：1次/日，至症状消失。

4.辨证施护

生活规律，按时起居，注意劳逸结合。

保持心情舒畅，情志平稳。

低嘌呤饮食。

禁烟酒。

每日饮温开水大于2000mL，或苏打水。

五、痛风饮食指导

1.饮食控制原则

（1）低嘌呤或无嘌呤饮食，可使血尿酸生成减少。实验表明采用无嘌呤饮食7天后血尿酸可下降60~72μmol/L，尿液中尿酸排出量减少 1/4。

（2）低热量摄入以消除超重或肥胖。

（3）低盐饮食。

（4）大量饮水，每日尿量应达到 2000mL 以上，有利于尿酸排泄，防止尿酸在关节、肾脏等组织内沉积。

（5）少吃发酵食物。

2. 食物中嘌呤的含量规律

内脏＞肉、鱼＞豆类、坚果＞叶菜＞谷类＞淀粉类、水果。

3. 食物中嘌呤含量（每 100g）

（1）嘌呤含量少或不含嘌呤的食物：精白米、精白面包、馒头、面条、通心粉、苏打饼干、玉米、卷心菜、胡萝卜、芹菜、黄瓜、茄子、甘蓝、莴苣、南瓜、西葫芦、西红柿、萝卜、山芋、土豆、各种牛奶、奶酪、酸奶、各种蛋类、各种水果及干果类、各种饮料（包括汽水、茶、咖啡等）、可可、巧克力、各种油脂、果酱、泡菜、咸菜等。

（2）嘌呤含量 50~75mg：蘑菇等菌菇类、花菜、芦笋、菠菜、豌豆、四季豆、青豆、菜豆、麦片、鸡肉、羊肉、白鱼、花生、花生酱、豆类及制品。

（3）嘌呤含量 75~150mg：鲤鱼、带鱼、鳕鱼、鳝鱼、大比目鱼、鲈鱼、梭鱼、鲭鱼、鳗鱼、贝壳类水产、熏火腿、猪肉、牛肉、鸭、鹅、鸽子、鹌鹑、扁豆、干豆类（黄豆、蚕豆等）。

（4）嘌呤含量 150~1000mg：肝脏、肾脏、胰脏、脑、沙丁鱼、凤尾鱼、鱼子、虾类、蟹黄、酵母、火锅汤、鸡汤、肉汤、肉馅。

4. 酒精、碳水化合物、蛋白质、蔬菜、水果、钠盐与痛风关系

（1）血清尿酸值与饮酒量呈高度正相关，饮酒是血清尿酸值升高的重要原因之一；乙醇代谢产生的乳酸，可抑制肾脏对尿酸的排泄；酒精饮料中含有嘌呤，在体内代谢生成尿酸等；嘌呤含量依酒精饮料种类不同而各异，一般规律为，陈年黄酒＞啤酒＞普通黄酒＞白酒。

（2）碳水化合物为痛风病人热能的主要来源，热量不足导致脂肪分解动员，产生酮体等酸性代谢产物，抑制尿酸排泄，诱发痛风发作。

（3）蛋白质的摄入应以植物蛋白为主，有肾脏病变者应采用低蛋白饮食。动物蛋白可选用不含核蛋白的牛奶、奶酪、脱脂奶粉、蛋类的蛋白部分。

（4）蔬菜水果多属碱性食物，可以增加体内碱储量，使体液 pH 值升高，防止尿酸结晶形成并促使其溶解，增加尿酸的排出量，防止形成结石并使已形成的结石溶解；蔬菜水果多富含钾元素，而钾可以促进肾脏排出尿酸，减少尿酸盐沉积。新鲜蔬菜和水果的摄入与高尿酸血症呈显著负相关，是高尿酸血症的保护因素。

（5）钠盐有促使尿酸沉淀的作用，痛风多并有高血压病、冠心病及肾脏病变等，所以痛风者应限制每日钠盐摄入。

燥痹（干燥综合征）诊疗规范

一、概述

干燥综合征是以口、眼干燥为常见表现的一种全身性自身免疫性疾病。分为原发性及继发性两种，原发性干燥综合征是指不伴其他结缔组织疾病者。干燥综合征是一种以侵犯泪腺、唾液腺等外分泌腺体为主的慢性自身免疫性疾病，又称为自身免疫性外分泌腺体病。

本病主要表现为干燥性角膜结膜炎、口腔干燥症或伴发类风湿关节炎等其他风湿性疾病，它可累及其他系统如呼吸系统、消化系统、泌尿系统、血液系统、神经系统以及肌肉、关节等造成多系统、多器官受损。中医认为本病多因脏腑津亏，燥热偏盛所致，称之为"燥毒""脏燥"症或"燥病"。若以关节液表现为突出者，按照"痹证""历节病"进行辨证论治。

侯丽萍风湿三焦气化学术思想认为，风湿免疫性疾病皆属于三焦学术里的"君火上炎，心主神明失常，君火越位，相火妄动，包络命门、胃脘命门之火妄动，津液输布无常，故津枯液燥"的总纲。

二、燥痹的病因病机

中医认为本病的病因为先天禀赋不足，阴精亏虚，或素体阴虚，津亏阳盛，燥盛不已，日久燥邪蕴结为毒，煎灼津液；五脏六腑失其滋润，而发为燥毒症。后天劳倦，久病失养，若复感风寒湿热邪，阳热亢盛，津液耗伤，清窍失于濡养，日久瘀血痹阻经络，累及皮肤、筋骨，攻注骨节，深入脏腑，则发为燥痹。

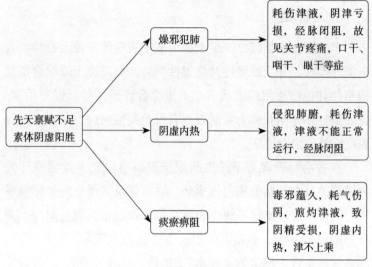

附 2-4　燥痹病因病机演变图解

三、诊断分型标准

1. 主特征（辨病依据）

口干，眼干涩，鼻干，牙齿片状脱落，关节疼痛。

2. 类主特征（分型依据，详见下述）

（1）燥热犯肺，络脉瘀阻：腮腺肿大（单侧或双侧），发热（低热或高热），咳嗽，口干不欲饮，周身困重，四肢倦怠，舌淡，苔白或少津，脉沉细。

（2）气阴两虚，津亏血瘀：腮部胀痛，头昏且痛，少气懒言，动则气短，干咳无痰，形弱瘦削，口干喜饮，五心烦热，颧红盗汗，男子遗精，女子月经不调，舌红少苔，或光剥少津，或镜面舌，脉细数。

（3）肝肾阴虚，痰瘀痹阻：颈部颌下可见串珠状瘰疬，推之不移，牙齿块状脱落，胁痛，水肿（肝肾功能损害），耳鸣耳聋，食流质食物或半流质食物，或便秘，或腹泻，女子外阴干涩、瘙痒，肺痿常伴干咳、少痰或有泡沫，心悸气短，舌质红绛有裂纹，舌体瘦，无苔或剥脱苔，脉沉细数。

四、辨证施治

（一）燥热犯肺，络脉瘀阻

口咽干燥，咽痛，双目轻度红肿，干痒；腮腺肿大（单侧或双侧），发热，体重减轻；关节可见红肿疼痛，多见于小关节；可伴有口干不欲饮，周身困重，四肢倦怠。舌淡，苔白或少津，脉沉细。

1. 病机

燥邪犯肺，耗伤津液，阴津亏损，经脉痹阻。

2. 证候分析

外感燥热之邪，侵犯肺腑，伤及肺之阴津；肺失宣发敷布，故见口咽干燥，咽痛，双目轻度红肿、干痒痛；热毒内蕴，可见腮部反复肿胀；燥邪伤及肺卫，故见身体恶风，甚则高热时作；邪客于关节、经络，故见关节红肿疼痛；舌脉所见，为燥热犯肺，络脉瘀阻之证。

3. 治则

养阴清热，凉血通络。

4. 处方用药

（1）必然证

1）清热消肿止痛药酒：15mL/次，3次/日，口服；3~6个月/疗程。

2）十三味通络止痛胶囊：1.6g/次，口服，3次/日；3~6个月/疗程。

（2）或然证

1）腮腺肿大：普济消毒饮。

2）发热：黄连解毒汤。

3）干咳、少痰：清燥救肺汤。

4）便秘：沙参麦冬汤。

5）口干明显：加用清热养阴合剂。

6）阴虚症状明显：加用消肿止痛合剂。

7）胸背疼痛或寒冷，心下痞硬疼痛，腹诊时右侧肋下硬节疼痛：定心汤。

5. 体质疗法

必做：

（1）放血疗法（经络导引）（井＋合）：1~2次/周；4~6次/疗程。

（2）背部俞穴闪罐（俞疗养脏）：2次/周；4~6次/疗程。

选做：

（1）穴位放血（金津、玉液）。

（2）其他推拿疗法（腹部）＋手指点穴（募疗调息）：1次/日；12~15次/疗程。

（3）中医定向透药疗法：1次/日，12~15次/疗程。

（4）肿痛关节火针或梅花针叩刺（大椎、至阳）。

（5）普通针刺：1次/日，12~15次/疗程。

6. 食疗

（1）莲子银耳百合汤（供一人食用）：

材料：莲子10g，银耳5g，鲜百合10g。

制作：莲子、银耳洗净，浸泡8小时，百合洗净备用。将上述材料一同入锅，加水适量，水开后改小火慢熬至汤水变黏稠。

用法：加适量冰糖饮用（方中莲子具有补脾益胃的功能；百合、银耳具有生津舒筋、滋阴养胃之效。是本病急性期患者和正常人都适合的一道补品）。

（2）醋泡生姜

材料：嫩姜，醋。

制作：嫩姜切片（约0.3cm），醋泡一周。直接食用，每日早午食用3~5片。

7. 调护

（1）室内温湿度适宜，温度保持在18~21℃，湿度控制在50%~60%，以缓解呼吸道黏膜干燥等所致的干咳症状，并可预防感染。

（2）腮腺疼痛严重者，帮助其进行腮肿局部冷敷。

（3）指导患者用热水浸泡受累关节，早晚各一次，浸泡15~30分钟，并按摩涌泉穴一分钟。

（二）气阴两虚，津亏血瘀

口干咽燥，目涩干痛，腮部胀痛，头昏且痛，少气懒言，动则气短，干咳无痰，形弱瘦削，口干喜饮，五心烦热，颧红盗汗，男子遗精，女子月经不调，舌红少苔，或光剥少津，或镜面舌，脉细数。

1. 病机

燥邪犯肺，灼津伤阴，津少不能润肺，肺热叶焦，致气阴两虚，津亏血瘀。

2. 证候分析

素体不足，肝肾阴虚，虚火内生，灼津伤阴，而致本症。脾阴不足，故见口干咽燥；肝阴不足，故见目涩干痛；阴不敛阳，虚火上炎，故见腮部疼痛，头昏且痛，颧红盗汗；肝肾不足，故口干喜饮，形弱瘦消，男子遗精，女子月经不调。舌红少苔，或光剥少津，或镜面舌，脉细数，均为阴虚内燥之征。

3. 治则

益气养阴，降火散瘀。

4. 处方用药

（1）必然证

1）益气健脾散：3g/ 次，2 次 / 日，口服；3~6 个月 / 疗程。

2）消肿止痛合剂：20mL/ 次，3 次 / 日，口服；3~6 个月 / 疗程。

3）十三味通络止痛胶囊：1.6g/ 次，3 次 / 日，口服；3~6 个月 / 疗程。

（2）或然证

1）乏力、心悸、头晕：四物汤。

2）便秘：沙参麦冬汤。

3）失眠、盗汗：百合地黄汤。

4）手足心热、盗汗：六味地黄丸。

5）口干明显：清热养阴合剂。

5. 体质疗法

必做：

（1）放血疗法（经络导引）（井＋合）：1~2 次 / 周；4~6 次 / 疗程。

（2）隔物灸或温针：1 次 / 日，12~15 次 / 疗程。

（3）其他推拿疗法（腹部）＋手指点穴（募疗调息）：1 次 / 日，12~15 次 / 疗程。

选做：

（1）背部俞穴闪罐（俞疗养脏）：2 次 / 周，4~6 次 / 疗程。

（2）普通针刺：1 次 / 日，12~15 次 / 疗程。

（3）穴位放血（金津、玉液）。

6. 食疗

（1）莲子银耳百合汤＋生山楂 10g＋桔梗 10g（治法用法同前）。

（2）乌梅山药粥（乌梅 10g，生山药 15g，糯米 50g，生姜 10g，陈皮 12g）。

（3）桔梗甘草汤（桔梗 10g，生甘草 10g，菊花 5g，石斛 20g）煎汤饮。

（4）建议常食藕（或藕汁）、胡萝卜、山药、梨汁、荸荠、醪糟等。

7. 调护

（1）做好口腔护理，保持口腔湿润，禁烟酒。

（2）眼部干燥者，可使用人工泪液滴眼，睡前涂眼膏保护角膜，避免阳光直射及长时间看书报及电视，居住环境光线宜暗。

（3）多食滋阴清热生津的食物，如丝瓜、芹菜、黄花菜等。

（三）肝肾阴虚，痰瘀痹阻

口干舌燥，双目干涩，颈部颌下可见串珠状瘰疬，推之不移，牙齿块状脱落，胁痛，水肿（肝肾功能损害），耳鸣耳聋，食流质食物或半流质食物，或便秘，或腹泻，女子外阴干涩、瘙痒，肺痿常伴干咳、少痰或有泡沫，心悸气短，舌质红绛有裂纹，舌体瘦，无苔或剥脱苔，脉沉细数。

1. 病机

痰瘀痹阻，毒邪蕴久，耗气伤阴，热灼津液，致阴津亏损，阴虚内热，津不上承，致肝肾阴虚，痰瘀痹阻。

2. 证候分析

素体阴虚内燥，在患病过程中，过食肥甘厚腻之品，或复感湿热之邪，而致痰湿内生，久聚不除而化火，痰火内结而致本证。素体阴虚内燥，故口咽干燥，女子外阴干涩，瘙痒；燥毒内蕴，故腮部肿胀；痰火凝结颈部，故见颈部及颌下串珠状瘰疬；痰凝于胸，故见干咳、少痰；肝肾亏虚，故见牙齿脱落；湿热之邪蕴脾，故见厌食纳差，或便秘，或腹泻。舌体瘦，无苔或剥脱苔，脉沉细数均为肝肾阴虚，痰瘀痹阻之征。

3. 治则

补益肝肾，化瘀散结。

4. 处方用药

（1）必然证

1）活络止痛胶囊：1.2g/次，3次/日，口服；3~6个月/疗程。

2）益肾通痹丸：18g/次，3次/日，口服；3~6个月/疗程。和（或）大黄䗪虫丸：3~6g/次，2次/日，口服；3~6个月/疗程。

（2）或然证

1）关节肿大：益肾蠲痹丸。

2）舌下脉络迂曲、刺痛、夜间痛：大黄䗪虫丸。

3）咳嗽、咳痰：清燥救肺汤。

4）肝肾阴虚：补肾通痹壮骨丸。

5）伤及脾胃时加用二术和胃合剂或益气健脾散。

5. 体质疗法

必做：

（1）放血疗法（经络导引）（井＋合）：1~2次/周；4~6次/疗程。

（2）背部俞穴闪罐（俞疗养脏）：2次/周，4~6次/疗程。

（3）隔物灸法（神阙）或温针（九宫回阳）：1次/日，12~15次/疗程。

选做：

（1）其他推拿疗法（腹部）＋手指点穴（募疗调息）：1次/日，12~15次/疗程。

（2）火针或梅花针叩刺。

（3）普通针刺：1次/日，12~15次/疗程。

（4）穴位放血（金津、玉液）。

6. 食疗方

滋补肝肾粥。

材料：黑木耳10g，黑芝麻20g，百合10g，枸杞子15g，赤小豆20g，生薏苡仁30g，芡实12g，大米50g，陈皮12g。

制作：锅中放水适量，水开后将赤小豆（先洗净浸泡8小时）放入锅中大火熬煮10分钟，备用。将洗净的大米放入锅中熬煮10分钟。赤小豆及余料一起温火熬粥。

用法：每日一次，晨服，连服15日。（方中黑芝麻、枸杞子、百合、芡实有补益肝肾的功效；黑木耳舒筋活络；赤小豆、生薏苡仁具有健脾清热利水的功效，陈皮理气。配伍后标本兼顾，起到滋补肝肾的食疗作用。）

7. 调护

（1）饮食宜进稀软、易于消化食物。忌食肥甘厚味及辛辣之品。可给予滋补肝肾粥。

（2）保持皮肤完整，禁用碱性肥皂，选用中性肥皂，勤换衣裤、被褥。

（3）加强口腔护理，若发生口腔溃疡时，可选用生理盐水棉球擦拭局部或用菊花水含漱。

（4）做好健康教育，使患者正确认识疾病，并积极配合治疗。

肌痹（多发性肌炎／皮肌炎）诊疗规范

一、概述

特发性炎症性肌病（多发性肌炎、皮肌炎、包涵体肌炎、非特异性肌炎、免疫介导的坏死性肌病）是一组病因不明，以横纹肌和皮肤慢性炎症为特征的异质性疾病，其临床特点是四肢近端、肩周、颈周、髋周肌群进行性无力，伴有皮肤损害者称"皮肌炎"，无皮肤损害者称"多发性肌炎"。也可伴发内脏损害（肺、心脏）或恶性肿瘤，属自身免疫性疾病。本病主要表现为对称性近端肌无力和肌酶升高。多数发病年龄为 10~15 岁和 45~60 岁，男女之比为 1∶2。

皮肌炎以皮肤病变为主时，应属中医学"阳毒""痹证"辨证范围。如《金匮要略》云："阳毒之为病，面赤斑斑如锦纹……"其病机为先天禀赋不足，或素体阴虚阳盛，感受风热邪毒，侵及气营，致气营两燔，血凝于肌肤，发为红斑，累及血分，致瘀血阻滞，甚则热毒内攻脏腑，出现脏器损害。多发性肌炎及皮肌炎以肌肉病变为主时，应按中医学"痿证"辨证论治。早在《素问·生气通天论》曾云："湿热不攘，大筋软短，小筋弛长，软短为拘，弛长为痿。"病变部位在四肢肌肉，当责之于脾、肝、肾三脏。因脾主四肢肌肉，肝主宗筋，肾主骨，藏精生髓。感受风热邪毒，热毒耗伤津液，脾胃虚弱，化源不足，肝肾亏损，精血不旺，致气虚阳衰，筋脉肌肉失其濡养温煦，使筋脉弛缓，软弱无力，日久枯萎。

中医学认为本病多因内因［禀赋不足（心血亏虚）、情志（七情）、劳倦］、外因［六淫（风寒暑湿燥火）、疫疠之气］，而至君火上炎（心血亏虚）、相火不足（广义：脾、肺、腠、理、肝、肾），腠理相火不足，侵及肺胃（上焦），热毒之邪伤及肺络，肌肤腠理营卫不和；心血灼伤，津精耗伤，中焦失运，脾胃运化失常，湿热中阻，上扰心肺，脉络痹阻，泛溢肌肤，甚则热毒内攻，出现脏器损害。肺失宣肃，脾失运化，三焦气化失常，日久肝肾亏虚，阴损及阳，而至脾肾阳虚等。

二、肌痹的病因病机

心血亏虚是本病的总病机。

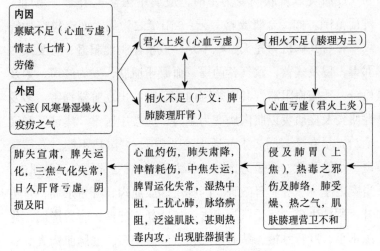

附2-5 肌痹病因病机演变图解

三、诊断分型标准

1. 主特征（辨病依据）

对称性近端肌无力，肌酶升高，或伴皮疹。

2. 类主特征（分型依据，详见下述）

（1）脾胃湿热，络脉痹阻：发热，神疲，四肢沉重，肌肤肿胀或伴肌痛，皮肤潮红或伴瘙痒，胸闷痞满或咳嗽咳痰，恶心，欲吐，小便短赤，大便溏泻；舌红，苔黄腻，脉濡数或滑数。

（2）脾胃伏热，热毒炽盛：壮热，口渴，颜面皮肤潮红灼热，皮肤红斑（多红紫），或伴肌痛，纳呆，胸闷，心悸，气短，甚至神昏烦躁，大便干燥，尿黄赤；舌红绛，苔黄，脉弦滑数。

（3）肝肾亏虚

阴虚：身形消瘦，或伴肌痛，腰膝酸软，骨蒸潮热，盗汗，便干；舌红，苔少，剥脱苔，甚至镜面舌，脉细数。

阳虚：声低懒言，面色㿠白，形寒肢冷，或伴肌痛，夜尿多，便溏；舌体胖大，边有齿痕，苔白腻，脉沉弱。

四、辨证施治

（一）脾胃湿热，脉络痹阻

主特征＋发热，神疲，四肢沉重，肌肤肿胀或伴疼痛，皮肤潮红瘙痒，胸闷痞满或咳嗽，咳痰，恶心，欲吐，小便短赤，大便黏腻；舌红，苔黄腻，脉濡数或滑数。

1.证候分析

相火（腠理）不足，君火上炎，脾胃运化功能失常，湿热中阻，上扰心肺，肺热叶焦，肺失宣降，营卫不和，热毒泛溢肌肤，故见发热，肢体酸软无力，肌肤疼痛肿胀；湿困脾土，胃失和降，故见胸脘痞闷，恶心欲吐；热邪伤肺，则胸闷，咳嗽咳痰等；湿热下注膀胱，故小便短赤；湿热蕴结肠胃，故大便黏滞；湿热蕴结于内，故舌苔黄腻，脉濡数。舌脉所见，为脾胃湿热，营卫不和之证。

2.辨证

湿热中阻，上扰心肺。

3.治则

清热利湿，健脾通络。

4. 处方用药

（1）必然证

1）清热消肿止痛药酒或清热通痹合剂：15mL/次，3次/日，口服；3~6个月/疗程。

2）清热养阴合剂：30mL/次，3次/日，口服；3~6个月/疗程。

3）十三味通络止痛胶囊：1.6g/次，3次/日，口服；3~6个月/疗程。

（2）或然证

湿热好转后，偏肺阴虚：清热养阴合剂改为百合地黄汤，桂枝汤加石斛、山楂等。

热毒甚，伴发皮疹：麻黄解毒汤加薏苡仁、白术等。

胃脘冷痛加用二术和胃合剂。

5. 食疗康复

（1）健脾利湿粥

材料：薏苡仁 50g，生山药 50g，大枣 10g，莲子 10g，糯米 100g。

制作：薏苡仁、莲子（需先浸泡 8 小时）洗净后，倒入锅中，加冷水适量，大火熬开，将洗净的糯米下锅后大火熬煮 15 分钟，改用小火熬至莲子七成熟，加入山药、大枣温火熬粥。

用法：每日一次（300~500g），晨服，连服 15 日。（方中薏苡仁利水消肿，渗湿，健脾，除痹；莲子涩益脾肾。各种食料相配，共奏益气健脾利湿之效。）

（2）降酶汤

材料：板蓝根 250g，猪里脊肉 250g。

制作：加水适量，慢火炖 2 小时。

用法：弃药喝汤吃肉，肉凉后切成薄片，依据个人口味沾着调料（酱、醋、酱油、蒜泥等）吃，每日 2 次，每次 3~5 片。

6. 辨证施护

（1）保持室内空气新鲜及适宜的温湿度，被褥经常晾晒，保持干燥。

（2）急性期卧床休息。

（3）避免阳光暴晒，及冷热刺激，伴有皮肤瘙痒时，避免抓挠。

（4）饮食清淡，宜食利湿、清火、生津的食物，如苦瓜、冬瓜、丝瓜、西瓜、苹果等；忌食辛辣、油腻、生冷刺激性食物。

（5）侯氏食疗方可用健脾利湿粥、降酶汤等。

（二）脾胃伏热，热毒炽盛

主特征＋壮热，口渴，颜面皮肤潮红灼热，皮肤红斑（多红紫），或伴肌痛，纳呆，胸闷，心悸，气短，甚至神昏烦躁，大便干燥，尿黄赤；舌红绛，苔黄，脉弦滑数。

1. 证候分析

相火（腠理）不足，心血亏虚，君火上炎，脾胃运化失常，蕴积化热，热毒炽盛，气营两燔，故见身体壮热，皮肤潮红，紫红斑，口苦咽干；脾主肌肉四肢，故见肢体酸软无力，肌肉关节疼痛，纳呆，大便干燥，尿黄赤，舌苔黄，脉弦滑数。舌脉所见，为脾胃伏热，热毒炽盛之证。

2. 辨证

热毒炽盛，气营两燔。

3. 治则

清热解毒，养阴生津。

4. 处方用药

（1）必然证

1）清热养阴合剂：30mL/次，3次/日，口服；3~6个月/疗程。

2）清热消肿止痛药酒或清热通痹合剂：15mL/次，3次/日，口服；3~6个月/疗程。

3）十三味通络止痛胶囊：1.6g/次，3次/日，口服；3~6个月/疗程。

（2）或然证

热毒较盛，可辨证应用清营汤、白虎汤或犀角地黄汤加减；伤阴血著，清热养阴合剂＋赤芍、丹皮（应用犀角地黄汤相应药物当作药引，以清营血之热）。

5. 食疗康复

（1）百合15g，白果仁10g，石斛花15g，糯米100g。

制法：白果仁、百合洗净备用，将上述材料一同入锅，加水适量，水开后改小火慢熬至汤水变黏稠。

用法：加适量冰糖饮用。（糯米、石斛花、百合、白果仁具有生津舒筋、滋阴养胃、清肺止咳之效。是本病急性期患者和正常人都适合的一道补品。）

（2）降酶汤：板蓝根250g，猪里脊肉250g炖汤，弃药喝汤吃肉。（制作用法同前。）

6. 辨证施护

（1）保持室内空气新鲜，皮肤清洁干燥，穿透气的衣裤。

（2）卧床休息。

（3）加强皮肤护理，保持皮肤完整性，若有皮肤破溃感染时，应及时用生理盐水冲洗，冲洗后涂红霉素软膏或莫匹罗星软膏等。

（4）鼓励病人加强战胜疾病的信心，保持精神愉快，以科学的态度接受治疗。

（5）饮食清淡，多吃含纤维多的食物，以保持大便通畅。

（6）侯氏食疗方可用降酶汤等。

（三）肝肾亏虚

肝肾阴虚：主特征＋形体消瘦，或伴肌痛，腰膝酸软，骨蒸潮热，盗汗，便干；舌红，少苔，剥脱苔甚至镜面舌，脉细数。

脾肾阳虚：主特征＋声低懒言，面色㿠白，形寒肢冷，或伴肌痛，夜尿多，便溏；舌体胖大，边有齿痕，苔白腻，脉沉弱。

1. 证候分析

相火不足（肝肾），热毒伤阴，筋脉失养；阴损及阳，脾肾阳虚。肝肾阴伤，肌肉酸痛、肌萎无力，精神倦怠，身体消瘦，阴虚，虚热灼津，阴虚火旺，灼伤津液，大便干燥。热伤营阴，舌质红，舌少苔，脉细或数；病久及阳，脾肾阳虚，肝主筋，肾阳推动无力，肌肉酸痛，松弛乏力，精神倦怠，身体消瘦，声低懒言；阳气不足，面色㿠白，大便溏，夜尿较多，舌淡苔白，脉沉或弱。

2. 辨证

肝肾阴虚，脾肾阳虚。

3. 治则

补益肝肾，益肾填精。

4. 处方用药

（1）肝肾阴虚

必然证

①用药

参归养荣合剂或参茸养血合剂：20mL/次，3次/日，口服；3~6个月/疗程。

补肾通痹壮骨丸：18g/次，2次/日，口服；3~6个月/疗程。

清热消肿止痛药酒：20mL/次，3次/日，口服；3~6个月/疗程。

②体质疗法

背部俞穴闪罐（俞疗养脏）：2次/周；4~6次/疗程。

其他推拿疗法（腹部）+手指点穴（募疗调息）（以补法为主）：1次/日，12~15次/疗程。

选做：

其他推拿疗法（捏脊或腧油推）：1次/隔日；12~15次/疗程。

（2）脾肾阳虚

1）必然证

①用药

补肾通督胶囊：0.9g/次，3次/日，口服；3~6个月/疗程。

参茸养血合剂或参归养荣合剂：20mL/次，3次/日，口服；3~6个月/疗程。

十三味通络止痛胶囊：1.6g/次，口服，3次/日；3~6个

月 / 疗程。

②体质疗法

隔物灸法（神阙）：1 次 / 日；12~15 次 / 疗程。

其他推拿疗法（腹部）+ 手指点穴（募疗调息）：1 次 / 日，12~15 次 / 疗程。

泥灸疗：1 次 / 日，12~15 次 / 疗程。

选做：

其他推拿疗法（四肢）：1 次 / 日，12~15 次 / 疗程。

温针（九宫回阳）：1 次 / 日，12~15 次 / 疗程。

2）或然征

肝肾亏虚，肌肉无力，行走困难，寄生肾气汤（地黄、山药、山茱萸、丹皮、茯苓、泽泻、制附子、桂枝、牛膝、车前子）；阴虚明显，小便赤热，知柏地黄汤加减。

脾肾阳虚，中阳不足，四逆汤加减，或理中汤（加砂仁、龙骨、牡蛎、黄柏等潜阳）以补益中阳，引火下行。

5. 食疗

（1）肝肾阴虚

材料：猪胫骨 1000g，莲藕 250g，山药 200g，陈皮 15g。

制作：猪胫骨、莲藕、山药、陈皮装入砂锅加水，漫过即可，加生姜（纱布包好），大火熬开改小火炖至烂熟，去掉药物包依据个人口味调味。

用法：喝汤吃肉，每日一次。

其他：常喝糯米粥。

（2）脾肾阳虚

材料：当归 10g，生姜 60g，黄芪 10g，肥羊肉 500g，长山药 50g, 小米 50g, 芡实 20g, 生薏苡仁 20g。

制作：将羊肉洗净切成小块，加水煮开，去除浮沫；中药洗净，装入纱布袋里封口，浸泡半小时，与羊肉同煎。

用法：每日适量服用，以补益脾肾阳气。（羊肉味甘性温，助元阳，补精血。经常食用不仅能起到补肾健胃的作用，而且对于体质衰弱，自觉疲惫乏力等都有很好的作用。）

6. 辨证施护

（1）给予高蛋白、高纤维饮食，多食新鲜水果蔬菜，经常服用木耳、银耳等补肝肾食物。

（2）加强机体功能锻炼及肌肉拉伸锻炼，可进行肌肉按摩、推拿、侯氏操等防止肌肉萎缩。

（3）侯氏食疗方可用滋补肝肾粥等。

（4）皮肤护理，防止皮肤破溃。

皮痹（硬皮病）诊疗规范

一、概述

皮痹是指以皮肤浮肿，继之皮肤变硬、萎缩为主要症状的一种病证，临床常见系统性硬化症、局灶性硬化病，是由五体痹发展为五脏痹的一种渐进性的皮肤硬化症。皮痹在临床上除有皮肤损害的表现外，还常常伴有肌肉、关节及脏腑功能失调的症状。本病临床轻重程度有很大的差异，轻者皮肤病变局限，呈片状、点状或条状损害，皮肤颜色呈淡紫色或似象牙色，继之变硬，萎缩。重者皮肤病变广泛，四肢、胸颈、面部皮肤均可累及，皮肤坚硬如革，表面有蜡样光泽，不能捏起，手指伸屈受限，面无表情，张口不利，眼睑不合，胸背如裹，后期皮肤萎缩变薄，若累及脏腑可见吞咽困难，胸闷气短，腹胀纳呆，心悸心疼等症。

二、皮痹的病因病机

素体脾胃不足，或忧思伤脾，生化乏源，致先天失养；加之先天禀赋不足，又感受寒、湿、毒邪致肺脾肾不足，即腠理相火不足，其一生化无力，无以上奉心血；其二推动无力，三焦瘀阻，终致心血亏虚，触发先天禀赋遗传基因，肌腠、肺瘀阻，发为皮痹。

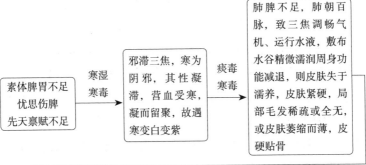

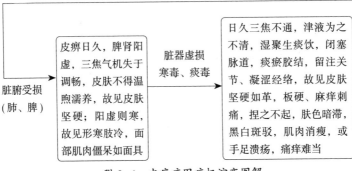

附2-6　皮痹病因病机演变图解

三、诊断分型标准

1. 主特征（辨病依据）

主要标准：掌指关节近端的硬皮变化，可累及整个肢体、面部及躯干。

次要标准：①手指硬皮病：上述皮肤改变仅限于手指；②指尖有凹陷性瘢痕和指垫消失；③双肺基底纤维化。三条中有两条符合即可。

2. 类主特征（分型依据，详见下述）

（1）寒湿痹阻：皮肤紧张而肿，遇寒变白变紫，皮肤不温，肢冷恶寒；周身困重，四肢倦怠。舌淡，苔白或白滑，脉沉或紧。

（2）气阴两虚：皮肤紧硬，局部毛发稀疏或全无，或皮肤萎缩而薄，皮硬贴骨，肌肤麻木不仁，周身乏力，气短，头晕目眩，面色不华，爪甲不荣，唇白色淡。舌有齿痕，苔白，脉弱或沉细无力。

（3）脾肾阳虚：皮肤坚硬，皮薄如纸。面部肌肉僵呆如面具，精神倦怠，形寒肢冷，面色㿠白，腰膝酸软。舌质淡，苔白，脉沉细无力。

（4）痰毒瘀结：皮肤坚硬如革，板硬、麻痒刺痛，捏之不起，肤色暗滞，黑白斑驳，舌质暗，有瘀斑或瘀点，舌下脉络青紫，脉细或细涩。

四、辨证施治

（一）寒湿痹阻

1. 证候分析

皮肤紧张而肿，或略高于正常皮肤，遇寒变白变紫，皮肤不温，肢冷恶寒，遇寒加重，得温减轻；关节冷痛，屈伸不利，常伴有口淡不渴，周身困重，四肢倦怠，舌淡，苔白或白滑，脉沉或紧。

2. 辨证

中焦虚寒，寒湿痹阻。

3. 治则

健脾温中，解表祛湿。

4. 治疗方法

（1）必然证

1）用药

清热消肿止痛药酒：15mL/次，3次/日，口服；3~6个月/疗程。

姜附通痹合剂：30mL/次，3次/日，口服；3个月/疗程。

补肾通督胶囊：0.9g/次，3次/日，口服；3个月/疗程。

选用：鹿茸虫草胶囊，0.8g/次，2次/日，口服；3个月/疗程。

2）体质疗法

必做：

其他推拿疗法（腹部）+手指点穴（募疗调息）：1次/日；12~15次/疗程。

隔物灸法：1次/日；12~15次/疗程。

蜡疗：1次/日；12~15次/疗程。

选做：

背部俞穴闪罐（俞疗养脏）：2次/周；4~6次/疗程。

八髎穴、腰阳关火针点刺。

大椎穴、至阳穴梅花针点刺拔罐。

（2）或然证

关节冷痛部位，泥疗，1次/日，15次/疗程；或者蜡疗，1次/日，15次/疗程。

中焦虚寒，胃脘疼痛：小建中汤、四逆汤、附子理中丸。

无雷诺综合征时可以加经络导引。

5. 辨证施护

避免风寒湿邪侵入，适保暖，防感冒。

调情志，避免精神过度紧张，做好患者的健康宣教，早期治疗、早期干预。这是该病患者的重要护理措施。

皮肤雷诺综合征的护理：练习握拳，注意局部保温，保护水肿皮肤，防止损伤。

加强营养，食优质蛋白、富含维生素的食物。禁食生冷。皮肤肿胀者可食山药紫米粥：山药 50g，紫米 50g，小米 50g，洗净泡 1 小时，大火熬 30 分钟，小火炖米粒软烂为止。

侯氏三焦调息养生功。

（二）气阴两虚

1. 证候分析

皮肤紧硬，局部毛发稀疏或全无，或皮肤萎缩而薄，皮硬贴骨，肌肉消瘦，肌肤麻木不仁，周身乏力，咳嗽、气短，劳累或活动后加重，头晕目眩，面色不华，爪甲不荣，唇白色淡，舌有齿痕，苔白，脉弱或沉细无力。

2. 辨证

气阴不足。

3. 治则

补脾益肺，益气养阴。

4. 治疗方法

（1）必然证

1）用药

益肾通痹丸：18g/次，2次/日，口服；3个月/疗程。

参归养荣合剂：30mL/次，3次/日，口服；3~6个月/疗程。

或参茸养血合剂：30mL/次，3次/日，口服；3~6个月/疗程。

养血舒筋药酒：30mL/次，3次/日，口服；3~6个月/疗程。

选用：

鹿茸虫草胶囊：2粒/次，3次/日，口服；6个月/疗程。

四逆汤：100mL/次，2次/日，口服；7剂/疗程。

2）体质疗法

必做：

隔物灸法：1次/日；12~15次/疗程。

背部俞穴闪罐（俞疗养脏）：2次/周；4~6次/疗程。

普通针刺、温针（九宫回阳）：1次/日；12~15次/疗程。

腹针：1次/日；12~15次/疗程。

选做：

捏脊：1次/日；15次/疗程。

（2）或然证

有关节疼痛时加服清热消肿止痛药酒，15mL/次，3次/日，口服；6个月/疗程。

5. 辨证施护

（1）调情志，避免精神刺激，保持愉快乐观的情绪，树立战胜疾病的信心。

（2）中药熏洗：艾叶20g，鸡血藤10g，苏木10g，土茯苓10g，红花10g，覆盆子20g，威灵仙20g，麻黄5g，大青盐20g，海风藤10g，雷公藤10g，青风藤10g，透骨草20g，川椒20g。

（3）中药塌渍治疗：制草乌90g，煨干姜90g，炒赤芍30g，白芷30g，煨南星30g，肉桂15g，细末熬药成糊，敷贴患处。

（4）摩腹，1次/日，30次/疗程。

（5）病情稳定时，练习侯氏三焦调息养生功，八段锦，五禽戏。叩齿以养生固肾气。

（6）加强营养，鹿茸、虫草等血肉有情之品打粉冲化，长期服用。

（7）羊肉煮（当归10g或黄芪10g，煎煮10分钟后药汤倒入羊肉汤中）。

（8）鹿茸鸡。

（三）脾肾阳虚

1. 证候分析

皮肤坚硬，皮薄如纸，肌肉消瘦，精神倦怠，毛发脱落，形寒肢冷，面色㿠白，面部肌肉僵呆如面具，腰膝酸软，腹痛腹泻，动则气喘。舌质淡，苔白，脉沉细无力。

2. 辨证

寒凝血脉，脾肾阳虚。

3. 治则

补益脾肾，温通血脉。

4. 处方

（1）益肾通痹丸：18g/ 次，3 次 / 日，口服；3 个月 / 疗程。

（2）清热消肿止痛药酒：15mL/ 次，3 次 / 日，口服；3~6 个月 / 疗程。

（3）补肾通督胶囊：0.9g/ 次，3 次 / 日，口服；3~6 个月 / 疗程。

选用：

（1）益气健脾散：3g/ 次，3 次 / 日，口服；3~6 个月 / 疗程。或二术和胃合剂：30mL/ 次，3 次 / 日，口服；3~6 个月 / 疗程。

（2）鹿茸虫草胶囊：2 粒 / 次，2 次 / 日，口服；3~6 个月 / 疗程。

5. 体质疗法

必做：

（1）隔物灸法：1 次 / 日；12~15 次 / 疗程。

（2）腹针：1 次 / 日；12~15 次 / 疗程。

选做：

（1）背部俞穴闪罐（俞疗养脏）：2 次 / 周；4~6 次 / 疗程。

（2）捏脊：1 次 / 日；15 次 / 疗程。

（3）泥疗：1 次 / 日；12~15 次 / 疗程。

6. 辨证施护

（1）摩腹：1 次 / 日；30 次 / 疗程。

（2）食疗

1）鹿茸鸡

材料：人参 6g，鹿茸 6g，合欢皮 10g，砂仁 10g，当年的小公鸡 0.75kg 左右。

制作：中药洗净后装入纱布浸泡半小时；仔鸡洗净去内脏，焯水备用；中药装入鸡腹中，以牙签固定或其他方式封口；砂锅加水，漫过鸡肉，加半斤生姜（纱布包好），大火熬开改小火炖至鸡肉烂熟；去掉药物包，依据个人口味调味。

用法：喝汤吃肉，1 次 / 日，可长期食用。

2）炖老鸭汤

材料：鹿茸 10g，虫草 2g，三七参 10g。

制作：将上述药材放入鸭肚，蒸 40 分钟。依据个人口味放作料。

3）炖母鸡汤

材料：黄芪 10g，当归 5g，陈皮 9g，砂仁 10g。

制作：将上述药材放入鸡肚，蒸 40 分钟。依据个人口味放作料。

（四）痰毒瘀结

1. 证候

皮肤坚硬如革，板硬、麻痒刺痛，捏之不起，肤色暗滞，黑白斑驳，肌肉消瘦，或手足溃疡，痛痒难当，关节疼痛、强直或畸形，活动不利，或指、趾青紫，雷诺现象频发，或胸背紧束，转侧仰卧不便，吞咽困难，咳嗽、气短，胸痹心痛，妇女月经不调等。舌质暗，有瘀斑或瘀点，舌下脉络青紫，脉细或细涩。

2. 辨证

肝肾两虚，痰毒瘀结。

3. 治则

补益肝肾，解毒化痰。

4. 治疗方法

（1）用药

清热消肿止痛药酒：15mL/次，3次/日，口服；3~6个月/疗程。或散结通痹药酒：15mL/次，3次/日，口服；3~6个月/疗程。

活络止痛胶囊：1.2g/次，3次/日，口服；3~6个月/疗程。或千年通痹丸：6g/次，2次/日，口服；3~6个月/疗程。

补肾通督胶囊：3粒/次，3次/日，口服；3~6个月/疗程。

参考使用中药方剂：大黄䗪虫丸、益肾蠲痹丸、蚂蚁丸。

（2）体质疗法

必做：

1）隔物灸法：1次/日；12~15次/疗程。

2）普通针刺、温针（九宫回阳）:1次/日;12~15次/疗程。

3）泥疗：1次/日；12~15次/疗程。

选做：

1）督灸：1次/周；3~6次/疗程。

2）其他推拿疗法（腹部）+手指点穴（募疗调息）:1次/日；12~15次/疗程。

5. 辨证施护

（1）病情严重者应卧床休息，发热者应按热证实施护理，皮肤保持清洁。

（2）注意局部保暖，外出戴手套。

（3）中药泡手、足：艾叶 20g，鸡血藤 10g，苏木 10g，土茯苓 10g，红花 10g，覆盆子 20g，威灵仙 20g，麻黄 5g，大青盐 20g，海风藤 10g，雷公藤 10g，青风藤 10g，透骨草 20g，川椒 20g。

（4）中药塌渍：制草乌 90g，煨干姜 90g，炒赤芍 30g，白芷 30g，煨南星 30g，肉桂 15g，细末熬药成糊，敷贴患处，上药一剂，可持续两周。

（5）侯氏三焦调息养生功，叩齿养生固肾气。摩腹（1次/日，12~15 次/疗程）。

（6）对于进食困难者，半流质或流质饮食，加强营养，鹿茸、虫草等血肉有情之品打粉冲化，长期服用。

6. 食疗方

（1）参茸鸡汤

材料：红参 6g，鹿茸 6g，合欢皮 10g，砂仁 10g，当年的小公鸡 0.75kg 左右。

制作：中药洗净后装入纱布浸泡半小时；仔鸡洗净去内脏，焯水备用；中药装入鸡腹中，以牙签固定或其他方式封口；砂锅加水，漫过鸡肉，加半斤生姜（纱布包好），大火熬开改小火炖至鸡肉烂熟；去掉药物包，依据个人口味调味。

用法：喝汤吃肉，1次/日，可长期食用。

（2）羊蝎子：羊蝎子洗净后放入锅中，导入足量清水，煮出血沫后捞出，冲洗干净，沥干水备用，取砂锅倒入适量油烧热后放入葱、姜翻炒至出味，将羊蝎子倒入砂锅，加入盐、生抽，炖 1~1.5 小时。

附
录